●監 修●
南 都 伸 介
関西労災病院循環器科部長

●編 集●
梶 谷 定 志
兵庫県立姫路循環器病センター循環器科部長（副院長）

虚血心を核で見る

●著 者●
両 角 隆 一
関西労災病院循環器科

下 永 田 剛
大阪府立病院心臓内科参事兼医長

梶 谷 定 志
兵庫県立姫路循環器病センター循環器科部長

森 孝 夫
市立三木市民病院循環器科医長

山 辺 裕
市立加西病院副院長

（執筆順）

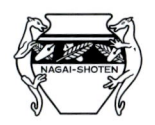

永井書店

序　文

　　虚血心疾患の診断学における核医学の意義は，非侵襲的な検査方法であるのみならず，高い診断精度を有しかつ詳細な病態理解に役立つ点であろう．診断学は疾患の確定診断が基本であるが，虚血性心疾患の場合には疾患の重症度や手術適応の決定のための病態把握が診断にもまして重要な事柄である．核医学的手法は，心筋虚血の範囲，程度の判定のみならず，心筋のバイアビリティの評価が可能であり，心疾患の病態把握のための重要な情報を提供する．

　　百聞は一見に若かずというが，画像情報は数値情報と比べてわかりやすい．核医学は従来から画像情報が活用されているが，ブルズアイ等の工夫がなされ素人にも理解が容易になり患者への説明にも役立っている．ただ画像情報は主観に依存することが多く，情報を科学的に普遍化するためには数値化や統計処理が欠かせない．核医学は，もともと数値データを蓄積しているためこの点でも他の生理学的検査に比して優位性がある．また，このためには安定した再現性が必須であるが，核医学的検査は検者による検査結果のばらつきが少なく再現性が良い．したがって，診断学のみならず研究手段としても信頼性の非常に高い申し分のない臨床検査法である．さらに画像診断は，形態学になりやすいが核医学的検査は，心筋の代謝，自律神経機能，左室機能評価などの機能評価が可能であることも優れた画像診断法といえるゆえんである．

　　内科学の基本は診断学であり，循環器疾患を診療する内科医にとって本診断法を十分に理解したうえで診療にあたるのは当然といえる．さらに，血行再建術の適応や，再建術そのものの戦略を考えるうえで，虚血の有無，虚血の部位や範囲を知ることは大切であり，インターベンション術者や心臓外科医においても本検査法を十分理解されるべきであろう．また，医療の高度化に伴い，コメディカルにも高度な知識の習得が必要な時代になっている．検査が的確かつ安全に施行されるためには，検査を施行する臨床検査技師や放射線技師がその検査の意義，基本原理，検査結果を十分理解しておく必要がある．循環器疾患患者の生活指導は病棟の看護師があたることが多いが，核医学的検査結果を理解したうえでの的確な患者指導が必要である．

　　本書は，臨床の現場で活躍されている心臓核医学の専門医によって執筆されたもので，虚血性心疾患の診断時に必要な核医学の情報が網羅されており，循環器専門医のみならず，心臓血管外科医，さらに臨床検査技師，放射線技師，看護師等のコメディカル諸氏にも参考にしていただけると信じている．虚血心に限った核医学書も珍しいとおもわれるが，梶谷先生によって内容が斬新でかつ要領良くまとめられており，核医学を理解されるうえで大いにお役に立つであろうと考えている．

2003年3月

南　都　伸　介

目　　次

序　文 ………………………………………………………………………………………… 南都　伸介

基本的な知識 "この本を読むにあたり" ……………………………………………… 両角　隆一●1
1．心臓核医学検査で利用される放射性医薬品 ………………………………………………………●1
2．検査の概要 ……………………………………………………………………………………………●1
1）心筋血流シンチグラフィ●1
（1）タリウム心筋シンチグラフィ(Thallium-201)●5
（2）^{99m}Tc 標識心筋血流イメージング：^{99m}Tc-Tetrofosmin, ^{99m}Tc-MIBI●8
（3）心電図同期心筋SPECT●9
2）心プールシンチグラフィ●11
3）心筋脂肪酸代謝イメージング：^{123}I-BMIPP●11
4）心臓交感神経機能イメージング：^{123}I-MIBG●12
5）心筋壊死イメージング：^{99m}Tc標識ピロリン酸（^{99m}Tc-PYP）●12
3．画像処理・診断のピットフォール：アーチファクト ……………………………………………●12
参考文献●16

第1章　急性心筋虚血 ………………………………………………………………………●17
1．急性心筋梗塞 ……………………………………………………………………… 両角　隆一●17
1）緊急血流SPECTの利用●17
2）急性心筋梗塞における診断・リスク領域の描出●20
症例1：前壁中隔梗塞（前下行枝病変，典型例）●20
症例2：前壁梗塞（対角枝病変）●22
症例3：後側壁梗塞（回旋枝病変，non-diagnostic ECG）●24
症例4：下壁梗塞（右冠動脈病変，典型例）●26
症例5：下壁梗塞が疑われた症例●28
症例6：下壁梗塞（小さな右冠動脈病変）●30
症例7：左冠動脈主幹部病変（緊急血流SPECTが治療戦略上重要な情報を提供した症例）●32
3）心筋梗塞における再灌流治療の心筋救済効果判定：緊急血流SPECTを用いた定量評価●34
参考文献●36

2．不安定狭心症 ……………………………………………………………………………………●37
1）緊急血流SPECTの利用 ………………………………………………………… 両角　隆一●37
症例1：不安定狭心症（右冠動脈病変）●38
症例2：切迫心筋梗塞（右冠動脈病変），拡張型心筋症，心房細動●42
症例3：不安定狭心症（心電図同期SPECTが有用であった一例）●44
2）BMIPPによる診断 ……………………………………………………………… 下永田　剛●46
症例1：不安定狭心症（狭心症1枝病変）●46
症例2：不安定狭心症（多枝病変例）●48

症例3：不安定狭心症（急性冠症候群）●50

3．緊急血流SPECTによる診断 …………………………………………………………梶谷　定志●52
1）急性虚血の診断：不安定狭心症，心内膜下梗塞●52
　　症例1：左前下行枝の不安定狭心症●52
　　症例2：左前下行枝側枝病変による不安定狭心症●54
　　症例3：冠動脈スパズムか？●56
　　症例4：乳癌術後の冠スパズムによる下壁の虚血●58
　　症例5：多枝にわたる広範な虚血を示した不安定狭心症●60
　　症例6：多枝にわたる心筋虚血を示した不安定狭心症●62
　　症例7：右冠動脈狭窄病変による不安定狭心症●64
　　症例8：心内膜下梗塞●66
　　症例9：心筋梗塞の自然再開通●68
　　症例10：来院後心電図変化を示した不安定狭心症●70
　　　解　　説●72
　　　ポ イ ン ト●72
　　　参 考 文 献●73
2）緊急血流SPECTによる虚血リスクの分類：急性心筋梗塞●74
　　症例1：虚血リスクの低い前壁心筋梗塞●74
　　症例2：入院後心破裂を合併した，虚血リスクの高い前壁心筋梗塞●76
　　症例3：虚血リスクの極めて高い左主幹部心筋梗塞●78
　　症例4：平均的虚血リスクを示した下壁心筋梗塞●80
　　症例5：広範な虚血リスクを示した下壁心筋梗塞●82
　　症例6：虚血リスクの低い側壁心筋梗塞●82
　　　解　　説●84
　　　ポ イ ン ト●84
　　付：リスク領域と予後●84
3）非虚血性心疾患●86
　　（1）たこつぼ様一過性収縮障害●86
　　症例1：たこつぼ様一過性収縮障害(1)●86
　　症例2：たこつぼ様一過性収縮障害(2)●90
　　症例3：たこつぼ様一過性収縮障害(3)●92
　　症例4：たこつぼ様一過性収縮障害(4)●94
　　（2）急性心筋炎●96
　　症例：急性心筋炎●96
　　（3）心筋ブリッジ●98
　　症例：心筋ブリッジによる虚血●98
　　（4）拡張型心筋症●102
　　症例1：拡張型心筋症(1)●102
　　症例2：拡張型心筋症(2)●104
　　（5）急性冠症候群と鑑別を要する非虚血性胸痛●106
　　症例：胃潰瘍●106
4）緊急血流SPECTによる再灌流治療効果の判定●108
　　症例1：良好な心筋救出がみられた3枝閉塞症例●108
　　症例2：良好な心筋救出がみられた前壁梗塞症例●110
　　症例3：良好な心筋救出がみられた前壁梗塞症例●112
　　症例4：良好な心筋救出がみられた前壁梗塞症例●114
　　症例5：良好な心筋救出がみられた遅延再灌流症例●116
　　症例6：不十分な心筋救出に終わった前壁梗塞症例●118
　　症例7：良好な心筋救出がみられた下壁梗塞症例●120
　　症例8：心筋救出が認められない下壁梗塞症例●122
　　症例9：不安定狭心症●124
　　症例10：不安定狭心症●126

解　　説●128
　　　ポイント●129
　　　参考文献●129

第2章　慢性心筋虚血 ●131

1．労作性狭心症 …………………………………………………森　孝夫●131

　1）労作性狭心症とは●131
　　（1）運動負荷心筋血流イメージング●131
　　（2）運動負荷血流イメージプロトコール●131
　　（3）薬剤負荷心筋イメージング●132
　　症例1：労作性狭心症一枝病変PTCA前後●132
　　症例2：多枝病変による重症心筋虚血症例●134
　　症例3：再静注法が有用であった狭心症例●136
　2）運動負荷心筋血流イメージの検出能と予後予測●138
　　（1）心筋虚血の検出能●138
　　（2）^{201}Tlと^{99m}Tc血流製剤の利点と欠点●138
　　（3）予　後　予　測●138
　　症例4：ATP負荷にて心筋虚血が診断された腹部大動脈瘤例●138
　3）心電図同期心筋SPECTの応用（気絶心筋評価を含めて）●140
　　（1）安静^{99m}Tc血流イメージの省略●141
　　（2）Attenuationによるカウントの低下と虚血や梗塞との鑑別●141
　　（3）負荷後気絶心筋の評価●141
　　症例5：安静^{99m}Tc血流イメージをQGSにより省略できた労作性狭心症例●142
　　症例6：後壁のカウント低下が陳旧性心筋梗塞とまぎらわしい労作性狭心症例●144
　　症例7：運動負荷^{99m}Tc-terofosimin SPECTで遷延する一過性壁運動障害が検出された狭心症例●146
　　症例8：負荷^{201}Tl心電図同期SPECTイメージングにて高度な壁運動障害が検出された狭心症例●148
　　参考文献●150

2．異型狭心症 …………………………………………………山辺　裕●152

　はじめに●152
　1）冠攣縮性狭心症の診断法●152
　　（1）臨床症状●152
　　（2）自然発作の検出●152
　　（3）ベッドサイドでの誘発●152
　　（4）誘発冠動脈造影●153
　2）冠攣縮性狭心症の診断における心臓核医学の役割●153
　　（1）負荷心筋血流イメージング●153
　　（2）安静時代謝イメージング●153
　3）症　例　提　示●154
　　症例1：異型狭心症●154
　　症例2：冠攣縮性狭心症●156
　　参考文献●159

3．陳旧性心筋梗塞 …………………………………………………山辺　裕●161

　はじめに●161
　1）心筋梗塞の大きさを決めるもの●161
　2）心筋血流イメージングによる心筋梗塞の大きさの評価●161
　3）心筋血流イメージング以外の検査による梗塞の大きさの評価●162
　4）陳旧性心筋梗塞における心機能障害●163
　5）心臓核医学的な心機能の評価●163
　6）症例提示●164
　　症例1：梗塞領域は小さいが心機能の低下した陳旧性心筋梗塞●164

症例2：小さい梗塞領域で心機能のよい後側壁梗塞●168
　　症例3：大きな梗塞領域と左室リモデリングの前壁梗塞●170
　　参考文献●172

4．虚血性心不全 ………………………………………………………………… 下永田　剛●173
　1）虚血性心不全と心臓交感神経機能障害●173
　2）虚血性心不全と¹²³I-MIBG心筋シンチグラフィ●173
　　参考文献●174
　3）症　　例●174
　　症例1：慢性心不全（狭心症例）●174
　　症例2：陳旧性心筋梗塞●178
　　症例3：陳旧性心筋梗塞，慢性腎不全（維持透析中）●180
　　症例4：無痛性心筋虚血，PTCA施行例●184
　　症例5：陳旧性心筋梗塞，αβ遮断薬投与例●188

第3章　心筋viability（核医学による血行再建術の適応） ………………………●193

1．²⁰¹Tlによる心筋viabilityの評価 ……………………………………………… 森　　孝夫●193
　1）心筋viability（生存性）とは●193
　2）Viability検出の重要性●193
　3）²⁰¹Tlによるviability評価の利点●193
　4）²⁰¹Tlを用いたviability評価のプロトコール●194
　5）心電図同期SPECTによる心機能評価の併用●194
　6）血行再建術後の心機の回復に関与する因子●195
　7）症例呈示●196
　　症例1：通常の負荷²⁰¹Tlイメージングで不完全再分布を示しPTCAを行った陳旧性心筋梗塞症例●196
　　症例2：心筋梗塞の既往があり²⁰¹Tl再静注法により再分布が明らかになった症例●198
　　症例3：²⁰¹Tl安静再分布像で再分布を認めた陳旧性心筋梗塞の症例●200
　　症例4：²⁰¹Tl安静再分布像で虚血性心筋症と判定された症例●202
　　症例5：²⁰¹Tl安静再分布像で再分布を認めずCABGにDor手術を追加した陳旧性心筋梗塞の症例●206
　　参考文献●210

2．⁹⁹ᵐTcによる心筋vaiabilityの診断 …………………………………………… 山辺　　裕●212
　はじめに●212
　1）心筋viabilityの有無が問題となる病態●212
　2）各種検査法による心筋viabilityの診断●212
　3）心臓核医学的な心筋viabilityの診断における⁹⁹ᵐTcと²⁰¹Tlの相違●213
　4）⁹⁹ᵐTc血流製剤による心筋viabilityの診断の特徴●213
　5）症例提示●214
　　症例1：心筋サルベージに成功した急性心筋梗塞●214
　　症例2：viabilityのない心筋梗塞症例●216
　　症例3：虚血性心筋症症例●218
　　参考文献●220

将来の展望 ……………………………………………………………………………… 梶谷　定志●221
1．心筋虚血の評価法 ……………………………………………………………………………●221
　1）侵襲的評価法●221
　2）非侵襲的評価法●222
2．心臓核医学検査の利用法と今後の展開 ……………………………………………………●223

索　　引 ………………………………………………………………………………………………●225

基礎知識
"この本を読むにあたり"

本テキストでは，実際に経験された虚血心におけるなまの心筋シンチを見ていただくことを主たる目的としているが，ここではまず心臓核医学の基本的な知識をおさらいしておく．

詳細は他書に譲るとして，基本事項を再確認していただきたい．

1. 心臓核医学検査で使用される放射性医薬品

一般病院での心臓核医学検査において使用されている放射性医薬品を表1に示す．心臓核医学検査で使用されるラジオアイソトープは，すべてガンマ線のみを放出する．薬剤はすべて静脈内に投与されるが，検査プロトコールはさまざまであり，同一の薬剤であっても検査目的に応じて複数のプロトコールを有する．

表1 心臓核医学検査で使用されている放射性医薬品

測定項目	放射性医薬品	検査目的	半減期	投与量
1．心筋血流	^{201}Tl（塩化タリウム）	心筋虚血の検出・心筋viability評価	約73時間	74〜111 MBq
	^{99m}Tc-MIBI（sestamibi, カルディオライト®）	心電図同期SPECTによる心機能評価	約6時間	200〜1100 MBq
	^{99m}Tc-tetrofosmin（マイオビュー®）		約6時間	200〜1100 MBq
2．心筋脂肪酸代謝	^{123}I-BMIPP（カルディオダイン®）	心筋脂肪酸代謝障害の検出	約13時間	111 MBq
3．心臓交感神経	^{123}I-MIBG（ミオMIBG®）	心臓交感神経機能評価	約13時間	111 MBq
4．心筋壊死	^{99m}Tc-PYP（ピロリン酸）	壊死心筋の陽性描出	約6時間	500〜740 MBq
5．心機能	^{99m}Tc-RBC（赤血球）	左室・右室機能評価	約6時間	500〜740 MBq
大血管の形態・血流	^{99m}Tc-HAS（人血清アルブミン）	大血管の形態および血流動態の検索	約6時間	500〜740 MBq

^{201}Tl（塩化タリウム），^{99m}Tc-MIBI（hexakis-2-methoxy-2-isobutylisonitrile, カーディオライト®），^{99m}Tc-tetrofosmin（マイオビュー®）を用いて行う血流シンチグラフィは心臓核医学検査の中核であり，検査件数の大半を占めている．単に心筋シンチといえば血流シンチのことをさしていると思ってよい．心筋への冠血流分布を描出する．^{123}I-BMIPPによる心筋脂肪酸代謝，^{123}I-MIBGによる心臓交感神経の描出は，他の検査では得られない心筋性状を評価しようとするもので，さまざまな病態における変化が報告され臨床応用されている．心プールシンチでは，左室駆出率や拡張機能などの心機能を非侵襲的に評価する．^{99m}Tc-PYPは，壊死心筋に集積するので，心筋壊死の存在を陽性描出し，その位置・範囲などの三次元的情報を提供する．

2. 検査の概要

1）心筋血流シンチグラフィ

塩化タリウム（Thallium-201, ^{201}Tl）およびテクネシウム（Technetium-99m, ^{99m}Tc）標識のMIBI（hexakis-2-methoxy-2-isobutylisonitrile）やtetrofosminを使って行われる心筋血流シンチグラフィは，主として心筋虚血性病変の検出および梗塞部心筋バイアビリティ（生存心筋，viability）の評価を目的として行われる．最近では，心電図同期SPECT（後述する）が簡便で再現性のよい心機能評価法（左室駆出率や左室容量の計測）として実施されている．

心筋シンチの撮像は回転型ガンマカメラ（図1）で行う．X線CTと同様に，被検者周囲を180度または360度カメラを回転させて，多方向から撮像した二次元画像（Planar

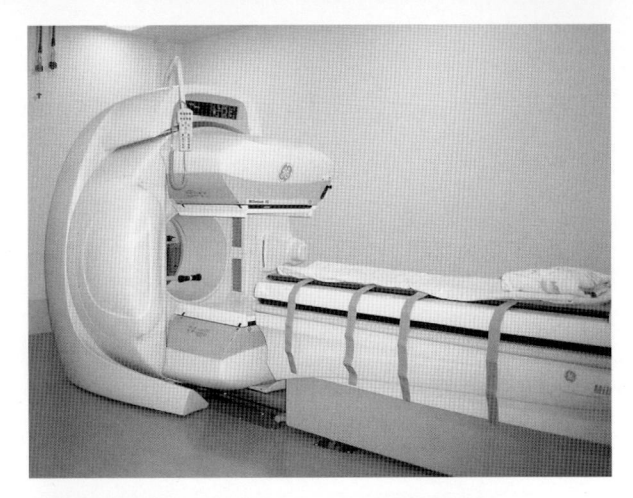

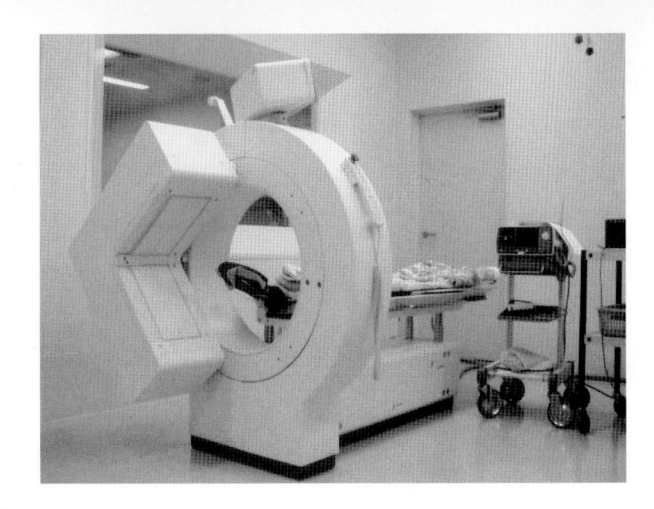

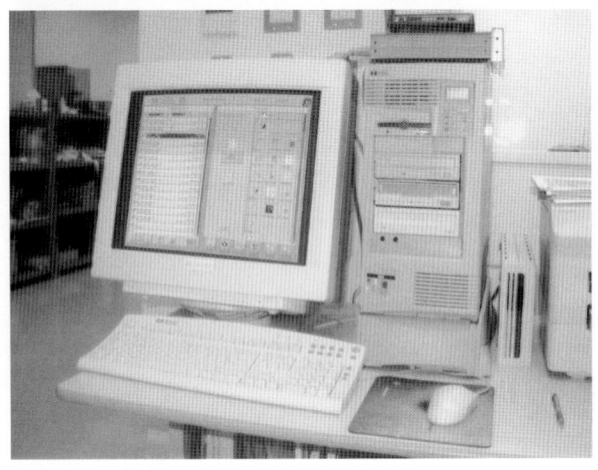

図1　回転型ガンマカメラ
　A：検出器を2つ備えた回転型ガンマカメラ．検出器の設定角度は可変で，視野が広く，他のシンチにも広く使用される．
　B：2検出器型ガンマカメラ．GE社製ガンマカメラで，2つの検出器が90度に固定してある．小視野ではあるが比較的感度が高く心臓および脳STECTの専用カメラとして使用される．
　C：核医学専用の画像解析装置（ワークステーション）．コンピュータ技術の著しい発展から，SPECTの再構成のほか定量的な解析も短時間に行うことが可能となっている．

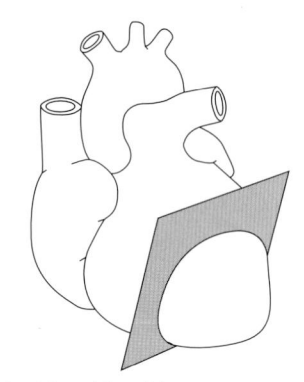

短軸面断層増（short axis）　　水平面長軸断層像（horizontal long-axis）　　垂直面長軸断層像（vertical long-axis）

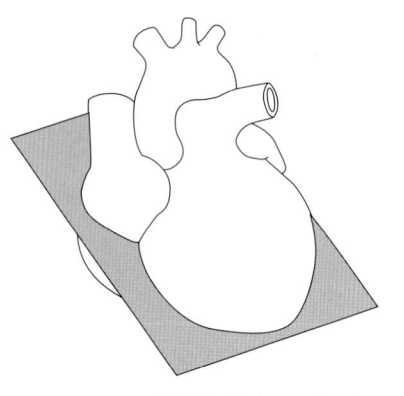

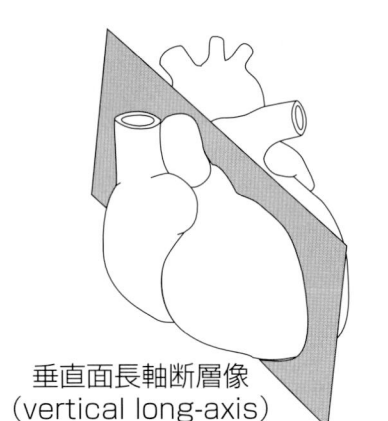

図2　診断に用いる3種類の断面像

像）から核医学検査専用ワークステーション（図1C）を用いて三次元画像へと再構成する．フィルター逆投影法（filtered back projection）を用いた再構成が一般的であるが，アーチファクトの関係から逐次近似法（iterative algorithm）の使用も検討されている．このようにして出来た画像をSPECT（single photon emission computed tomogram）という．古くは，二次元画像を診断に用いていたが，日本では回転型ガンマカメラが広く普及し，機器の進歩も著しいことから，ほとんどSPECTで診断がなされている．

　得られた三次元データから心臓部分を切り出し，視覚的に決定した左室長軸に基づいて3種類の断面像を作成する（図2，3）．左室垂直面長軸断層像（vertical long-axis），水平面長軸断層像（horizontal long-axis），短軸面断層像（short axis）である．これら3方向から左室全体を観察する．さらに心尖部から心基部までの多断面短軸面断層像から

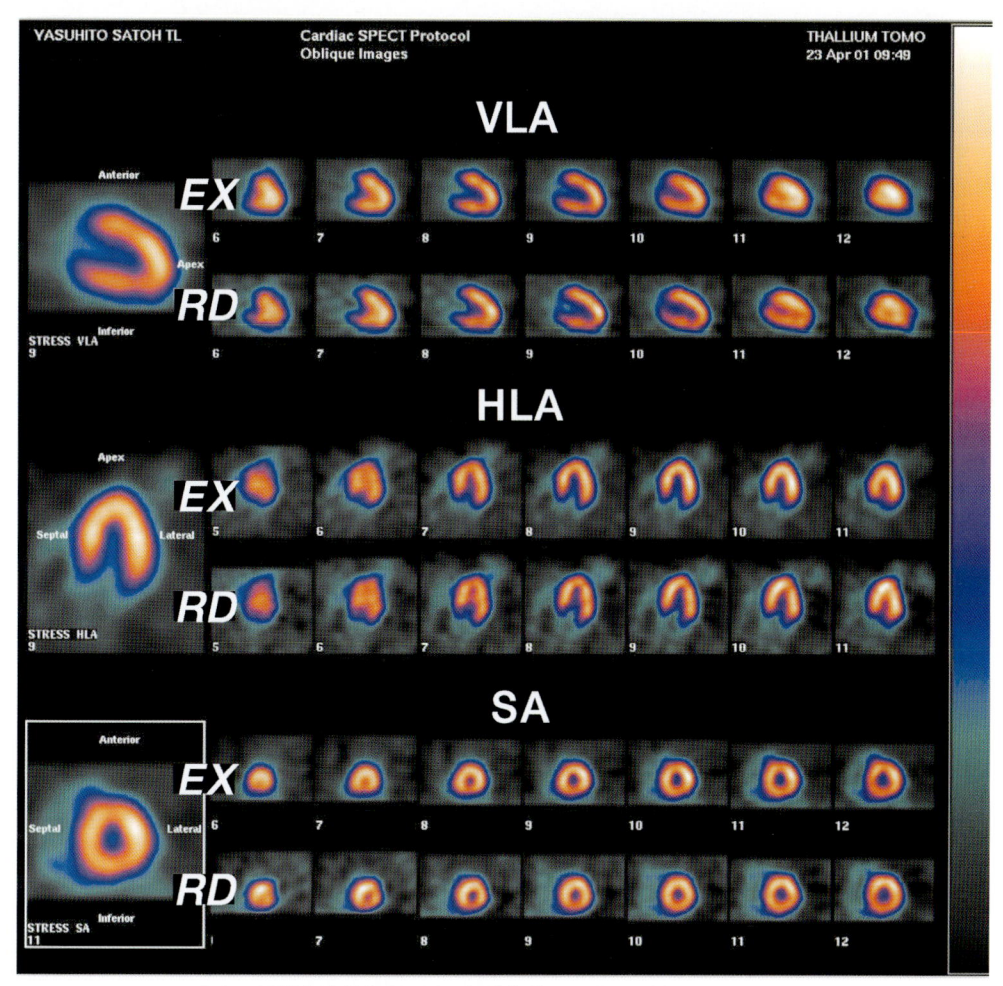

図3　正常血流分布を示す．運動負荷タリウム心筋 SPECT．

通常，運動負荷直後と4時間後に SPECT を撮像する．撮像データから再構成して図のような多断面断層像を得る．運動負荷後像と4時間後像を各断面ごとに上下に並べべ比較しやすく配列してある．

EX：負荷直後像　　RD：左右分布像　　VLA：vertical long-axis（垂直面長軸断層像）
HLA：horizontal long-axis（水平面長軸断層像）　　SA：short-axis（短軸断面像）

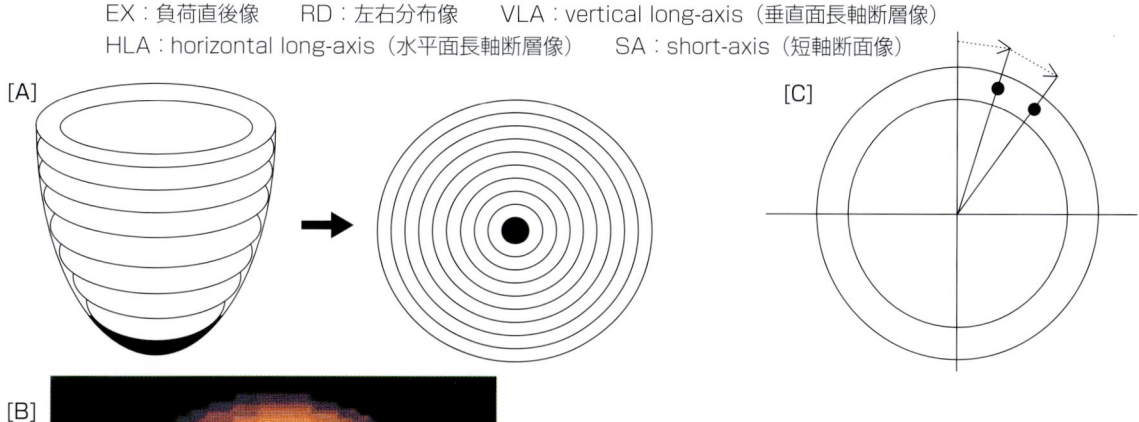

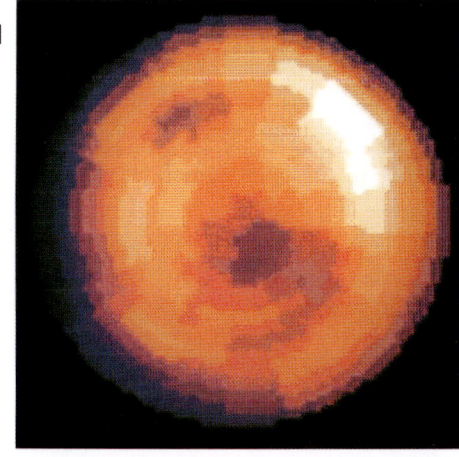

図4　Polar Map(Bull's eye display)

[A]のごとく，心尖部から心基部までのすべての短軸面断層像を左室長軸を中心に同心円状に配列したものが Polar Map(Bull's eye disiplay, [B])である．短軸断面層像の解析は，circumfential profile analysis で行われる．[C]のごとく，左室長軸を中心に放射状に直線を引き，直線上で最も高いカウントを検出する．これを一定角ごとにすべての短軸面断層像に対し実施する．心尖部は評価しない場合が多いが，その処理はガンマカメラのメーカーごとにまちまちで，定量評価に際しては確認する必要がある．

基　礎　知　識 "この本を読むにあたり"

データを抽出し（circumferential profile analysis；図説参照），左室長軸を中心に図4のごとく同心円状に並べたPolar Map（Bull's eye map）も作成する場合が多い．病変の空間的広がりを知るうえで重要であり診断に際し有用である．このような画像作成法は機器により多少異なっている．定量的な評価を行う場合などは確認しておく必要がある．

シンチ像を見る場合，どの画像が心臓のどの部位を示しているのか習熟しておく必要がある．また，常に冠動脈の支配領域との関連も頭に描いておく．図5に，シンチ像と冠動脈の基本的な走行との関連を示した．[A][B][C]の各図をよく見比べていただきたい．

左前下行枝（LAD）病変による欠損像は，前壁中隔から心尖部にかけて（antero-septal～apex）出現する．特徴は心尖部を含むことである．病変が冠動脈のseg.6であってもseg.7であっても同じように心尖部から欠損像が生じる．心尖部を他のbranchが灌流することはまれである．したがって，心尖部を含まない欠損像の場合は前下行枝病変が

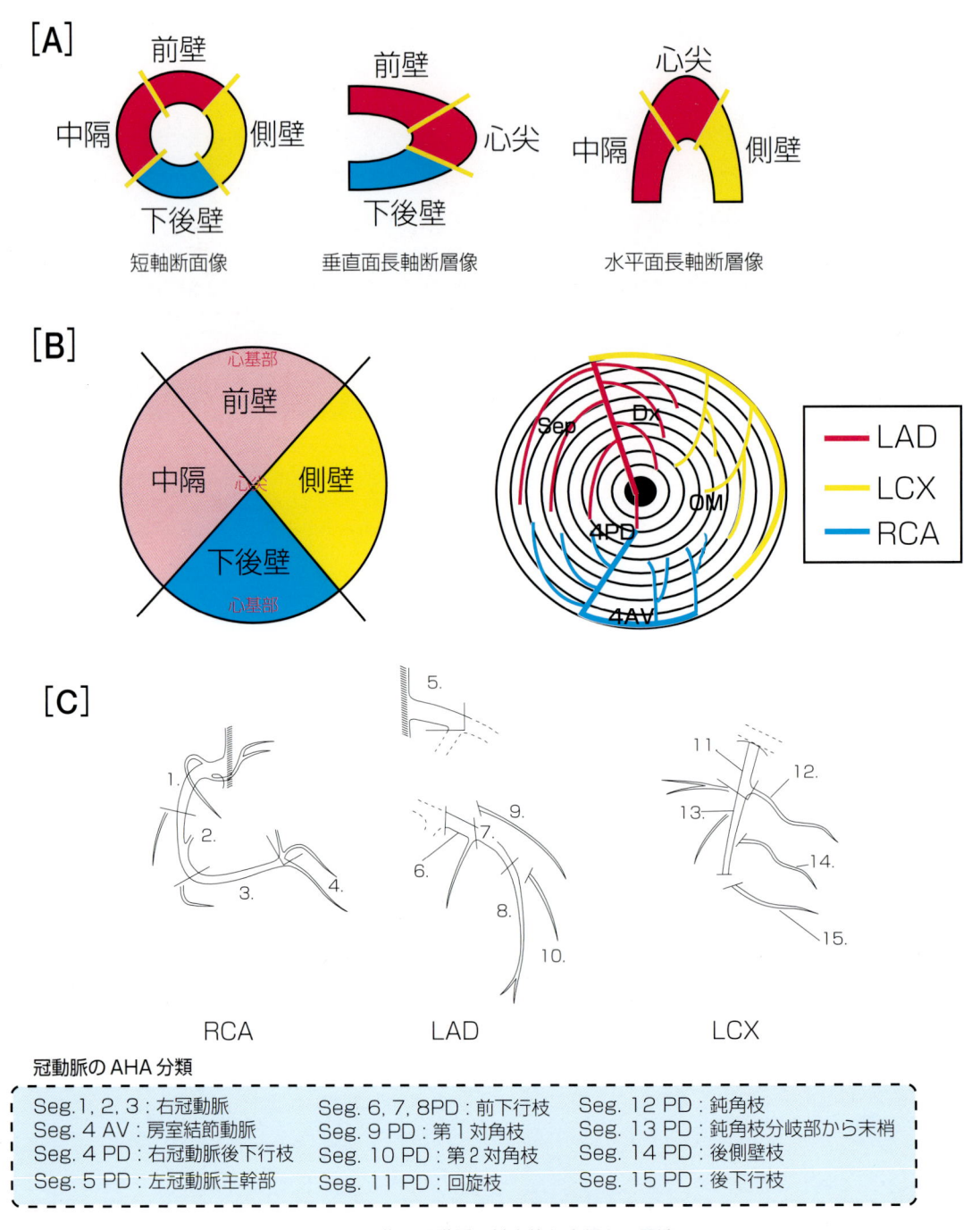

[A] 短軸断面像／垂直面長軸断層像／水平面長軸断層像

[B]

[C] RCA／LAD／LCX

冠動脈のAHA分類

Seg. 1, 2, 3：右冠動脈	Seg. 6, 7, 8PD：前下行枝	Seg. 12 PD：鈍角枝
Seg. 4 AV：房室結節動脈	Seg. 9 PD：第1対角枝	Seg. 13 PD：鈍角枝分岐部から末梢
Seg. 4 PD：右冠動脈後下行枝	Seg. 10 PD：第2対角枝	Seg. 14 PD：後側壁枝
Seg. 5 PD：左冠動脈主幹部	Seg. 11 PD：回旋枝	Seg. 15 PD：後下行枝

図5　シンチ像と冠動脈の基本的な走行との関連

原因である可能性はきわめて低い．中隔枝（septal branch；図中Sep）のみの欠損像はまれで，むしろ左脚ブロックや心筋症を考えたいが，PTCAやACバイパス術後には出現することがある．

対角枝（diagonal branch；図中Dx）病変だと欠損像は前側壁（antero-lateral）に出現する．心室中隔には分布しないので右室壁との交差点を超えないのが特徴である．

回旋枝（LCX）病変の欠損像は側壁（lateral）を中心に出現するが，後側壁（postero-lateral）に分布する seg. 13の領域は右冠動脈の支配領域とオーバーラップする．後下壁領域から後側壁にかけてはアーチファクトによる欠損像が出やすい領域であり，右冠動脈病変による欠損か，回旋枝によるものかの判断が難しい症例はしばしば経験する．

右冠動脈（RCA）病変の欠損像は後下壁（infero-posterior）に出現する．左心室を直接灌流しているのは seg. 4以降であるので心基部から欠損像が広がる場合がほとんどになる．前下行枝の欠損像とは対照的である．前述の如く，アーチファクトによる欠損像が非常に出やすい部位であるので，軽度の欠損像である場合は診断に苦慮する場合がしばしばである．

（1）タリウム心筋シンチグラフィ（Thallium-201）

タリウム（以下^{201}Tl）は，心筋細胞内に多いカリウム（K）と同族の元素であり，生体内ではカリウムと同様の動態を示す．静脈内に投与された^{201}Tlは，冠血流量に比例して心筋に到達し，Na$^+$-K$^+$ ATPaseを介して能動的に細胞内へ取り込まれる．したがって，^{201}Tlが十分に取り込まれた部位には十分な冠血流があり，かつ心筋細胞が生存していることになる．すなわち高度に冠血流が低下した部位や生存心筋が減少した部位には取り込まれない．^{201}Tl心筋SPECTによって心筋虚血や梗塞部の残存心筋を評価できるのはこのような理由に基づいている．

^{201}Tl心筋シンチグラフィでは，心筋虚血（ischemia）の検出・生存心筋（viability）の描出の他に左右心室の形態変化（大きさ，肥大など）の描出や肺うっ血の有無なども評価可能である．したがって，本検査の適応疾患はあらゆる心疾患と考えられる．

心筋虚血の診断を目的とした際は，通常，運動負荷（自転車エルゴメータやトレッドミルを用いた症候限界性最大運動負荷）やペルサンチンやATPなどの冠拡張剤の投与により最大冠血流が得られる状態で^{201}Tlを投与する．運動や冠拡張剤により冠血流量を増加させ，虚血部位と健常部位における心筋血流量の差を広げることにより病変の検出感度を上げているのである．すなわち，アイソトープの集積量により局所における冠血流予備（coronary reserve）を定量的に評価し，画像化しているものと考えてよい．

検査プロトコールを図6 [A][B] に示す．最大運動負荷の終了約1分前，または薬剤の効果が最も期待できる時点で^{201}Tlを投与し（74〜148MBq），その5〜15分後（初期像または負荷後像という）と3〜4時間後（後期像または再分布像などという）に撮像を行うのが一般的である．撮像時間は，投与量と機器により大きく異なるので，それぞれの施設で検討されるべきであろう（ちなみに，検出器が2ないし3つを有する比較的新しい機器を使用した場合，1回の撮像時間は少なくとも10分以内ですむ）．診断をより精度の高いものにするために，後期像撮像後にもう一度^{201}Tlを投与して安静時像を付加したり（再静注法），負荷後24時間目に再度撮像を行う場合もある（24時間後像）．当院で再静注を行う場合，1回目の^{201}Tlの投与量は74MBqで，2回目には1回目の半量（37MBq）を投与するようにしている．

労作性狭心症患者における運動負荷^{201}Tl心筋シンチを図7に示す．初期像において左室前壁中隔から心尖部にかけて欠損像が認められ，後期像ではかかる欠損像がほぼ完全に消失している．この所見から，本症例では左冠動脈前下行枝領域に心筋虚血が存在する可能性が高いと診断できる．この症例の冠動脈造影像は図8のごとくで，やはり前下行枝近位部に高度な狭窄病変が認められた．

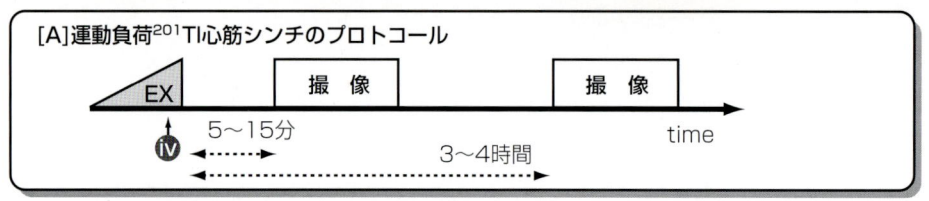

[A] 運動負荷²⁰¹Tl心筋シンチのプロトコール

EX：症候限界性最大運動負荷試験，Ⓘⓥ：タリウム74～148MBq，静注

[B] ペルサンチン負荷²⁰¹Tl心筋シンチのプロトコール

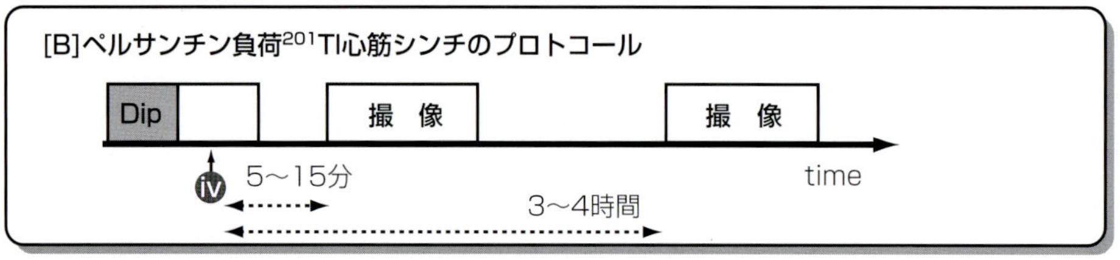

Dip：dipyridamole，[0.145×体重(kg)]mg×4分間，
Ⓘⓥ：タリウム74～148MBq，静注，ペルサンチン投与終了後3～4分目

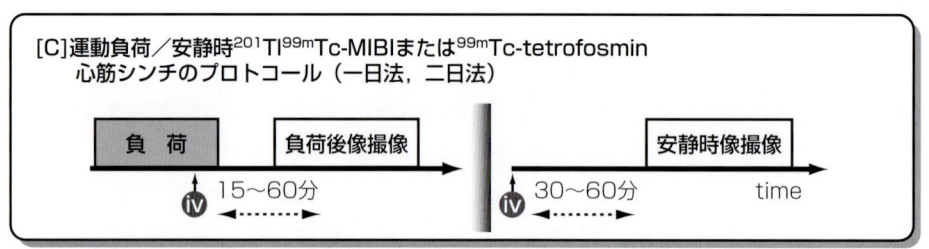

[C] 運動負荷／安静時²⁰¹Tl ⁹⁹ᵐTc-MIBIまたは⁹⁹ᵐTc-tetrofosmin
心筋シンチのプロトコール（一日法，二日法）

EX：症候限界性最大運動負荷試験，Ⓘⓥ：⁹⁹ᵐTc製剤185～1110MBq，静注
一日法では，2回の撮像を同日に行う．いずれを先に行ってもよいが，アイソトープ投与量は，投与間隔により調節する．通常，2回目は1回目の2.5～3倍量を投与する必要が生じる．

図6　検査プロトコール

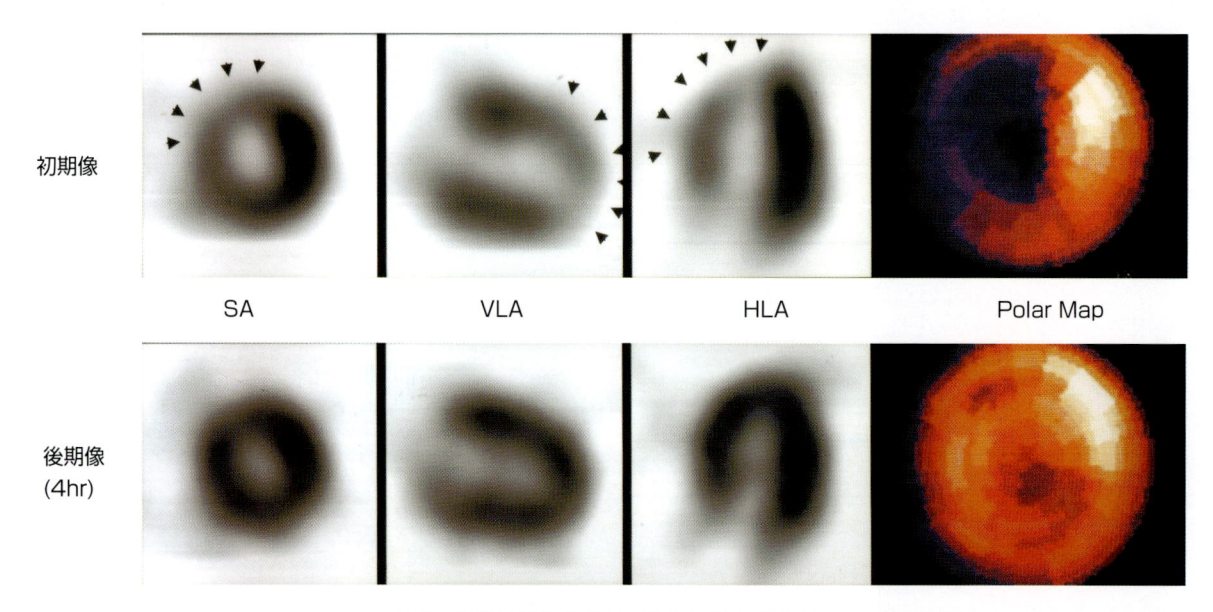

初期像　　SA　　VLA　　HLA　　Polar Map

後期像(4hr)

図7　労作性狭心症患者の運動負荷²⁰¹Tl心筋シンチ
上段：負荷直後に撮像した初期像において，前壁中核～心尖部にかけて²⁰¹Tlの取り込みが低下している．すなわち欠損像を認める．
下段：後期像では，かかる欠損像がほぼ完全に消失している（完全再分布）．矢印は欠損部位を示している．

このように，初期像で欠損像（脚注参照）が認められ，後期像でその欠損が消失ないし縮小した場合，"再分布現象を認める"または単に"再分布がある"という．これはその部位のcoronary reserveが低下していること，即ち，当該冠血管における狭窄病変の存在を示唆する．再分布現象は心筋シンチにおける虚血所見そのものである．初期像における欠損部位に再分布現象が生じるのは，局所心筋におけるタリウムの洗い出し速度が，主として^{201}Tlの初期分布量に依存するからであると考えられている（図9）．^{201}Tl投与直後に取り込み量が少ない領域，即ち初期像における欠損領域の洗い出し速度は初期取り込み量の多い健常領域のそれに比し低下しているのである．

逆に，初期分布量が少ない領域，即ち欠損部位の^{201}Tl洗い出しが健常部より亢進している場合や，初期像で欠損像がないにもかかわらず，後期像で欠損像が出現する場合もある．これを"逆再分布現象"と呼んでいる．この現象は，血行再建後の梗塞部位や，冠れん縮性狭心症により高度な虚血にさらされた部位に認められる場合が多く，局所的心筋障害の存在と比較的十分な局所血流の存在を示す所見であると考えられている．

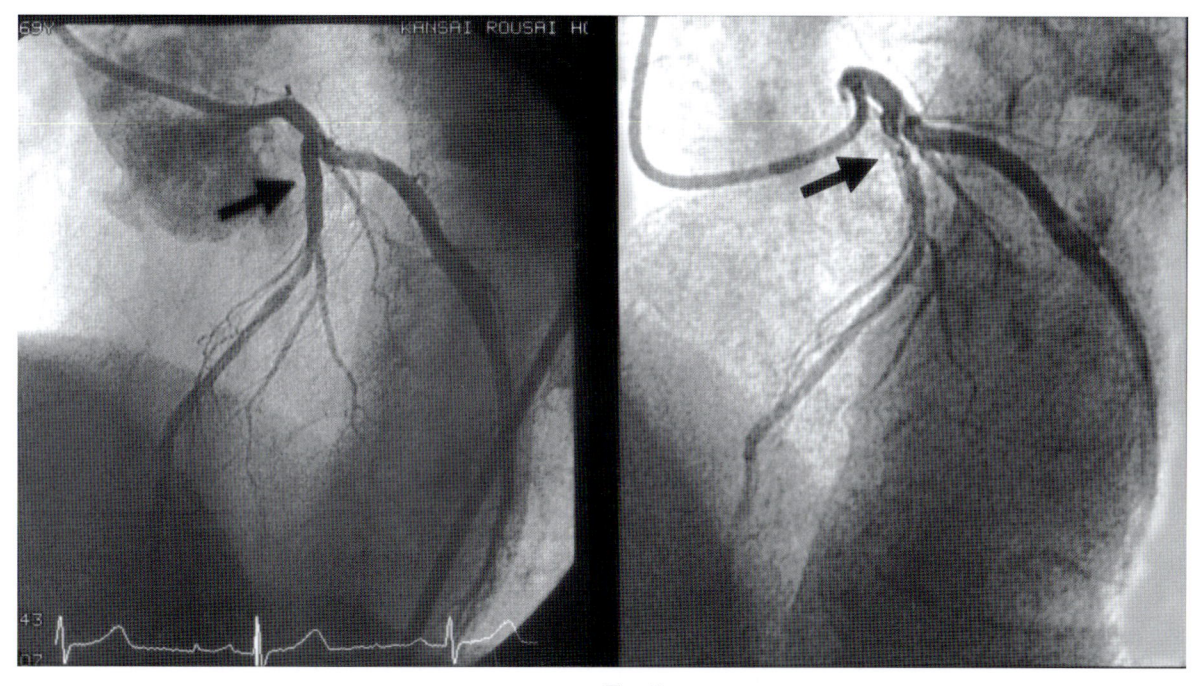

図 8

68歳の狭心症患者であり，左前下行枝近位部に高度狭窄病変が認められたため，同病変に対しPTCAによる血行再建術が施行された．左の冠動脈造影はそのPTCA直後のものである．ステントが挿入されており，十分な開大に成功している（左図矢印）．しかしその数カ月後，狭心症が再発し，運動負荷^{201}Tl心筋シンチ（図7）を行ったところ，PTCA施行部位である全下行枝領域に虚血性変化を認めた．再度冠動脈造影を行ったところ，前回PTCA施行部位に高度な再狭窄病変が認められた（右図矢印）．

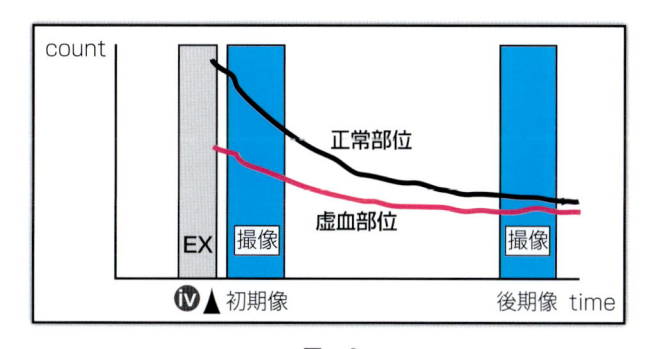

図 9
EX：運動負荷または薬剤負荷

注：シンチ像の評価では，視覚的にアイソトープの分布がまったく認められない領域のほか，正常部位に比し，分布が低下している領域についても同様に欠損，または欠損像と言い表している場合が多い．

また本検査法における心筋Viabilityの判定に関してであるが，基本的には初期像・後期像のいずれかにおいて少しでも^{201}Tlの取り込みが認められたならばその部位に生存心筋が残存していると言ってよい．即ち，再分布現象や逆再分布現象は心筋Viabilityを示す所見であるともいえるのである．しかし，臨床においては，"梗塞部Viabilityの判定（あるかないか）"は血行再建術の適応決定を目的として行われる場合が多い．すなわち，血行再建によって心機能が改善または維持しうる程度の心筋が残存しているかどうかを判定することが"Viability判定"の重要な意義となる．本書では他項で詳細が語られるが，一般に，健常部位の約50％の取り込みが認められた場合，"Viabilityあり"との判定がなされている．ただし，負荷・再分布（3～4時間後）^{201}Tl心筋シンチにおける心筋Viability判定では，真のViabilityを過小評価する傾向があるとの指摘が古くからある．そのため，より精度の高いViability診断を目的に，前述した後期像撮像後さらに^{201}Tlを追加投与する再静注法や，24時間後に撮像を追加するなどの工夫がなされるのである．この問題については他項で十分な議論がある．

（2）^{99m}Tc標識心筋血流イメージング：^{99m}Tc-Tetrofosmin（マイオビュー®），^{99m}Tc-MIBI（カーディオライト®）

^{201}Tlは，心筋血流イメージング製剤として長年にわたり汎用されてきた．しかし，放出されるγ線のエネルギーが70～80keVと低いために深部の病変の検出に不利であることや，物理的半減期が73時間と比較的長いために大量投与が困難で，画質が悪く撮像に時間がかかるという欠点を有している．そこでこれらの欠点を補うべく2つのテクネシウム標識心筋血流製剤が使用可能となった．^{201}Tlとテクネシウム製剤の比較を表2に示す．

表 2

	^{201}Tl	^{99m}Tc-MIBI(sestamibi)	^{99m}Tc-tetrofosmin
商品名	塩化タリウム	カーディオライト	マイオビュー
半減期	約73時間	約6時間	約6時間
放出エネルギー	70～80KeV	140 KeV	140 KeV
性質	水溶性	脂溶性	脂溶性
集積機序	能動輸送	受動拡散，膜電位	受動拡散，膜電位
製剤	溶液のみ	溶液，コールドキット	溶液，コールドキット
標識方法	（メーカー供給のみ）	加熱処理（約15分）	室温で放置（約15分）
投与量	74～148MBq	185～1110MBq	185～1110MBq
撮像開始時間	投与後5～15分	投予後30分以降が望ましい	投与30分以降が望ましい
再分布現象	有	ほとんど無い	少しある
初回循環描出率	約88％	60～70％	60～70％

テクネシウム（以下^{99m}Tc）は，放出γ線エネルギーが140keVでSPECTに適しており，半減期が6時間と短いため大量投与が可能である．そのため画質が著しく向上するとともに，心電図同期画像やファーストパス法を用いた心機能評価も可能となる．また，^{99m}Tcはジェネレータにより検査室で得ることができ，MIBI・tetrofosminともにコールドキットが供給されているので緊急検査にも対応することが可能である．ただし，^{99m}Tc製剤では^{201}Tlのような再分布現象はほとんど認められない．このため，運動負荷や薬剤負荷を行った場合，安静時に再度アイソトープを投与して撮像し，安静時像を得てこれと比較することにより虚血診断をする必要が出てくる．

MIBI・tetrofosmin，いずれも＋1価の電荷をもつ脂溶性化合物である．そのため，静脈内に投与された後，冠血流量にしたがって心筋細胞に到達し受動拡散により細胞内に取り込まれる．取り込まれたアイソトープのほとんどはミトコンドリア分画に存在することが知られているが，ミトコンドリアの膜電位が関係しているものと考えられている．

^{99m}Tc製剤は，表2のごとく，初回循環抽出率が^{201}Tlのそれより低いので，冠血流の増

加に比し心筋へのアイソトープ集積は早期に頭打ちとなる．また，投与後早期では肝臓への集積が高いので，心筋集積が肝臓のそれを上回るのを待って撮像するのが通常である．従って，15〜60分待つ（30分以上が望ましい）．肝胆道系からの排泄を促すため，チョコレートや牛乳など脂質成分の多い食物を摂取させている施設も多い．

　負荷直後像と安静時像を同日に撮像する方法を一日法といい，別の日に施行する場合を二日法という（図6 [C]）．いずれの場合も，負荷後像・安静時像のどちらを先に行ってもよい．^{99m}Tc製剤は，総量で約1,110 MBq投与可能である．一日法で行う場合，薬剤投与間隔にもよるが，2回目の撮像に使用するアイソトープの量は1回目の少なくとも2倍，可能であれば3倍程度投与できるように計画する必要がある．

　画像診断の手順は^{201}Tlのそれとほぼ同じである．負荷後像と安静時像を比較することにより虚血診断を行う．負荷時像における欠損が，安静時像で縮小または欠損部の相対的なカウントの増加が認められた場合（再分布とはいわない），虚血ありと診断している．Viabilityについても同様で，視覚的に集積を認めるときは"Viabilityあり"と診断する．タリウムに比し，投与したアイソトープ量が多いので画像が鮮明できれいにみえる．ただし，梗塞部の欠損像は^{201}Tlのそれとは違って見えるし，アーチファクトも^{201}Tlとは異なった程度であるが必ず存在する．したがって，^{99m}Tc製剤による画像を見る場合（虚血診断・Viability判定のいずれにおいても），^{201}Tlとは異なった目で診断する必要はあると考えられる．

　なお，^{201}Tlとこれらの^{99m}Tc標識心筋血流製剤の診断能は同等であると報告されている．負荷時と安静時の2回のアイソトープ投与が必要となること以外は，画像評価も含め^{201}Tlの場合と大きな差はないとされている．

（3）心電図同期心筋SPECT

　心電図同期とは，SPECT撮像時に心電図を装着し，心電図のR波を認識することによりR波からR波の間をいくつかに分けて（8もしくは16分割が多い）それぞれ別々にデータ収集することをいう（図10）．もちろん一回の心拍動では情報が足りないので，数百心拍のデータを重ね合わせて画像を構成するわけである．心電図に同期させてSPECT

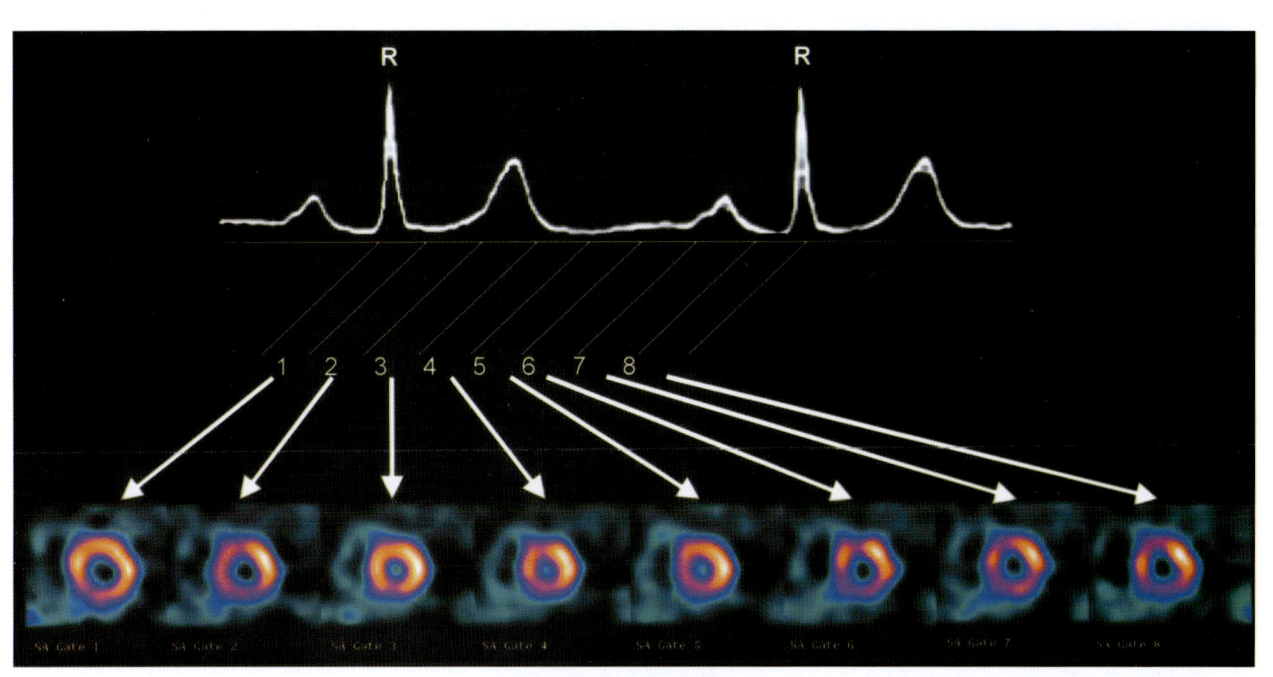

図10　心電図同期
　心電図同期心筋SPECTでは，心電図のR波を認識し，RからRを分割してそれぞれの時相について画像データを得る．通常8ないし16分割する．各時相ごとの画像から，左室壁の輪郭を抽出し，容積を計算し左室容量曲線となる．この曲線を解析することにより，左室の収縮機能指標（左室駆出率EDV）・容量（左室拡張末期容積EDV，収縮末期容積ESV）を算出する．下段は，8つの時相の同一部位の短軸断面像である．

データを収集しようとする試みは心筋SPECTが始まった当初からなされていたが、画像収集機器、解析機器、解析ソフトのいずれにおいても能力不足であり、実用にいたっていなかった。それが近年の多検出器型ガンマカメラの開発、ハード・ソフト両面におけるコンピュータ技術の進歩により可能となったのである。すなわち、本法により心筋血流、左室壁運動（左室駆出率と局所壁運動指標）・容量（拡張末期容積、収縮末期容積）が同時に測定可能となったわけである。前述のごとく、本法の画像データの空間・時間分解能は低いのであるが、再現性・客観性において非常に優れた評価法であり、十分臨床使用に耐えうるデータを供給する。本邦においても急速に広まりつつある。

図11は、陳旧性心筋梗塞の一例での心電図同期SPECTである。米国のGermanoらが開

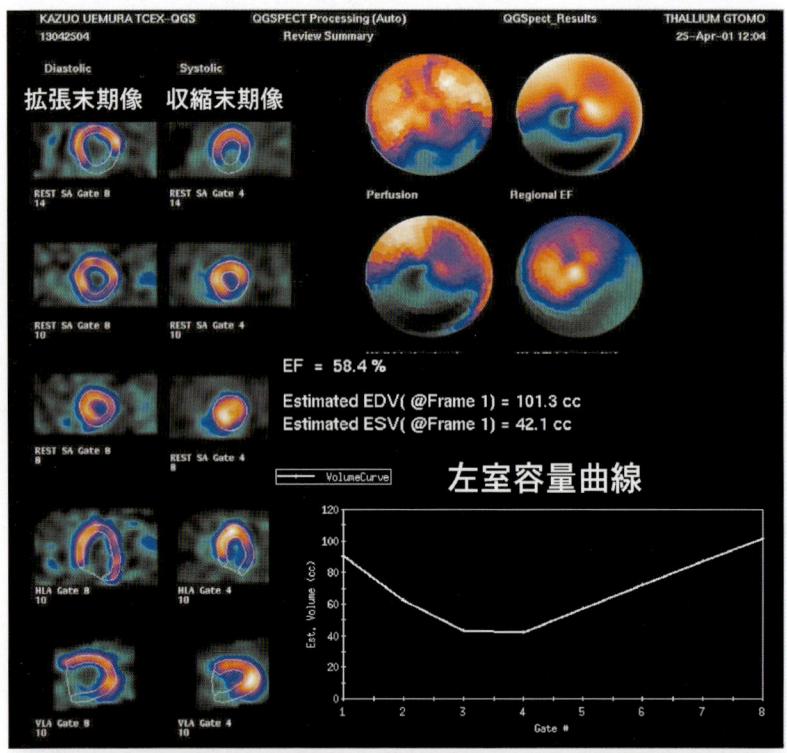

表3　関西労災病院におけるテクネQGS正常値

	LVEF	EDV	ESV
男性	53.7〜75.4	53.1〜95.0	15.9〜36.7
女性	55.6〜82.5	41.0〜81.5	6.8〜31.8

（R-Rを8分割収集）

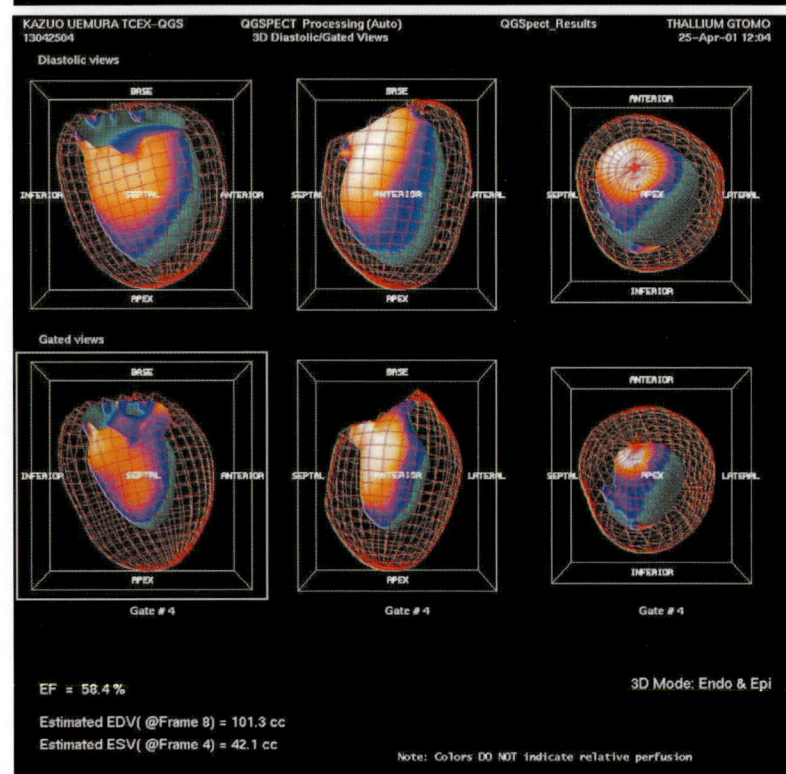

図11　陳旧性心筋梗塞の心電図同期SPECT

R-Rを8分割する心電図同期SPECTである。米国のGermanoらが開発したQGS (qiantitative gated SPECT)と呼ばれるソフトで解析したもので、8つのSPECT画像上で、内・外縁を自動的に抽出し容量を計測。左室駆出率、拡張末期容積、収縮末期容積を算出する。その他、三次元表示や、シネモード（画像で見ることができる）、また局所壁運動をpolar map表示し診断をより容易なものとしている。

本症例は、下壁梗塞の一症例である。後下壁領域に血流画像（perfusion map）で欠損像が認められ、その部位に一致して局所壁運動も低下している。左室全体の駆出率は58.4％で正常範囲内ではあるが、拡張末期容積は101mlと軽度拡大を認める。
（当院での基準値：表3参照）

発したQGS（quantitative gated SPECT）と呼ばれるソフトで解析したもので，8つのSPECT画像上で，内・外縁を自動的に抽出し容量を計測．左室駆出率，拡張末期容積，収縮末期容積を算出する．その他，三次元表示や，シネモード（動画で見ることができる），また，局所壁運動をpolar map表示し診断をより容易なものとしている．このソフトの開発により，心電図同期SPECTが急速に普及することになった．他にもいくつかのソフトが開発されている．詳細は他書に譲るが，それぞれに特徴があり，いずれも臨床で十分な有用性が示されている．

2）心プールシンチグラフィ

RIアンギオ，心プールシンチグラフィ（ファーストパス法，マルチゲート法）では，^{99m}Tcで標識した赤血球やアルブミンを使って，心臓・大血管の形体や血管・心臓内腔での血流動態を描出する．カメラを一方向に設定して経時的に撮像し，画像解析を行って定量的評価も行う．比較的精度が高く，再現性のよい評価法として現在でも行われている．特に右室機能の評価法として貴重な情報を提供する．最近のソフト開発により，SPECT（心プールSPECT）による評価も広まりつつある．本項の詳細は他書に譲る．

3）心筋脂肪酸代謝イメージング：^{123}I- BMIPP（カルディオダイン®）

近年の心臓病学の進歩により，虚血性心疾患ではhibernation（冬眠心筋）やStunned myocardium（気絶心筋）といった，新しい病態が明らかになってきた．これらの病態は，冠動脈疾患に対する血行再建術が広く行われるようになった現在，日常的に経験する病態であり，血行再建術の適応決定上で重要な意味を有する．局所心筋の病態を評価するうえで，収縮や弛緩といった壁運動のみの評価では十分でないと考えられるのである．心筋細胞は，そのエネルギー源として主に脂肪酸とブドウ糖を利用している．特に，脂肪酸のβ酸化はエネルギー効率が高いため，好気的な状況下では安静空腹時のエネルギー基質の約60～80％を脂肪酸代謝に依存しているとされている．しかし，虚血下においてはエネルギー基質が脂肪酸から糖へと移行する．したがって，虚血性心疾患において局所心筋の脂肪酸代謝の変化を知ることは，その重症度および病態について貴重な情報を提供するはずである．

BMIPP（β-methyliodophenyl pentadecanoic acid）は，生理的に心筋細胞で使用されている脂肪酸と異なり，心筋細胞に取り込まれた後すぐには代謝されずしばらくは心筋細胞内にとどまる性質を有している（図12）．したがって，^{123}I-BMIPP心筋SPECTでの心筋BMIPP摂取は脂肪酸の代謝そのものを表しているわけではない．しかし，実験的検討から，心筋BMIPP摂取と心筋細胞内のATP濃度やミトコンドリア機能およびトリグリセライド含有量との良好な相関関係が報告され，心筋BMIPP摂取は心筋エネルギー代謝と非常に関連が深いものとされている．すでに^{123}I-BMIPP心筋SPECTを用いた様々な臨床検討がなされてきた．虚血性心疾患においても多くの有用性が報告されている．本書においても別項で詳述される．また，虚血性心疾患以外に，高血圧心や糖尿病心において

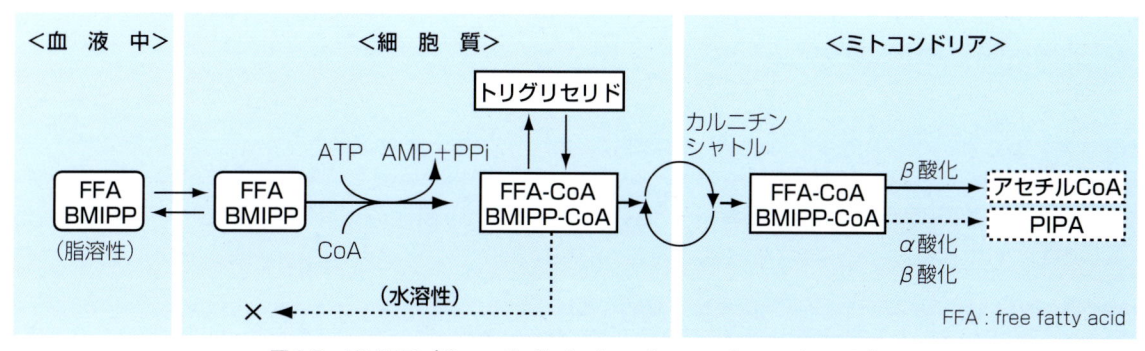

図12　BMIPP（β-methyliodophenyl pentadecanoic acid）

も心筋代謝異常がその病態と密接な関連があると考えられており，本検査法を用いて心筋細胞の代謝情報を得ることの重要性は今後さらに高まるものと考えられる．

4）心臓交感神経機能イメージング：^{123}I- MIBG（metaiodobenzylguanidine，ミオMIBG®）

交感神経は，副交感神経とともに心機能（収縮能・拡張能・冠血流）の神経性調節を行っており，あらゆる心疾患と深く関連すると考えられる．特に心不全においては古くから多くの知見が報告されており，MIBGシンチは診断・重症度評価・治療効果判定・予後評価などでその有用性が認められている．したがって，MIBGシンチもすべての心疾患に適応を有するものと考えられる．

MIBGは，ノルエピネフリンの類似物質である．生体内では，交感神経の情報伝達物質であるノルエピネフリンと同様に交感神経末端に取り込まれ，貯蔵され，放出される（図13）．すなわち，血流にのって交感神経末端に到達したMIBGは，uptake-1を介して取り込まれ，ノルエピネフリン貯蔵顆粒に至る．交感神経末端に刺激が伝わると，この貯蔵顆粒はexocytosisの様式で内容物を放出する．したがって，心臓MIBG集積を評価することによって，心臓に分布する交感神経末端におけるノルエピネフリン動態，すなわち心臓交感神経機能を評価できるはずである．

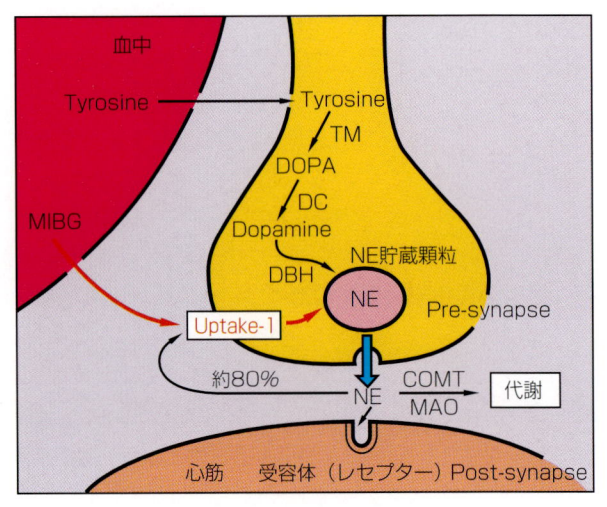

図 13

虚血性心疾患おいては，交感神経末端が心筋細胞よりむしろ虚血に対して脆弱であるとされることから，虚血性イベントの重症度判定や治療効果判定に有用と報告されている．他項で詳述される．

5）心筋壊死イメージング：^{99m}Tc 標識ピロリン酸（^{99m}Tc-PYP）

心筋細胞が壊死に陥るとカルシウムを析出する．PYPはこのカルシウムと親和性が高く，そのため最近生じた（もしくは進行中の）心筋壊死を陽性描出することができるとされている．心筋梗塞例では，発症後12時間から1週間の間集積が認められるとされてきたが，再灌流療法を行った症例ではもっと早期に集積が見られる．再灌流障害により心筋壊死が加速されたものであろうと理解されている．^{201}Tlとの二核種同時収集において，^{201}Tlの集積とPYP集積が重複する場合，オーバーラップ現象といい梗塞部の残存心筋の存在を示唆するものと理解されている．

3．画像処理・診断のピットフォール：アーチファクト

画像情報には，真の情報以外に偽の情報が必ず含まれている．これをアーチファクトといい，エックス線検査画像に比し核医学画像ではアーチファクトの占める割合が高い．心筋シンチの読影に際し，アーチファクトの出現パターンを知っておくことは非常に重要である．"心筋シンチの読影はアーチファクトとの戦いである"と言っても過言ではないだろう．習熟するしかない．

表4に，代表的なアーチファクトの原因を挙げる．

表4 代表的なアーチファクトの原因

1. 吸収（体の深部，乳房，横隔膜など）
2. 散乱
3. 部分容積効果
4. 画像収集時の心臓の移動・体動
5. 機器の管理不良（均一性・直線性）
6. 収集カウント不足
7. 再構成時の不適切なフィルター使用
8. 再構成時の不適切な心軸設定
9. 不適切なカラースケール
10. 二核種同時収集時のクロストーク

●吸収と散乱●

　アイソトープから放出されるガンマ線は，体内で吸収されるとともに一部は散乱し，真の値に比し収集カウントは減少する．すべてのシンチ画像に生じるものである．吸収と散乱によるアーチファクトは当然個体により異なるので，診断に際し常に意識していなくてはならない．一般にカメラから遠いほどその影響は大きくなるので，体の深部，すなわち後下壁領域のカウントはかなり少なくなる．カウントが少ないと統計誤差も大きく，これらの結果，診断率も低い．虚血性心疾患における心筋シンチの正診率が部位

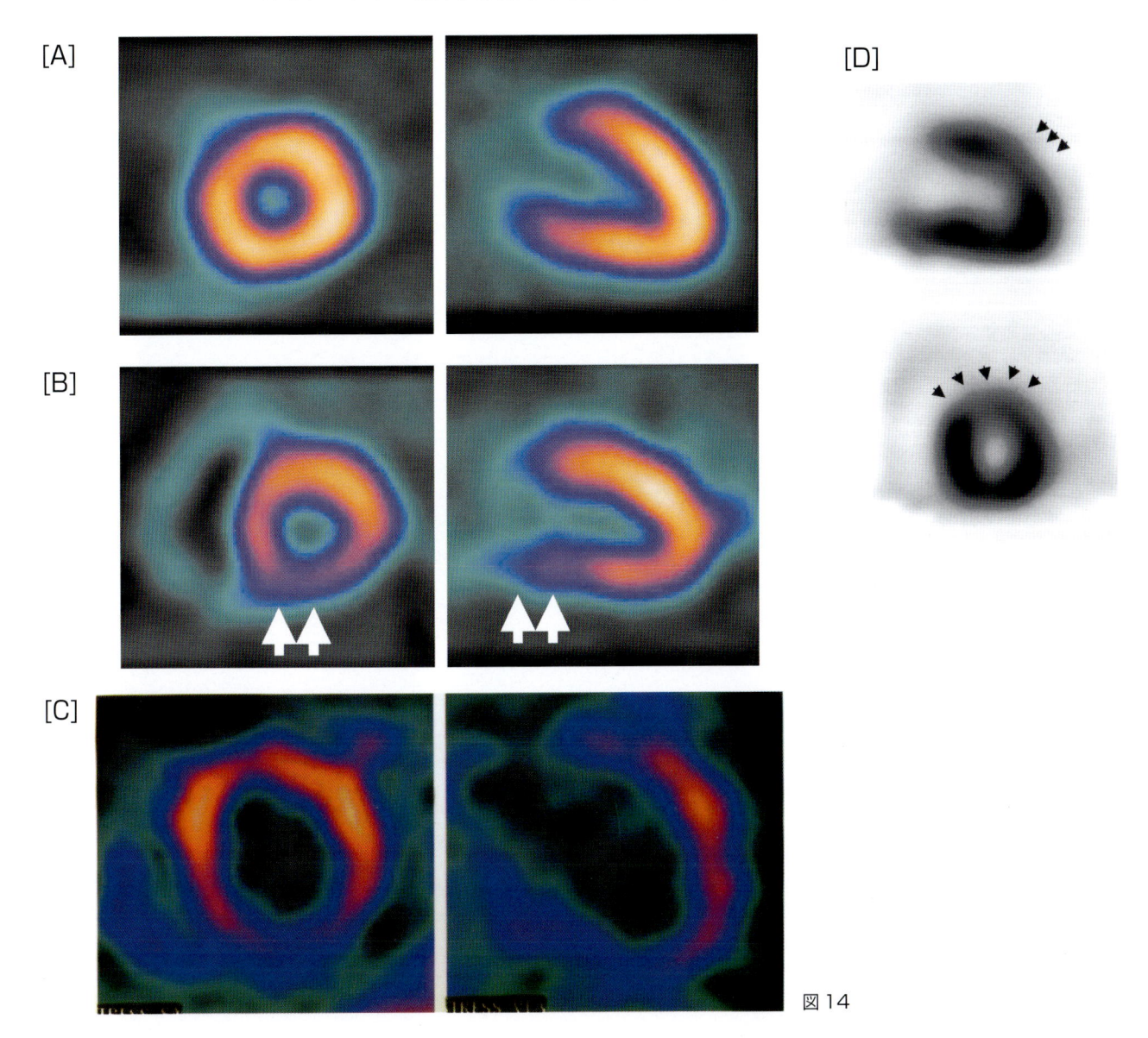

図14

基 礎 知 識 "この本を読むにあたり"

により異なるのは主としてこの理由による．図14の[A] [B]はいずれもほぼ正常心と考えられた症例であるが，下後壁領域のカウントの減少度がかなり異なる．図14[A]では，明らかな欠損像はないと診断することは容易であろう．しかし，図14[B]で有意な欠損がないと診断するには経験がいる．周辺領域や，心尖部から心基部に至る画像の連続性を観察することがコツである．しかし，さらに正確な診断を下すには，一回の画像以外に，経時的画像変化や心電図所見なども組み合わせる必要があると思う．図14[C]は，拡張型心筋症例である．下後壁のカウント減少は左室が大きくなるほど強くなる．このような症例においては，安静時シンチのみで下後壁領域の欠損像を線維化かアーチファクトか言い当てるのは困難である．

図14[D]では，乳房によると思われる症例（breast attenuation）を挙げておく．本症例は，比較的軽度の欠損像を示すのみであるが，対角枝病変による欠損像と紛らわしい症例もある．対角枝病変（急性心筋梗塞の項で症例提示する）では，欠損像が心室中隔に至らないのに対し，アーチファクトのそれは中隔に至ることが多いのが鑑別するポイントである．

吸収・散乱によるアーチファクトは，補正が試みられている．現在，通常検査において補正を行っている施設は少ないと思われるが，近い将来，一般臨床においてもかなり正確な吸収・散乱線補正が可能になるはずである．期待したい．

●部分容積効果●

集積したアイソトープの量が同じあっても，その分布容積の大小によりカウントが異なってくる現象をいう．心筋シンチにおいては，肥大部位が高輝度に見える要因の一つでもあり診断に有用である場合もあるが，シンチ画像の定量性を損なわせる要因でもある．詳細は他書に譲る．

●体動・心臓の移動●

検査中の体動（motion artifact）はもちろんアーチファクトになる．心筋シンチの場合，収集した二次元画像を連続的に表示させれば診断は容易であるが，再構成を自分でしていなければ難しい場合も多い．

運動負荷後，心臓は体の上方へ徐々に移動する．これを upward creep といい，アーチファクトの原因となる．タリウム心筋シンチの負荷直後像であっても，10〜15分待って撮像することにより影響を防ぐことが出来る．

●機器の管理不良（均一性・直線性）●

ガンマカメラは，定期的に点検されなければならない．回転中心のずれや均一性の劣化など問題は大きい．

●収集カウント不足●

収集カウントが少ないと統計学的ノイズの割合が増加する．S（シグナル）/N（ノイズ）比が低くなるのである．必要十分な収集時間の設定が必要である．至適設定は，個々の検査，検査施設（ガンマカメラのシステム：コリメータ，シンチレータ）によってそれぞれ異なる．

●再構成時の不適切なフィルタ使用●

SPECTを再構成する際に，一般に前処理フィルタと後処理（再構成時）フィルタが使用されている．前処理は収集データの統計ノイズを軽減するために行い，後処理は真の画像情報を際立たせるために行う．いずれもシステムにより至適フィルタを検討すべきであるが，見た目の画像をきれいにするために真の画像情報を損なってしまう恐れも含んでいる．あまりにスムーズな画像は危険である．

●再構成時の不適切な心軸設定・Polar Map●

撮像するSPECTの心軸はマニュアルで設定されている．軸設定が自由に出来るのはSPECTの特徴でもあるが，前述のごとく読影に使用する画像はほぼ決まっているので"目の錯覚"を起こしてしまう．図15[A]（^{99m}Tc-tetrofosmin）は，心軸の設定画面である．軸の中心が心尖を通っているか確認しよう．本症例は前壁中隔梗塞であり，心尖部

が欠損となっているので少し設定が難しい．また，左室のリモデリングが生じているケースではさらに設定が難しくなる．結局は，軸に惑わされないよう，各断面像を見比べることを怠らないようにすることである．

Polar Mapは，前述のごとく，短軸断面像のデータを抽出した（circumferential profile analysisという）ものである．欠損像の三次元的広がりがわかりやすく，診断に有用である．定量的評価に使用されることもしばしばであるが，解析範囲の設定により，欠損像がかなり異なってくる．

図16は，いずれも図15の画像をPolar Mapにしたものである．図16[A]が適切により処理されたものであるが，図16[B]は心尖部をより大きく含んだ処理で，図16[C]は逆に心基部を大きく含んだ処理となっている．再分布の有無の判定や，局所的な洗い出し率を評価しようとする際には注意を要する．同一症例における経時的変化や症例間の比較の際にも，やはり各断面像の観察を同時に行わなくてはならない．

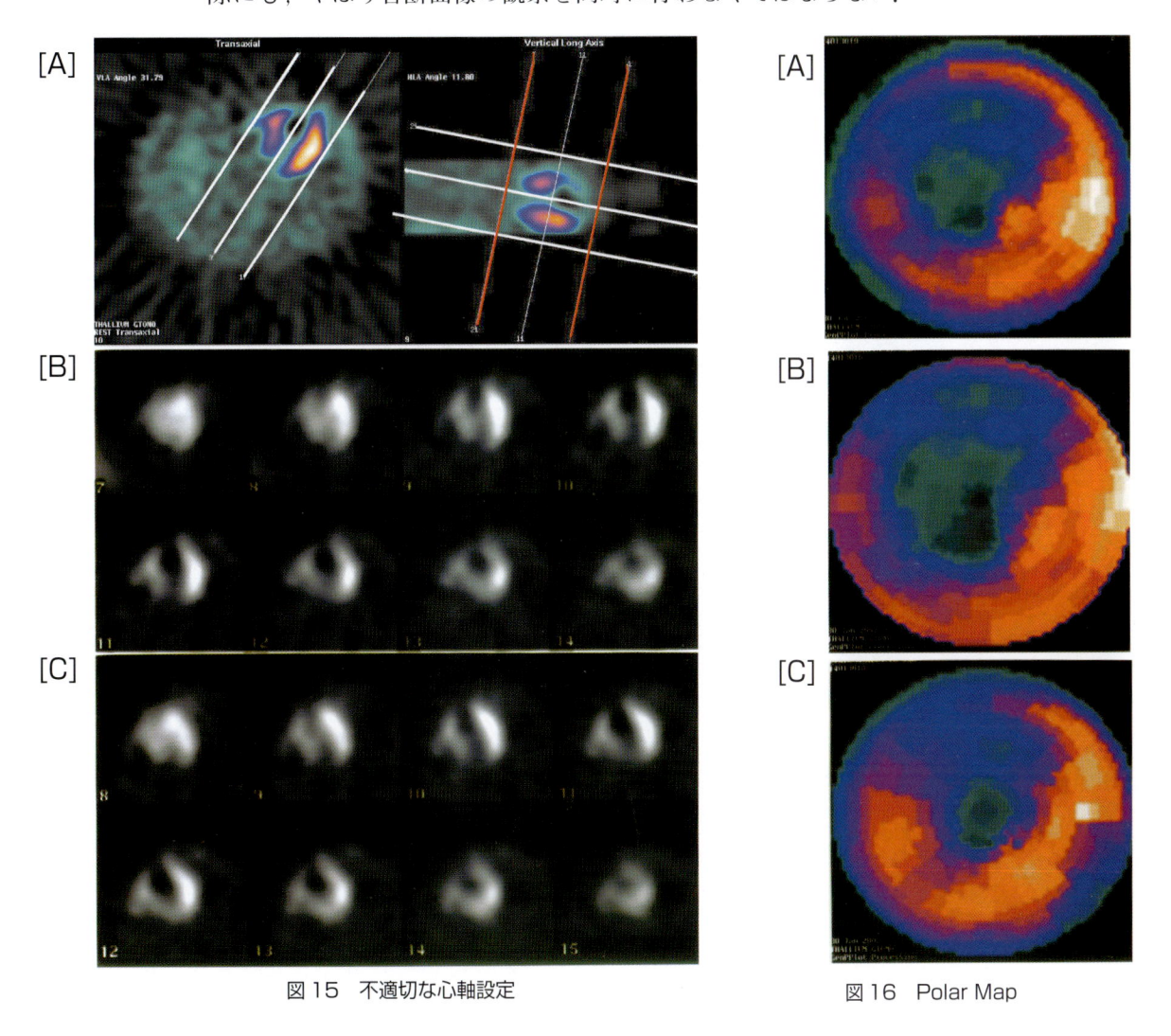

図15　不適切な心軸設定

図16　Polar Map

●不適切なカラースケール●

心筋シンチ画像は白黒画像で評価するのが一般的である．アーチファクトやノイズを多く含む画像であり，真のデータを見逃さないようにするためである．しかし最近，カラー画像で診断されている施設が多く，さらに増加する傾向がある．これは心筋シンチに対する習熟が進んだからともいえる．一般に白黒画像では，グレースケールがカウントとかなり直線的な関係になるように設定されている．一方，カラー画像では，カウントの多い領域と少ない領域が際立つように設定されている（診断に役立つ）．これはこ

基礎知識 "この本を読むにあたり"　15

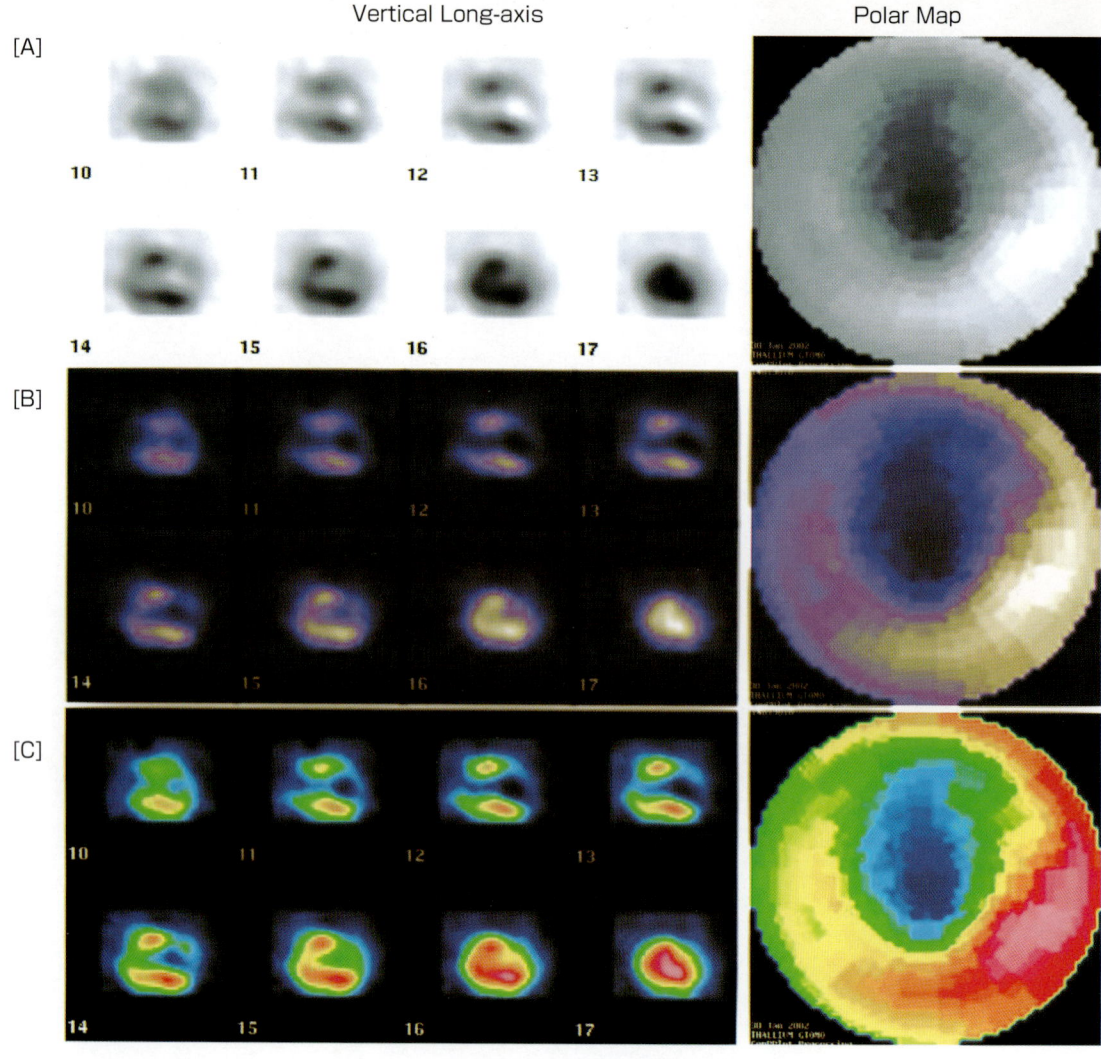

図17　前壁中隔梗塞症例

れまでの経験を踏まえたものであるので，必ずしも否定するものではない．しかし，カラーによってかなり画像の印象が異なることも事実である．図17[A][B][C]は，同一の前壁中隔梗塞症例である．図17[A]のグレースケール（カウントと直線的な関係に設定）では梗塞部の集積がはっきりわかる．しかし，図17[B]では梗塞部への集積が認識しにくい．図17[C]は，図17[A]・[B]の中間といったところであろうか．施設によりカラーに慣れていれば問題ないともいえるが，注意を要するものと考えている．

●二核種同時収集時のクロストーク●

　二核種同時収集とは，アイソトープが放出するガンマ線のエネルギーレベルが異なることを利用して，二種類のアイソトープを同時に投与し撮像するものである．^{201}Tl，^{99m}Tc，^{123}Iいずれを用いても同時画像収集が可能である．しかし，核種間で相互干渉（クロストーク）が生じる．クロストークには，エネルギーのピークそのものによる影響と散乱線の問題がある．定量性における精度は低下するものの同時収集の利点も大きく目的に応じて施行されている．

●参考文献●
1）久保敦司，木下文雄：核医学ノート．金原出版，2001．
2）日本保健物理学会，日本アイソトープ協会編：新・放射線の人体への影響．丸善，2001．
3）日本核医学会・ベクレル委員会編：核医学検査Ｑ＆Ａ．日本核医学会，1997．
4）西村恒彦編：心臓核医学検査．メジカルビュー社，1998．
5）西村恒彦編集：核医学．南山堂，2001．
6）久田欣一監修，利波紀久編集：核医学イメージングハンドブック．株式会社ミクス，2000．

第1章　急性心筋虚血

1．急性心筋梗塞

1）緊急血流SPECTの利用

　テクネシウム（^{99m}Tc）標識製剤(MIBIとtetrofosmin)を用いた心筋シンチでは緊急対応が可能であり，急性冠症候群の診療において緊急血流SPECTの有用性が認められている(表1)．急性心筋梗塞は，症状・心電図・緊急採血・心エコー図などにより，その多くは診断が可能である．しかし，超急性期や心室内伝導障害を伴った心電図を有する症例など，診断が難しいケースもまれではない．さらに，緊急心臓カテーテル検査・血行再建術の適応となった症例においても，治療戦略の決定において他では得られない貴重な情報を提供する．現在の日本の医療状況では，緊急心臓カテーテル検査が比較的施行しやすい環境にあるといえるのであるが，医療経済上の問題や超高齢者医療の問題など，治療方針の決定は必ずしも容易ではない．このような状況において緊急血流シンチは重要な検査になりうるものと考えられる．

　われわれが行っている緊急血流SPECTの手順を紹介する(図1)．

　緊急血流SPECTを施行するうえで最も問題になるのは，そのシステム作りであろう．従来のRI検査室では考えられなかった"緊急検査"を理解していただかなくてはならない．人的環境については病院により大きく異なるのでここで議論することはできないが，RI検査としての問題は概して少ない．アイソトープ投与後，血中濃度は速やかに低下す

表1　ACSにおける緊急 ^{99m}Tc-tetrofosmin心筋SPECTの目的

1．診断：急性心筋梗塞，不安定狭心症
　　（部位・責任病変・重症度・緊急CAGの適応など）
2．治療効果判定：Area at risk の同定
3．治療戦略の決定

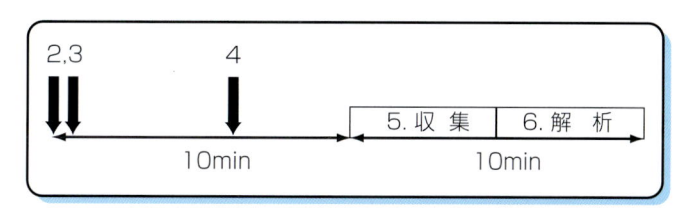

図1　緊急^{99m}Tc-tetrofosmin心筋SPECTの撮像

1．シンチのオーダー　　　4．搬送・セッティング(機器，患者)・薬剤投与
2．撮像機器の立ち上げ　　5．画像収集
3．薬剤調整　　　　　　　6．解析・リポート

るので，直後に心臓カテーテル検査を行っても血液からの被曝は問題にならない．尿の処理が多少問題ではあるので，その取り扱いについては申し合わせが必要であろう．もちろん，MIBIもしくはtetrofosminのキットと^{99m}Tcを得るためのカウは購入しておかなくてはならない．そのため予約検査の計画にも工夫が必要になるかもしれない．

　緊急検査の依頼がなされたならば，検査室の状況をいち早く知らなくてはならない．予定検査が終了していた場合は，まず撮像機器の準備を始める．機器の電源を入れる．次に，薬剤の準備である．MIBIとtetrofosminがあるが，tetrofosminが使いやすい．理由の一つは，tetrofosminの標識には加熱がいらないからである．MIBIは加熱処理が必要であり，準備には少なくとも約17分以上かかる．tetrofosminも混和後15分以上常温で放置しておくとの推奨があるが，これは主に標識率の問題らしい（図2）．しかし，図3に示すごとく2分で70%以上の標識率が確保されるようではある．患者が到着するまでの時間で十分間に合う．検査室到着後，即，アイソトープを静注し，カメラ台にのせ心電図モニタを装着する(図3)．慌てる必要はない．すぐには撮像開始できない．通常，^{99m}Tc製剤を用いた安静時像では，静注後少なくとも30分以上待って撮像を開始する．しかし，急性冠症候群患者を対象とした緊急検査として，30分の待ち時間はいかにも長い．この時間は，初期の肝胆道系への高い集積（図4に示す)が減少するのを待っているのであるが，そこで図4下に示す静注後約5分目のモニタ画像をみてほしい．確かに肝臓は高カウントを示すが，この時点でようやく心臓集積が認識可能となる．われわれはこのタイミングで撮像を開始することにした．

　なお，MIBIを用いた場合は，tetrofosminよりさらに肝集積が高度で洗い出しも遅いのでタイミングはさらに遅くなる．いずれにしろこの方法では，再構成時に肝臓を省く必要

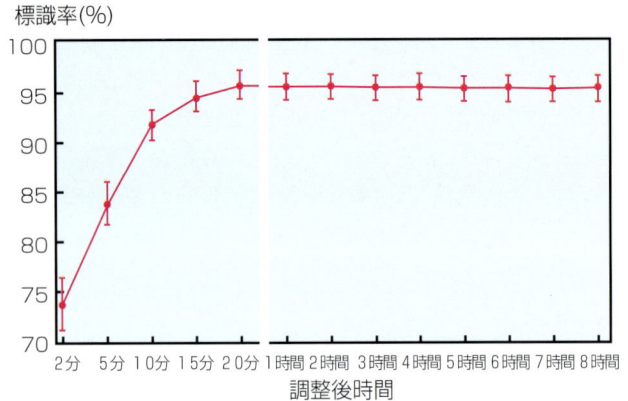

図2　Tetrofosmin(マイオビュー)の標識率(%)

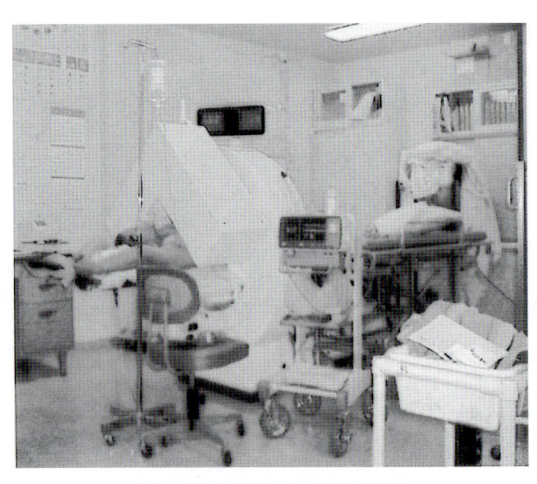

図3　緊急心筋SPECTの撮像
　ストレッチャーをガンマカメラのベッドに横づけにし，スムーズな患者移動を心がける．RI検査室に除細動器を設置し，ECGモニタとしても活用している．

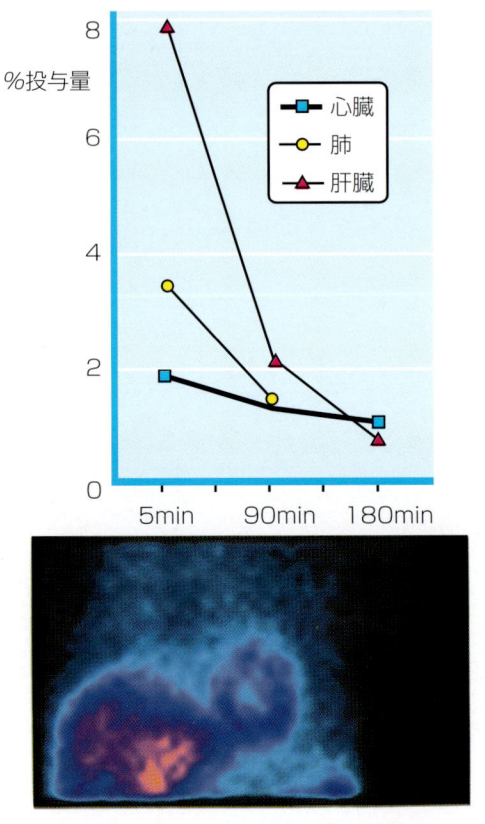

図4　tetrofosmin投与後5分の画像

が生じる．図5はわれわれが行った"肝切り"の手順である．通常の再構成（図5(1)）の後，体軸断層像の段階で心臓を切り出し（図5(2)），その後に心軸断層像を作成する．"肝切り"をしないとその高カウントのために心臓集積の評価を誤ることになる（図5(3)）．

撮像後，約5分間で解析を終了でき，図6のごときレポートを作成する．使用したガンマカメラは，GE社製2検出器型ガンマカメラOPTIMA（2頁，図1B)で，同社製核医学データ解析装置 Starcum 4000iを用いて解析を行った．RI検査室へ患者到着後，約15分の経過である．

このようにして撮像した緊急血流SPECTが有用であった症例を以下に提示する．これらの緊急血流SPECTはすべて^{99m}Tc標識tetrofosminを使用したものである．

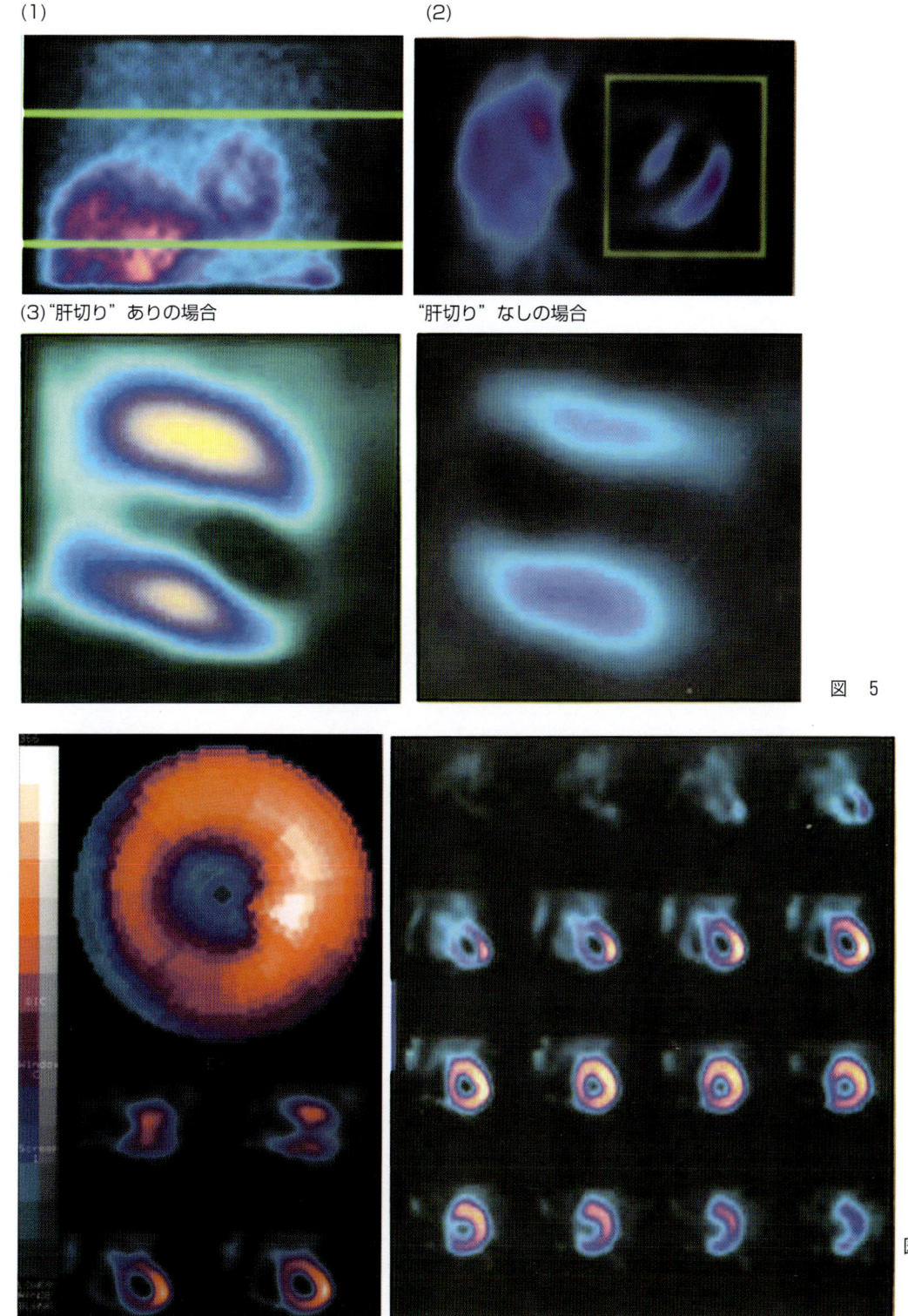

(1)
(2)
(3) "肝切り" ありの場合
"肝切り" なしの場合

図 5

図6　緊急血流SPECTのレポート
（前壁中隔梗塞の一例）

1．急性心筋梗塞　19

2）急性心筋梗塞における診断・リスク領域の描出

症例1：前壁中隔梗塞（前下行枝病変，典型例）

病　　歴

78歳，女性．糖尿病および高血圧の診断にて通院されていた患者である．平成9年8月下旬頃より全身倦怠感および労作時呼吸困難感を自覚していたが放置．同年9月10日午前4時頃，就眠中に突然胸痛が出現．しかし，増悪と緩解を繰り返したため，朝を待って近医受診．その際，胸痛が再出現し心電図にて急性心筋梗塞の発症が疑われたため，救急車にて当院へ搬送となった．

経　　過

来院時心電図（図7）にて，V_{2-6}誘導にてST上昇およびT波増高を認めた．緊急採血では，白血球増多を認めるものの心筋逸脱酵素の上昇はなかった．そこで診断の確定を目的として緊急血流SPECTを施行した（図8）．その結果，前壁中隔梗塞と診断され緊急冠動脈造影を施行．左冠動脈近位部（#6）に完全閉塞像を認め，PTCAによる血行再建術が行われた（図9）．その結果，ステントは要したものの良好な再疎通が得られ，術後順調に経過，リハビリ後退院となっている．Peak CPKは862 U/l，CPK-MBは62U/lであった．

核医学検査所見

図8は，本症例のtetrofosminによる緊急血流SPECTのレポートである．前壁中隔から心尖部にかけて明らかな欠損像が認められた．典型的な前下行枝近位部病変による欠損像といえる．閉塞部位は#6であったが，このSPECTからはむしろ#7の閉塞を予想していた．中隔領域および前壁（対角枝領域）の欠損像の広がりから，第I中隔枝や対角枝を含んでいないように思えたからである．左室拡大がなく，心不全症状を有していないことも#7の閉塞を疑わせた．他の領域の血流低下は認められない．なお，冠動脈造影上の側副血行はgrade 1であった．図10は，退院前に撮像した安静時tetrofosmin心筋SPECTである．ほとんど欠損像が認められない．緊急血行再建術の著しい治療効果が画像診断により示されたのである．

解　　説

典型的な胸痛発作と心電図変化を有してはいたが，発症後早期に来院されたために採血上心筋逸脱酵素の上昇を認めなかった症例である．本症例の場合は，SPECTがなくても診断は比較的容易と思われるが，酵素診断の再検を待って冠動脈造影を指示される症例も少なくないと思われる．SPECTをみることでむしろ無駄のない診療を施行し得たものと考えられる．また，前述のごとく比較的良好な予後を推測させる画像であり，症例によっては治療方針を決めるうえで重要な意義を有した可能性もある．

ポイント

典型的な左前下行枝近位部病変による心筋梗塞像である．SPECTがなくても診断は十分可能であったが，緊急血流SPECTを行うことでより無駄のない診療が行われた．血行再建前後のSPECTを比較することにより，緊急血行再建術の治療効果が評価し得た．緊急血流SPECTで得られる情報は多い．

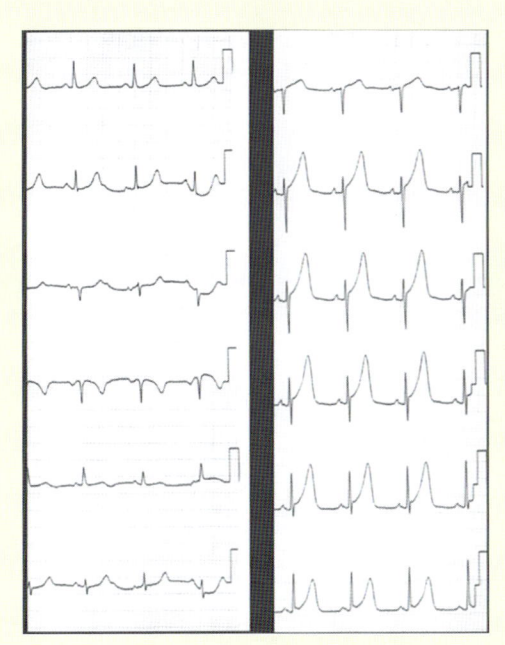

図7 症例1．来院時心電図

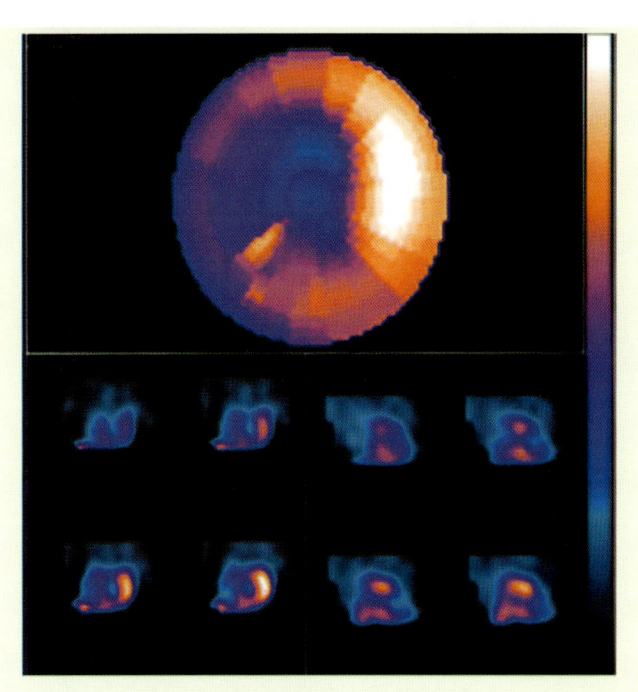

図8 症例1．来院時の緊急血流SPECTのレポート

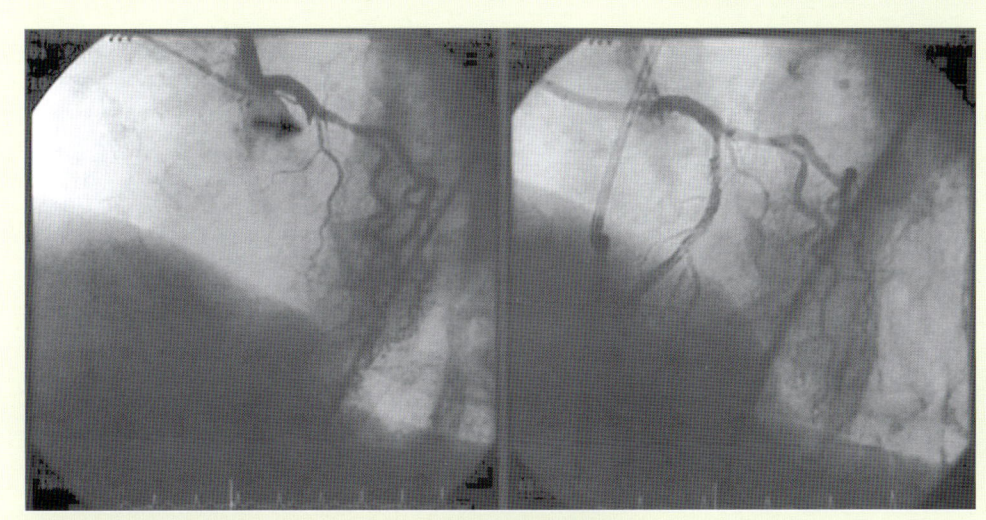

図9 症例1．
　図左は，PTCA前．矢印，左冠動脈近位部（#6）に完全閉塞を認めた．PTCAによる血行再建を行い，STENTは要したものの図右のごとく良好な再疎通が得られた．

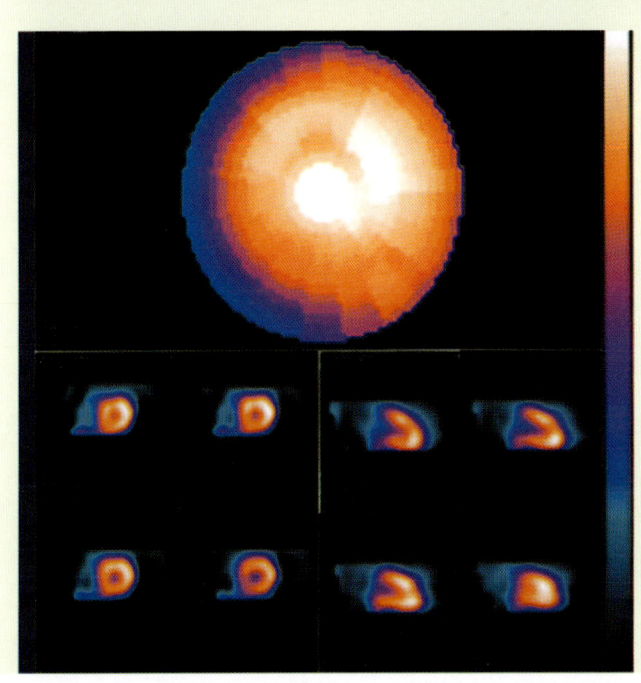

図10 症例1．
　慢性期の安静時血流SPECTのレポート

1．急性心筋梗塞　21

症例2：前壁梗塞（対角枝病変）

病　　歴

　61歳，男性．気管支喘息を有する患者で，近医にて通院加療を受けていた．平成9年2月16日頃より，時として胸痛を自覚するようになっていたが自然に消失するため放置していた（安静および労作時胸痛）．2月18日，起床時に強い前胸部痛が出現．おさまらないため当院救急外来受診となった．

経　　過

　来院時，理学的所見では有意なものはなかったが，来院時の心電図（図11）にてV_{2-6}にST上昇を認めた．症状と心電図所見より急性心筋梗塞を発症している可能性が高いと考えられ，採血を行うとともに緊急血流SPECTを実施した．それらの結果より，緊急冠動脈造影を実施することになった．
　冠動脈造影では図13のごとく，第1対角枝（#9）に完全閉塞病変を認め，PTCAによる血行再建術が施行された．結果は良好で，十分な再疎通が得られ，自覚症状も消失．経過順調にて退院となっている．Peak CPKは1126 U/l，CPK-MBは117U/lであった．

核医学検査所見

　緊急血流SPECTでは，図12に示すごとく，前側壁に小さいが明らかな欠損像を認めた．対角枝病変による欠損であることを診断することは容易であった．心尖部の取り込み低下が認められないので，前下行枝病変は考えなくてよいかと思う．

解　　説

　急性心筋梗塞の診断は容易な症例である．しかし，心電図，採血，理学的所見のいずれをとってみても症例1とのちがいは明らかでない．心エコー図では冠動脈造影の結果を予測し得た可能性が高いが，本症例では前壁領域のAsynergyの存在を指摘できただけであった（検者の力量不足と考えられる）．超高齢者やハイリスク症例においては，貴重な情報となった可能性がある．

ポイント

　対角枝病変による心筋梗塞の部位診断には，心エコー図や心筋シンチなどの画像診断がきわめて有効である．緊急血流シンチは初心者にも優しい検査である．

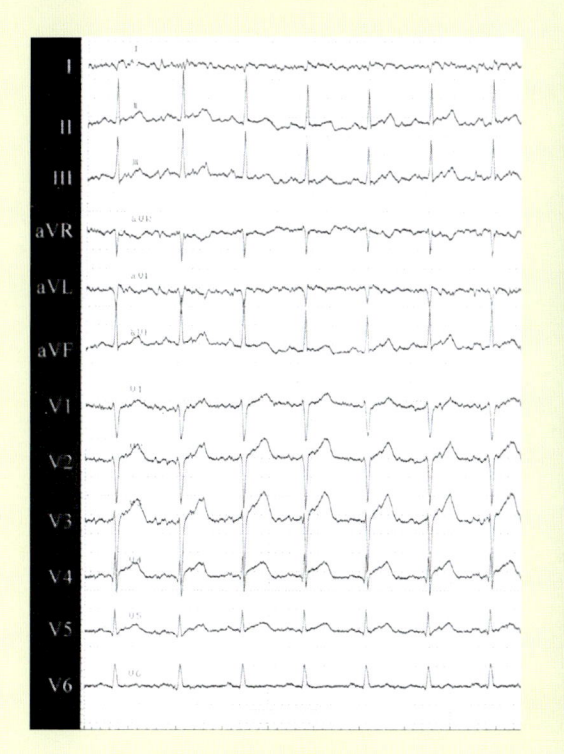

図11 症例2.
来院時心電図

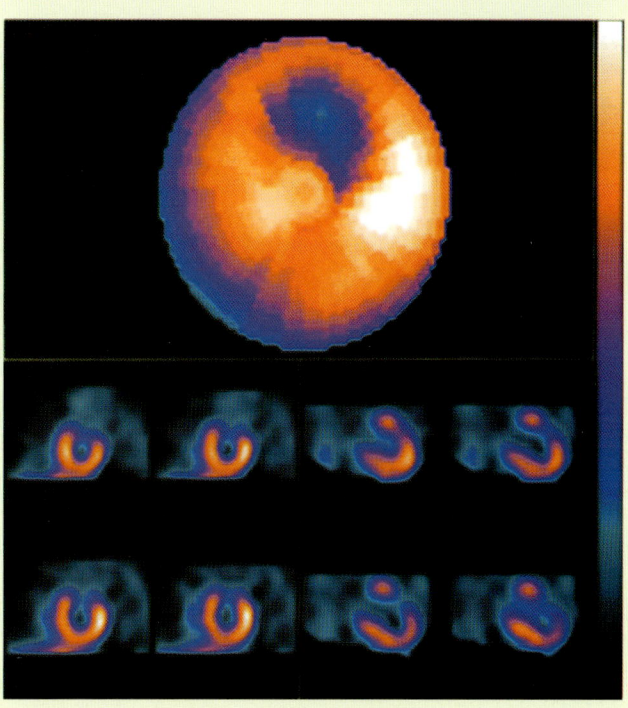

図12 症例2.
緊急血流SPECT. 61歳, 男性, AMI

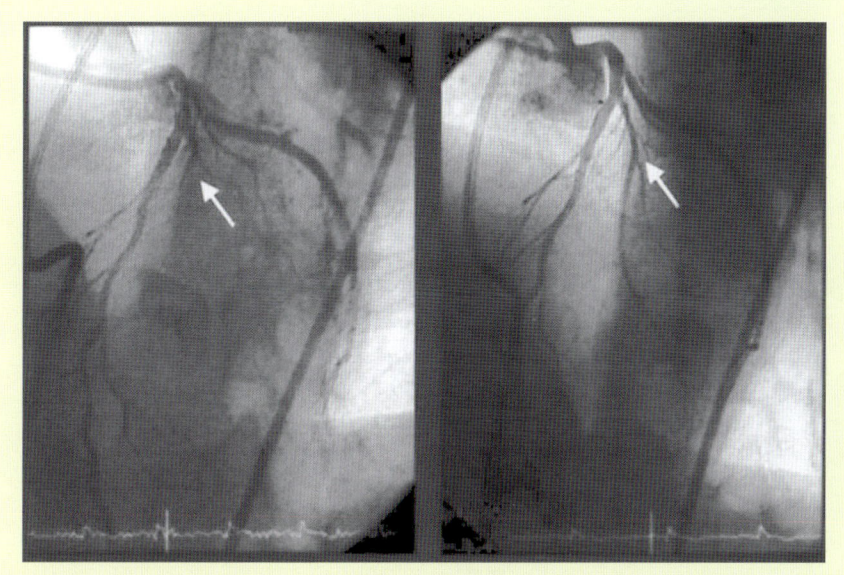

図13 症例2.
左図が血行再建術前. 対角枝に図中矢印に完全閉塞病変を認めた. PTCAにより, 良好な再疎通が得られた（右図）. CAG,NK,61歳, 男性, AMI

1. 急性心筋梗塞

症例3：後側壁梗塞（回旋枝病変，non-diagnostic ECG）

病　　歴

57歳，男性．平成9年3月14日頃より時折胸痛が生じていたがすぐに消失するため放置していた．同年3月16日深夜より約6時間持続する強い胸痛発作あり，同18日午前6時頃より再度胸痛発作が出現．近医受診．症状・経過より心筋梗塞も否定できないとの判断から当院へ転送となった．

経　　過

来院時の心電図を図14に示す．心室内伝導障害(右脚ブロック)を有し，II，III，aVFに小さなq波と軽度のST上昇を認めた．緊急採血の所見では，白血球11,000/m^3，AST 57 IU/l，ALT 27 IU/l，LDH 845IU/l，CPK 444IU/l，CPK-MB 32IU/lで，16日以前に発症した比較的小範囲の下壁梗塞および同領域の再梗塞の発症が疑われた．また，緊急にベッドサイドで行った心エコー図においても心電図所見に一致する所見が得られた．

しかし，緊急血流SPECT(図15)において下記のごとく後側壁領域を中心とした明らかな欠損像が認められ，右冠動脈の小範囲の梗塞というよりむしろ回旋枝を責任病変とする欠損像を示していた．再梗塞の可能性があることから緊急冠動脈造影が行われた．その結果，図16のごとく，左回旋枝#13に閉塞病変が認められた．PTCAによる血行再建術を行い良好な再疎通が得られた．また，その後の経時的な心筋逸脱酵素の観察により，本症例は，16日以前の急性心筋梗塞発症に続き，18日に再梗塞が生じた可能性が高いものと診断された．以後の経過は良好で退院となっている．

核医学検査所見

緊急血流SPECT(図15)では，下後壁から後側壁にかけての明らかな欠損像が認められた．この欠損像は心室中隔には至っていない可能性が高く，左回旋枝を責任病変とする欠損像と考えられた．右冠動脈と左回旋枝領域の判別は必ずしも容易ではない．冠動脈の支配領域が症例によってかなり異なっているからで，大きな右冠動脈病変であっても本症例のような欠損像を呈する可能性はある．下部心室中隔は，通常，右冠動脈の支配領域（中隔枝）であるが，アーチファクトにより欠損に見える症例は多く鑑別点にはなりにくい．また，左回旋枝#11の病変であっても，必ずしも側壁のすべてが欠損像を示すとは限らない．

したがって，#11と#13の鑑別も容易ではなく，結局，左回旋枝と右冠動脈病変の鑑別は容易ではないということになる．ただし，上記のような特徴はあるので欠損像の広がりをよく観察することが判別の助けとなる．

解　　説

胸痛を主訴に来院される患者のうち，心電図によって急性冠症候群が診断できる症例は思いのほか少ない．心電図による診断率は35％程度との報告もある．本症例は，II，III，aV$_F$にq波，III誘導にはT波の逆転も認めるが，ST上昇は軽度で心室内伝導障害を有することから心電図診断は必ずしも容易でない．このような症例において緊急血流SPECTは非常に有効である．迅速な診断と効率の高い診療を可能にする．

ポイント

緊急血流SPECTによる急性心筋梗塞の診断率は極めて高く，ほぼ100％といってよい．心電図によって診断できない急性心筋梗塞 (non-diagnostic ECGを有するAMI) は多く，緊急血流SPECTがもっとも威力を発揮する場面である．

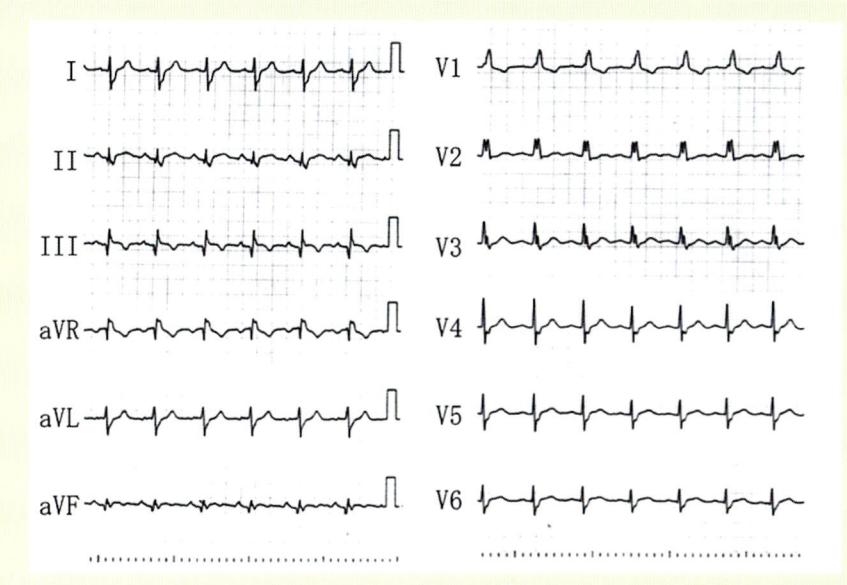

図14 症例3. 来院時心電図

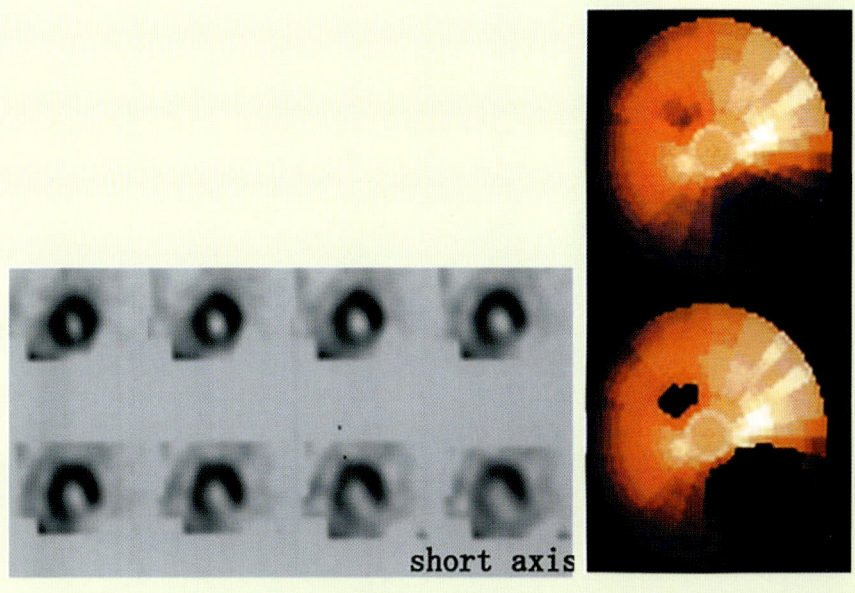

図15 症例3.
緊急血流SPECT (^{99m}Tc-tetrofosmin)

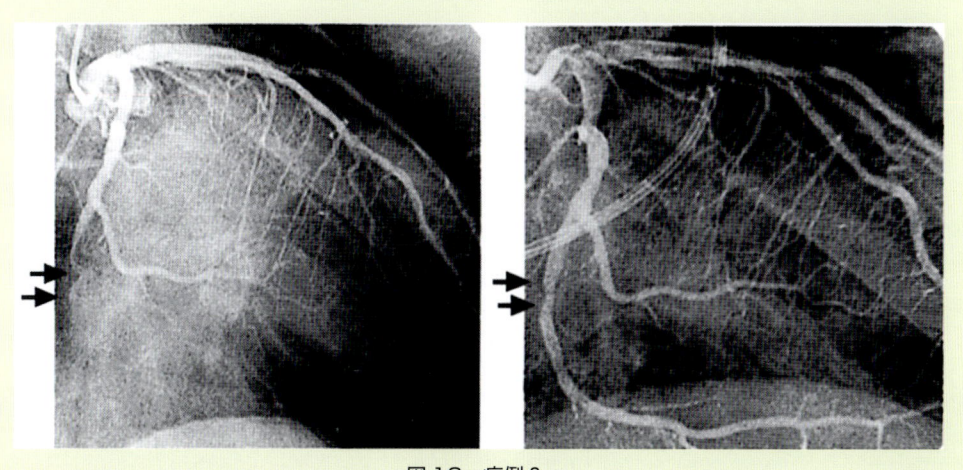

図16 症例3.
57歳,男性.左はPTCA前の左冠動脈造影像.左回旋枝,図中矢印部に完全閉塞病変を認めた.PTCAによる血行再建術を施行し,右図のごとく良好な再疎通が得られた.

1. 急性心筋梗塞

症例4：下壁梗塞(右冠動脈病変，典型例)

病　　歴

65歳，男性．平成11年4月上旬頃より起床時に"全身がしびれるような感じ"が一過性に出現するようになり受診された．受診日のマスターテストにてⅡ，Ⅲ，aVFに虚血性ST低下を認めたため，運動負荷タリウム心筋SPECT (図17)を実施した．その結果，下後壁領域に明らかな一過性欠損像(不完全再分布像を認める)を認め，冠動脈造影を目的に入院予定となった．しかしその翌日，平成11年5月21日午前3時30分頃，睡眠中に胸痛発作が出現．NTG舌下するも効果なく，救急車にて来院となった．

経　　過

来院時の心電図を，図18に示す．Ⅱ，Ⅲ，aVFにて明らかなST上昇を認め，緊急で行った心エコー図所見もあわせ，下後壁領域の急性心筋梗塞と診断された．同時に行った採血所見においても心筋逸脱酵素の上昇が認められた．本病変のArea at riskを定量的に評価する目的で(緊急血行再建術の治療効果判定が目的)緊急血流SPECT (図19)を実施した．その結果，運動負荷タリウム心筋シンチの時よりさらに広い領域に明らかな欠損像を認めた．冠動脈造影を行ったところ(図20)，右冠動脈#2に亜完全閉塞病変を認め，PTCAによる緊急血行再建術を施行した．発症から血行再建までの時間が約7時間，Peak CPKは3,114 IU/l，peak CPK-MBは216 IU/lであった．術後経過は良好で，リハビリ後退院となっている．

核医学検査所見

比較的大きな右冠動脈病変を責任病変とする急性心筋梗塞である．受診時点で発症後約6時間を経過しており，いわゆるgold timeをすぎようとしていた症例である．発症後から血行再建までの時間は，緊急血行再建術の心筋救済効果を規定する重要な因子であるが，必ずしもこれだけで決まるものでもないこともよく知られている．本症例では退院前に再度安静時血流SPECTを実施し，治療効果を検証した．それが図21である．血行再建前検査において欠損像を示した領域に明らかにアイソトープの取り込み増加が認められる．緊急血行再建術の心筋救済効果が示された．

解　　説

発症から血行再建までの時間は，緊急血行再建術の治療効果を規定するもっとも重要な因子である．しかし，発症後6時間以内に血行再建が行われても十分量の心筋が残存しない症例や，逆に6時間以上が経過していたにもかかわらず梗塞量の小さい症例も存在する．一つには，側副血行の存在があげられる．冠動脈造影で評価できる側副血行は少なく，必ずしも梗塞部の残存血流を正確に反映しない．心筋血流SPECTにより半定量的に評価できる可能性があり，血行再建後の治療効果予測への寄与も期待される．

ポイント

血行再建術の治療効果は，主に局所の壁運動から評価されてきたが，血行再建術前後の心筋血流SPECT画像により，血行再建術の治療効果がより明瞭に示される．

EX:負荷直後像　　RD:4時間後像　　WO:washout rate map

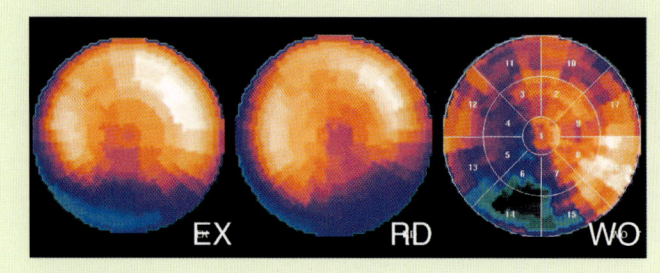

図17　症例4．
緊急血流SPECT．EX像にて下後壁領域に明らかな欠損像を認め，4時間後像にて同領域に再分布像を認めた．同領域のwashout rateは明らかに低下していた．

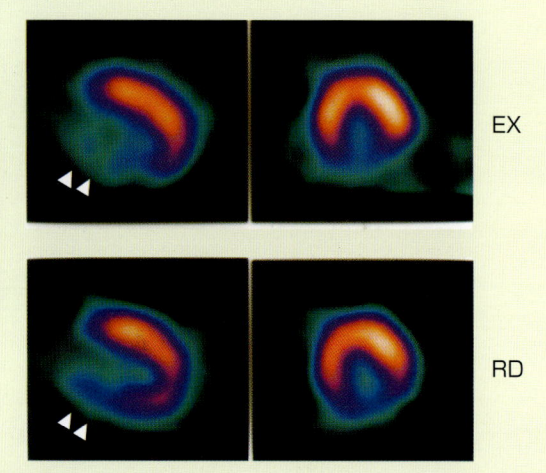

図18 症例4.
来院時心電図

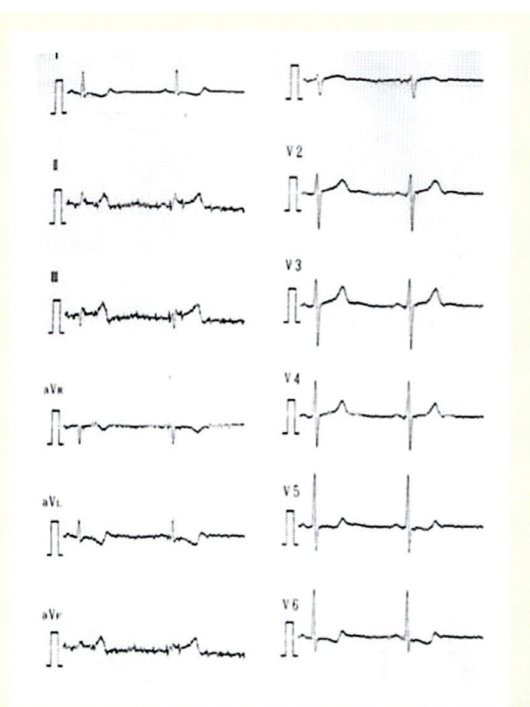

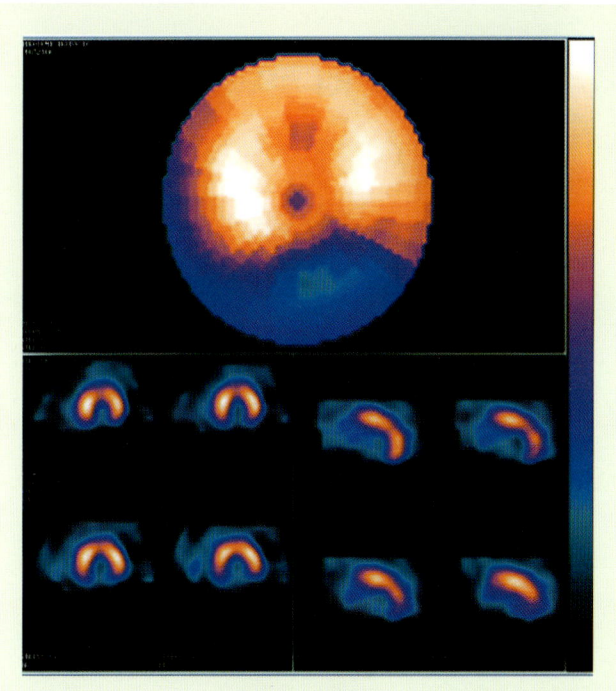

図19 症例4.
緊急血流SPECT

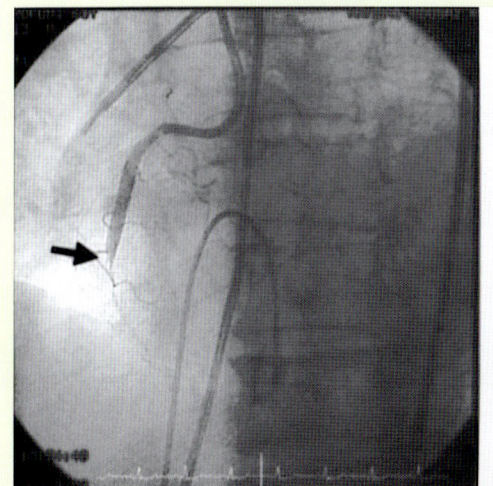

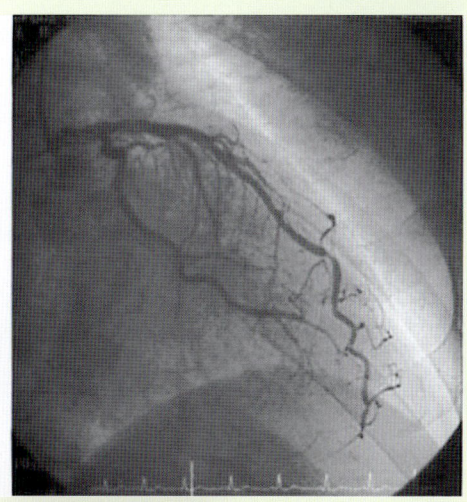

図20 症例4の緊急冠動脈造影である.
　血行再建前で，左図のごとく右冠動脈#2に亜完全閉塞病変を認めた(矢印).右図の左冠動脈には有意な狭窄病変は認められなかった.

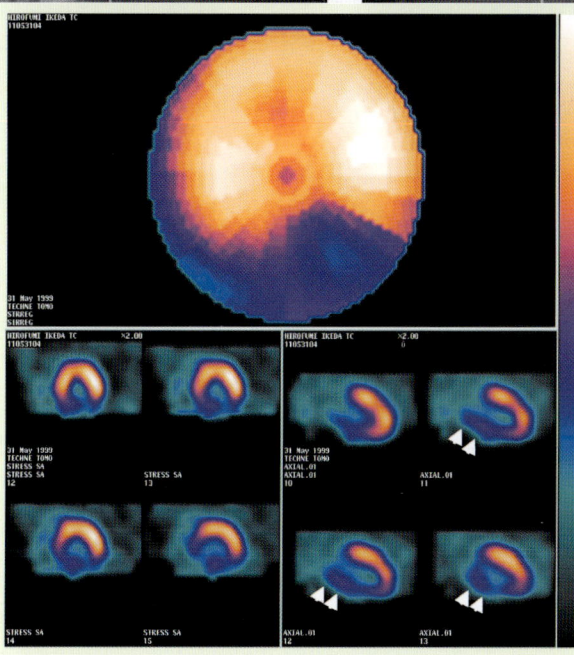

図21 症例4.
退院前に行った安静時 ^{99m}Tc-tetrofosmin 心筋血流SPECT

1．急性心筋梗塞　27

症例5：下壁梗塞が疑われた症例

病歴・経過

75歳，女性．平成14年1月，夫が入院中で見舞いに来たところ突然意識消失．血圧が触診にて50mmHgと低下しており，心電図上（図22），頻脈性心房細動ならびにⅡ，Ⅲ，aV$_F$でST上昇を認めた．意識はまもなく回復したものの血圧の低下は持続したため，急性心筋梗塞を疑い緊急血流SPECTを実施した．図23がそれである．ごらんのように下後壁領域に小さな欠損像を認めた．採血上は異常なく，心エコー図は不鮮明であったため，緊急冠動脈造影が実施された．冠動脈造影像を図24に示す．造影上，有意な狭窄病変はなく，その後の心電図変化もなかったため，冠動脈疾患は否定的と考えられた．経過観察の後，体調は改善．心電図変化は認めなかった．

核医学検査所見

図23に示すような下後壁領域の軽微な欠損像は，心筋シンチでは頻繁に認められる．吸収・散乱によるアーチファクトと考えられる．ST上昇を伴う急性心筋梗塞の緊急血流SPECTでは，非常に明瞭な欠損像を認めるのが通常である．したがって，このような症例において，シンチ上，不明瞭な欠損像しか認めないのはおかしいと考えるべきであった．

解　　説

ST上昇を伴う急性心筋梗塞では（小範囲であっても），明瞭な欠損像が認められる．欠損像が不明瞭であった場合，緊急冠動脈造影を選択するよりはまず保存的な治療を開始すべきであったと思う．ただし，別項で詳述されるが，緊急血流SPECT所見をもって不安定狭心症を否定することはできない．対応を誤らないよう注意が必要である．

なお，本症例の冠動脈造影像の下に心電図モニタが写っている．この時点で洞調律に復している．本症例では，一過性心房細動による頻脈が，低血圧をもたらしたものと考えられた．

ポイント

ST上昇を伴う急性心筋梗塞では，明瞭な欠損像が認められる．特殊な症例をのぞいて，緊急血流SPECTの急性心筋梗塞に対する診断率はほぼ100％と考えてよい．

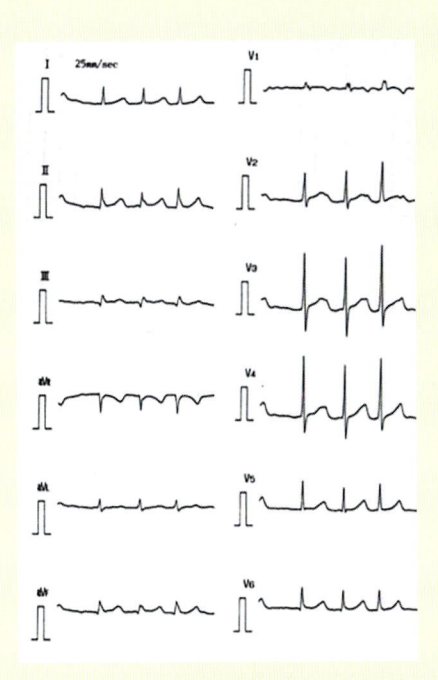

図22 症例5．
来院時心電図

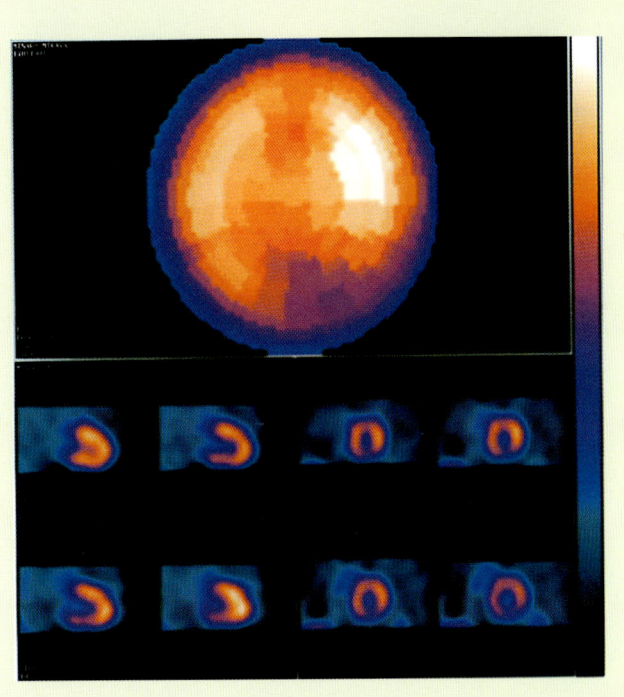

図23 症例5．
99mTc-tetrofosmin 緊急心筋血流 SPECT

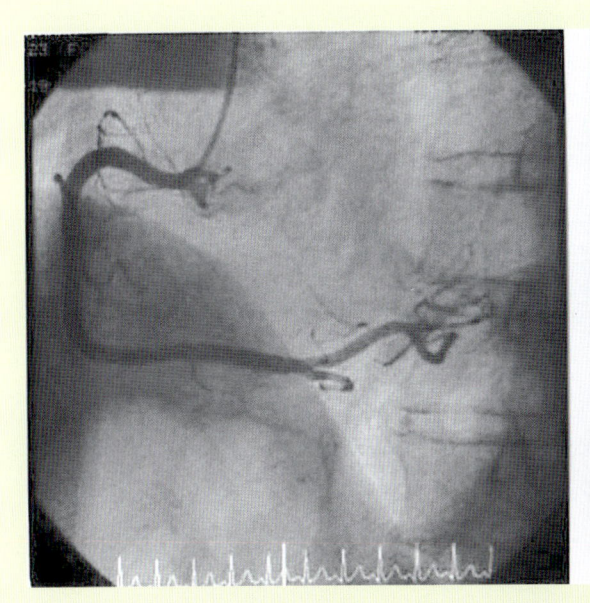

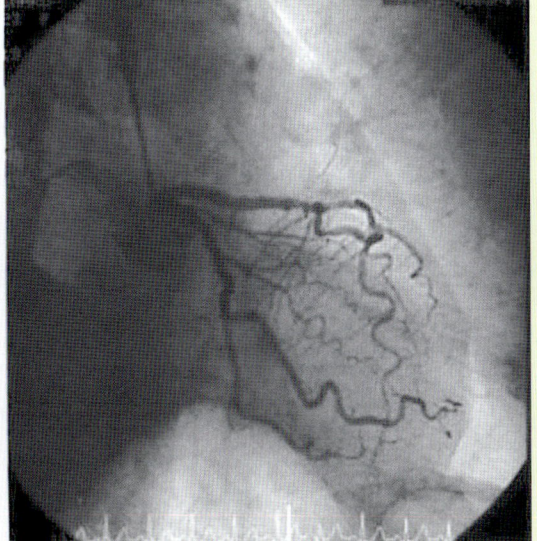

図24 症例5．

1．急性心筋梗塞　29

症例6：下壁梗塞(小さな右冠動脈病変)

病　　歴

　　76歳，男性．平成11年1月28日深夜，突然胸痛を自覚したが自然に消失したため翌日になって近医受診．"狭心症の疑いがある"との判断で，投薬が開始された．しかし，同年1月30日，午前3時40分頃(睡眠中)，再び同様の胸痛発作が出現．ニトログリセリン1錠を舌下したが無効であったため近医受診したところ，心電図上 V$_{4-6}$ の ST が低下しているとのことで，当院へ転送となった．

経　　過

　　同日午前4時30分，救急車にて来院された．来院時心電図を図25に示す．近医よりの情報から V$_{4-6}$ の ST が低下しているものと判断したが，II，III，aV$_F$ の軽度 ST 上昇を有意な所見ととるか否かの判断は初診では困難と考えられた．心エコー図を試みたが poor quality であった．冠危険因子は喫煙のみ．来院時に本人が訴えた自覚症状は軽度の上腹部痛もしくは不快感のみで，症状出現後あまり変化がないとのことであった．
　　そこで緊急血流 SPECT を実施した．その結果が図26である．下後壁領域に小範囲ではあるが明らかな欠損像が認められ，急性心筋梗塞と判断．緊急冠動脈造影（図27）を行ったところ，右冠動脈に閉塞を認め血行再建術を行った．その後の経過は良好で，Peak CPK は 915 IU/l．退院前の血流 SPECT(図28)では，明らかな欠損像は認められなかった．

核医学検査所見

　　図26を見る限りでは，アーティファクトの多い部位であり診断に迷うかもしれない．多断面断層像の観察からは明らかな欠損像と判断されたが，十分な診断経験がないと判断に困ることもありうる．一般に，垂直面断層像でみると，心尖部から後壁基部の断端までの長さは前壁のそれより長い．本症例では，後壁のほうが短く，心尖部から下後壁の集積が急速に途切れたように短くなっている．灌流領域の小さい右冠動脈病変の診断は難しい．しかし，本症例のシンチ像では異常と判断されるべきであろう．

解　　説

　　自覚症状が軽微で，心電図や心エコー図による診断も難しく，緊急冠動脈造影を行うか否かの判断が難しかった症例である．緊急血流SPECTのみが明らかな所見を有しており，早期診断・治療が可能となった．今後，医療環境の変化によってはこのような症例にどのような治療が選択されるべきか議論もあるが，いかなる治療を行うにせよ，シンチ所見が貴重な情報を提供することは間違いないだろう．

ポイント

　　下後壁領域の虚血性病変の検出は他の領域に比し難しいのであるが，急性心筋梗塞の場合は小範囲であっても明瞭な欠損像を呈する．

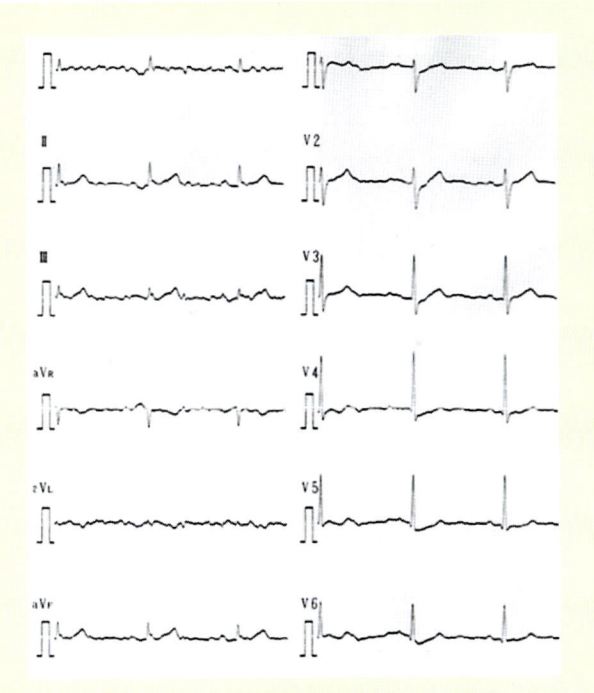

図25 症例6.
来院時心電図

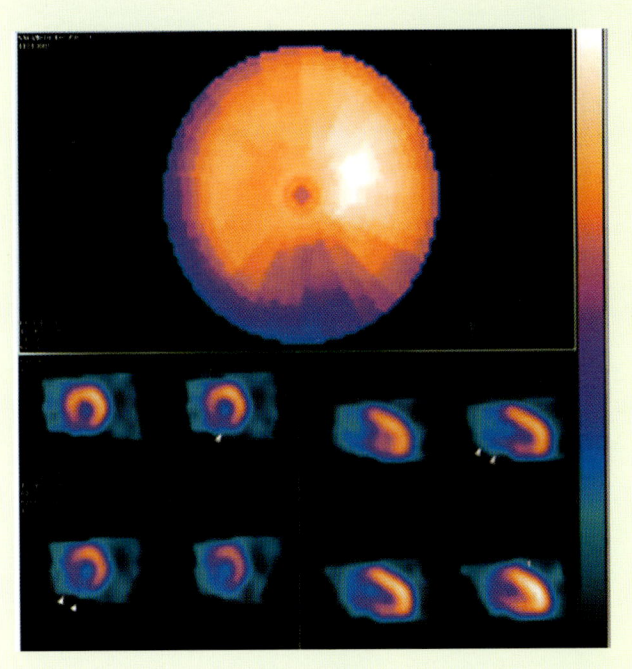

図26 症例6.
99mTc-tetorofosmin緊急血流SPECT.図中矢印は明らかな灌流欠損と判断された.

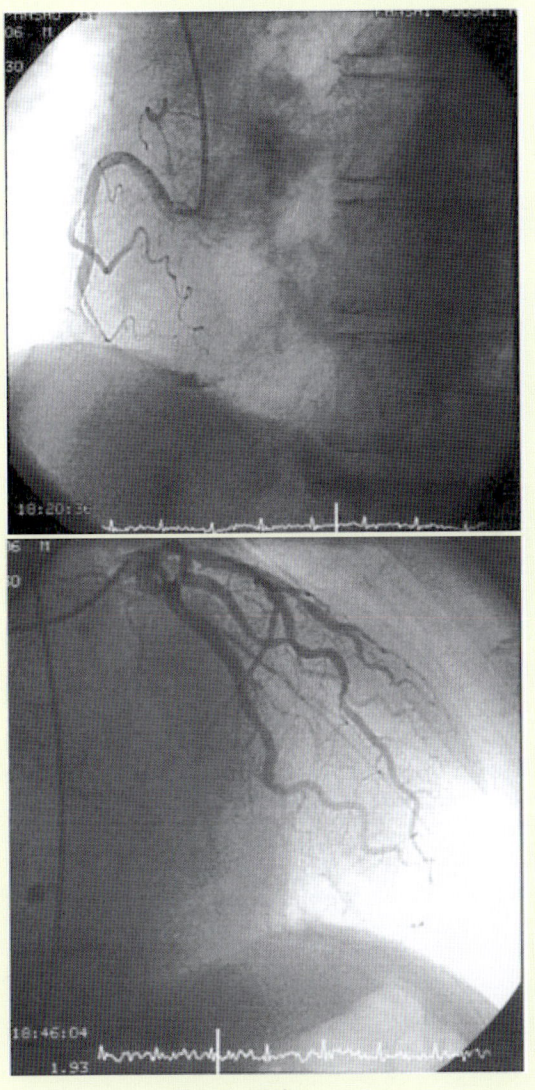

図27 症例6.

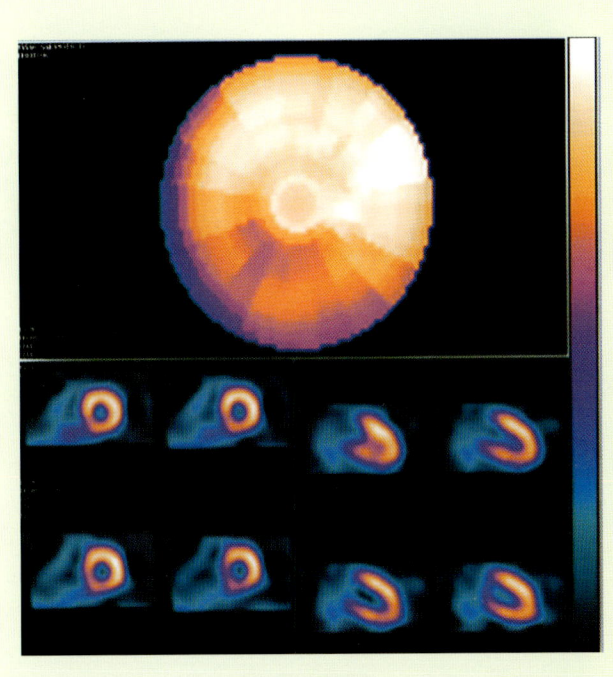

図28 症例6.
退院前に行った安静時99mTc-tetorofosmin心筋血流SPECT

1. 急性心筋梗塞

症例7：左冠動脈主幹部病変（緊急血流SPECTが治療戦略上重要な情報を提供した症例）

病　　歴

67歳，男性．約2年前より糖尿病を指摘され，近医にて通院加療されていた患者である．平成9年4月上旬頃より一過性の全身倦怠感が出現するようになった．近医より狭心症の可能性があると指摘され，5月14日，紹介により当院受診となった．初診時，症状ならびに心電図所見より不安定狭心症と診断され，入院精査・加療を勧められたが拒否し帰宅．翌朝（5月15日午前6時頃），散歩中突然前胸部痛が出現．おさまらないため救急車にて来院された．

経　　過

来院時，意識はほぼ清明であったが，血圧は80～90mmHg（触診）と低下していた．心電図（図29）では胸部誘導V$_{3-6}$でST低下を認め，肢誘導でも軽度のST低下を認めた．心エコー図では，下後壁領域にのみthickeningを認めたが，他の領域の壁運動は著明に低下しており，広範囲な心筋虚血の存在が疑われた．そこで緊急心筋SPECTが施行された．図30のごとく，前壁から心尖部にかけての欠損像が認められ緊急冠動脈造影（図31）を行った．その結果，左冠動脈主幹部に完全閉塞を認めた．右冠動脈造影では，有意狭窄病変はなく，左冠動脈前下行枝および回旋枝への比較的良好な側副血行が認められた．造影開始直後，血圧低下．ショックとなったため気管内挿管を実施するとともに，IABP挿入．しかし，十分な昇圧が得られないためPTCAによる緊急血行再建を行うこととした．

緊急血流SPECT所見では，著しく血流が低下している領域は前下行枝領域に限られており，回旋枝領域には比較的良好な血流があるものと推定されていた．そこで，前下行枝から対角枝にのみワイヤーを通過させ（回旋枝のプロテクトはせず），＃5～＃6をバルーンで開大した．その結果，前下行枝領域の血流が得られ（図32），その直後から血圧は上昇，血行動態は安定した．回旋枝起始部には99％狭窄病変が残存していたが，このまま終了した．数時間後，緊急ACバイパス術が施行された．

核医学検査所見

前壁から心尖部ならびに前側壁にかけての欠損像が認められた．これは左前下行枝領域の欠損像で，対角枝を含むが心室中隔には比較的良好な血流が残存していると考えられた．回旋枝領域に欠損像はないが，右冠動脈領域である下後壁領域（右室壁の接合部あたり）に不明瞭な欠損像が認められる．これについては症例5と同様のアーチファクトによる欠損像であろうかと思われる．

解　　説

右冠動脈からの側副血行が存在したために突然死を免れ，血行再建に至った症例である．冠動脈造影上は，前下行枝および回旋枝の双方に同程度の側副血流を供給しているかのようであるが，シンチではその差が歴然と示された．シンチにより梗塞部の残存血流が半定量的に評価可能であることを示しているものと考えられる．しかし逆に，この程度の欠損でショックに陥るだろうか？　一般に，左前下行枝＃7病変による心筋梗塞では不整脈がない限りショックには至らない．心筋血流が維持されているからといって壁運動が保証されるものではないが，この症例でショックに陥ったのはやはり回旋枝領域の血流も十分ではなかったということを示している可能性が高い．心筋シンチによる血流評価はあくまで相対的評価であるということ，アーチファクトも含んだ画像であるということも常に考慮する必要がある．

ポイント

梗塞部残存血流の評価に緊急血流シンチは有用である．その結果，治療戦略を考えるうえで他の検査で得られない貴重な情報を提供する．

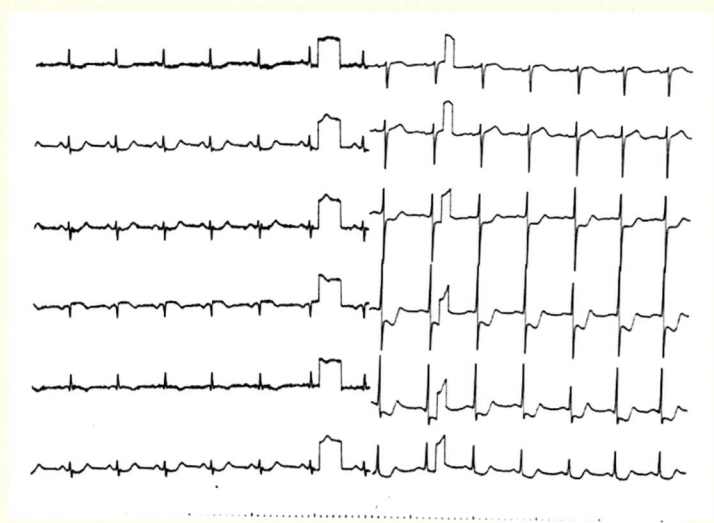

図29 症例7.
来院時心電図

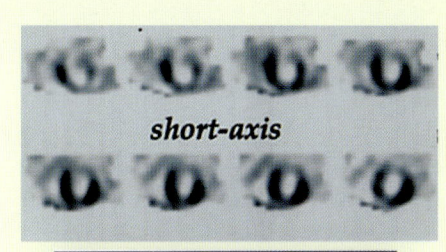

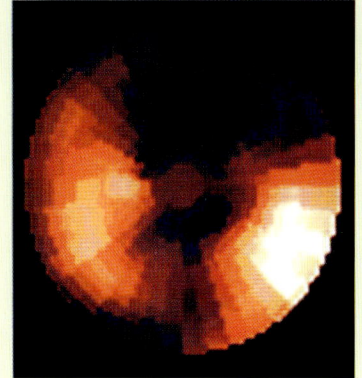

図30 症例7.
緊急血流SPECT

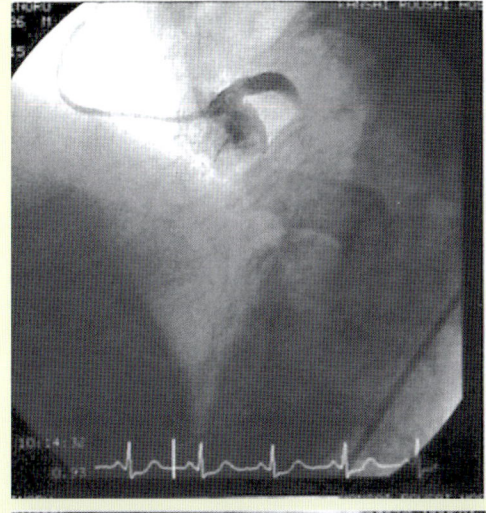

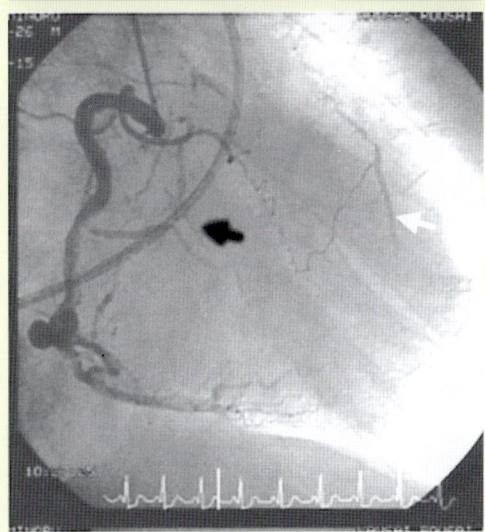

図31 症例7.
冠動脈造影. 左冠動脈(LCA)では, 主幹部にて完全閉塞を認めた. 右冠動脈造影では, 有意な狭窄病変は認めなかった. 末梢より, 左回旋枝(黒矢印)および前下行枝(白矢印)に比較的良好な側副血行が認められた(いずれもgrade III).

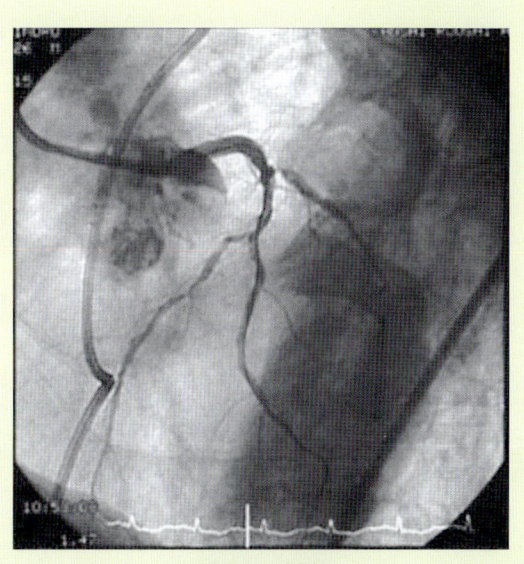

図32 症例7.
PTCA後の左冠動脈. #5から#6をバルーンにて開大した後の造影である. ワイヤーが左前下行枝から対角枝に通してある. 左回旋枝起始部に99%狭窄が残存している.

1. 急性心筋梗塞

3）心筋梗塞における再灌流治療の心筋救済効果判定：
緊急血流SPECTを用いた定量評価

　表1（17頁）に示したように，急性心筋梗塞症例において血行再建前に撮像した緊急血流SPECTで表現される欠損像は，いわゆるArea at risk（リスク領域）を示している可能性が高い．残存血流（側副血行を含む）の程度によっては過小評価してしまう可能性もあるが，完全閉塞（TIMI 0～1）の場合はこの欠損領域がArea at riskを示していると考えてよい．したがって，慢性期のシンチ像と比較することにより，再灌流療法の治療効果を定量的に評価することが可能となる．

　なお，血流SPECTの目的が治療効果判定を目的としたArea at riskの同定に絞られた場合には，SPECTの撮像は必ずしも血行再建術前に行う必要はなくなる．いわゆるフリーズイメージの撮像が可能であるからで，血行再建前にアイソトープの投与を行い，血行再建後撮像を行う．タリウムとは異なり，MIBIもtetrofosminも再分布現象はわずかであり，比較的長時間心筋細胞内にとどまる．したがって，投与時（血行再建術前）の血流分布が血行再建後の撮像により評価が可能となるのである．

　シンチ像の定量評価法はいろいろある．多断面の断層像から代表断面を選び出していくつかのセグメントに分割し，スコアをつける方法．また，たいていの解析用ワークステーションにすでに用意されているソフトを用いてPolar Mapを作成し，severity scoreやextent scoreをもとめ，その変化を評価する方法などである．ただし，これらの指標は各メーカーで少しずつ算出方法が異なっているので直接比較することは困難であろう．ここでは，Area at risk内におけるアイソトープ摂取の変化に着目し，われわれが行った自動解析法を紹介する．

　方法は図33のごとくで，急性期MAPにおいて，正常MAPデータの平均−2SDの領域を認識し，これをArea at riskとする．次に，急性期・慢性期・正常の各MAP上で，この領域内の平均%Uptakeを求め（急性期%U・慢性期%U・正常%U），心筋救済効果の指標として%Salvage Indexと%Viabilityを算出した（図33）．正常MAPのデータを用いることにより，

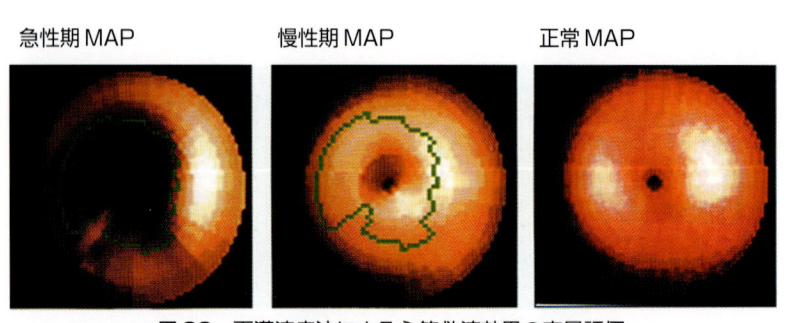

図33　再灌流療法による心筋救済効果の定量評価

$$\% \text{ salvage Index}(\%SI) = \frac{(慢性期\%U - 来院時\%U)}{(正常\%U - 来院時\%U)} \times 100$$

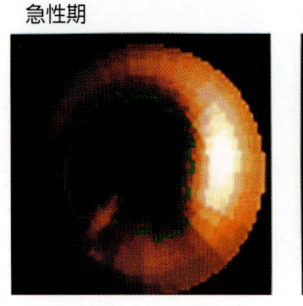

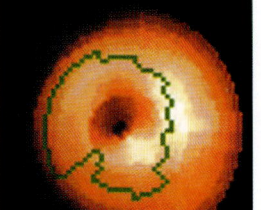

	急性期	慢性期
平均%up take	41.2	82.6
severity score	10,933	852
extent score	34	12

78 y.o., female

図34　前壁中隔梗塞の一例において緊急冠血行再建術の心筋救済効果を定量的に評価した．MAP上の緑線はArea at riskを示している．

梗塞部位による数値上の差をある程度補正することが可能で，症例間の比較に都合がよい指標となっている．

％Salvage Index と％Viability の指標としての妥当性を検討する目的で，これらの指標と慢性期に行った左室造影をセンターライン法で解析し，梗塞部の局所壁運動の指標であるSD/chordとの関係を検討した．その結果，図35のごとく，いずれの指標も局所壁運動と高い相関関係を示した．そこでさらに，心筋救済効果と発症から再灌流までの時間(ET)との関係を検討した．その結果，図36のごとく，ET 4 時間までは％Viabilityと非常に高い相関が得られているにもかかわらず，それ以降では非常にばらつきが大きくなっていることが判明した．つまり，ETが遅くなると他の要因が大きく絡んでくることが考えられる．ただ少なくとも，発症後いわゆるgold timeをすぎた症例であっても梗塞部にviabilityを残す症例が少なからず存在することは明らかである．これらの症例を選択するうえでも緊急血流SPECTによる検討が有用であることが示唆されたのである．

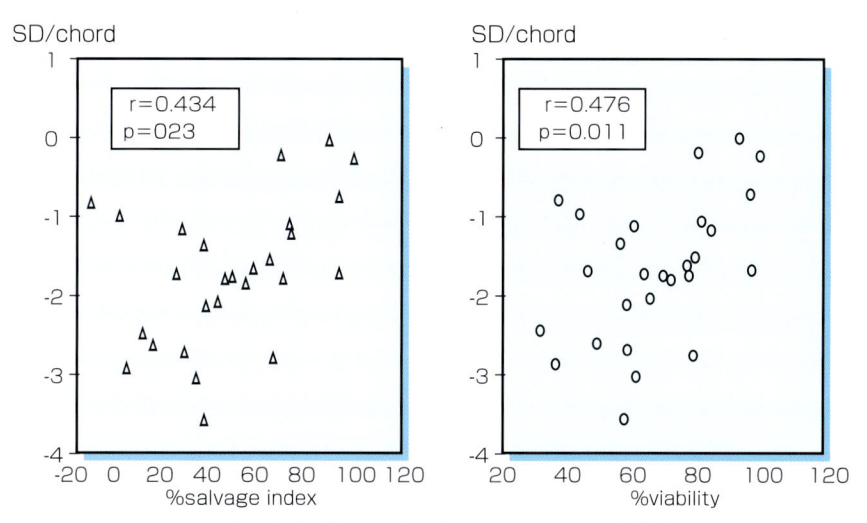

図35 シンチ上の心筋救済量と左室造影による局所壁運動指標の対比

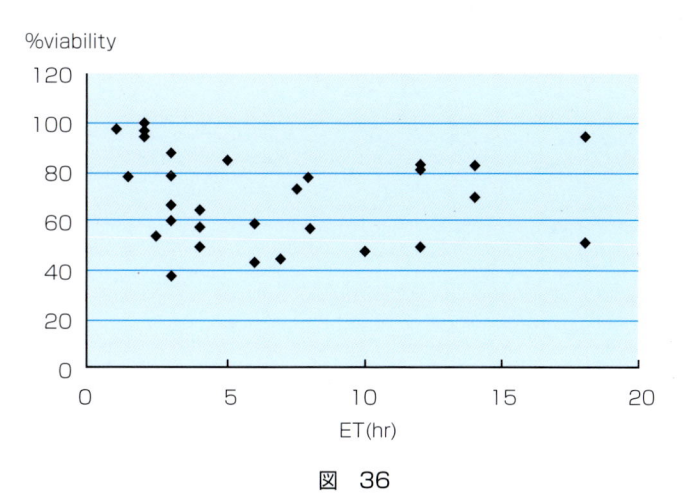

図 36
再灌流療法の治療効果の指標である％Viabilityと発症から再疎通までの時間 elapsed time(ET)との関係．

●参考文献●

1) Paul W. Radensky, MD, JD, et al : Potential cost effectiveness of initial myocardial perfusion imaging for assessment of emergency department patients with chest pain. Am J Cardiol 79 : 595-599, 1997
2) Michael C, Kontons, MD, et al : Value of acute rest sestamibi perfusion imaging for evaluation of patients admitted to the emergency department with chest pain. J Am Coll Cardiol 30 : 976-982, 1997
3) Gary V. Heller, MD, PhD, et al : Clinical value of acute rest technetium-99m tetrofosmin tomographic myocardial perfusion imaging in patients with acute chest pain and nondiagnostic electrocardiograms. J Am Coll Cardiol 31 : 1011-1017, 1998
4) James J. Milavetz, MD, et al : Time tot herapy and salvage in mayocardial infarction. J Am Coll Cardiol 31 : 1246-1251, 1998
5) Gibbons RJ, et al : Infarct size measured by single photon emission computed tomographic imaging with 99mTc-sestamibi. A measure of the efficacy of therapy in acute myocardial infarction. Circulation 101 : 101-108, 2000

2．不安定狭心症

1）緊急血流SPECTの利用

（1）診　　断

　急性冠症候群 (Acute Coronary Syndrome ; ACS) の概念が確立され，不安定狭心症は急性心筋梗塞と同様の機転で発症する病態であることが明らかとなった．また，急性心筋梗塞発症の原因となる冠動脈病変が必ずしも高度な狭窄を有するわけではないという事実も明らかとなった．したがって，発作時には高度な冠血流低下を認める病態ではあっても，非発作時には必ずしも血流低下が生じているとは限らないのである．初めて診た不安定狭心症患者の診断が難しいのはこのためである．

　われわれは，不安定狭心症の診断を目的に，緊急血流SPECTを実施しその有用性について検討した．対象は，不安定狭心症患者34例で，冠動脈造影上の狭窄度と緊急血流SPECT像 (tetrofosmin を使用) の欠損像との関連を調べた（図1）．その結果，狭窄度75％を有意狭窄とした場合，ならびに90％とした場合の正診率は，それぞれ74％，76％であった．また，欠損像出現率は冠狭窄度の影響を強く受けており，99％以上の狭窄では高い欠損像出現率があるのに対して，90％以下では非常に低い出現率であった(図2)．つまり，緊急血流SPECTは，アイソトープ投与時点の心筋血流をそのまま反映しており，必ずしも"不安定"という病態を反映しないと考えられた．急性心筋梗塞診断における緊急血流SPECTの診断率はほぼ100％と考えられるが，不安定狭心症診断における診断率は当然低くなるのである．

　以下にわれわれが経験した症例を呈示する．

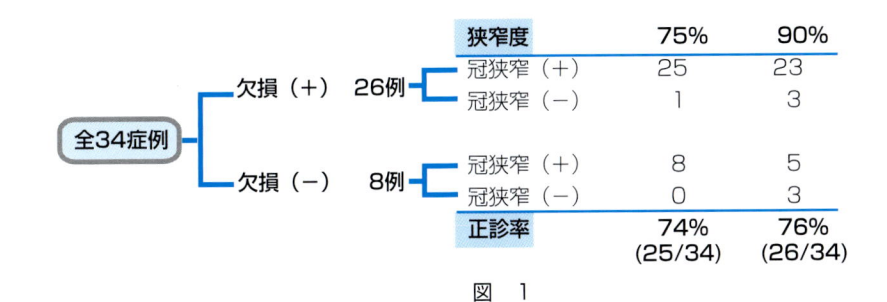

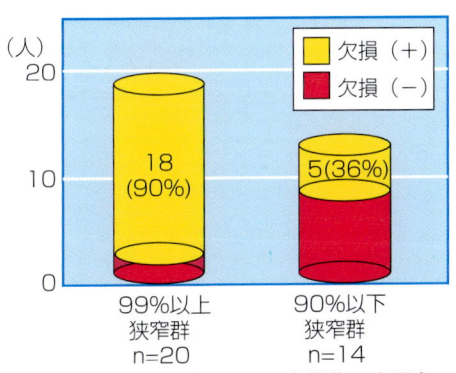

図　1

図2　不安定狭心症における欠損像の出現率

症例1：不安定狭心症〈右冠動脈病変〉

病　歴

　61歳，男性．糖尿病，高血圧，高脂血症，喫煙を危険因子に持つ患者で，平成4年に右冠動脈に対するPTCAを受けている．以後，外来通院していたが，平成10年7月初め頃より労作性狭心症が再発．7月15日，当初効果的であったNTG舌下の効果が薄れてきたとのことで来院された．

経　過

　安静時心電図所見（図3に示す心カテ開始時心電図所見とほぼ同様）とこれまでの既往から不安定狭心症が疑われ，緊急血流SPECTが施行された．その結果，RCA領域に明らかな欠損像が認められ（図4），緊急冠動脈造影が施行された．図5が右冠動脈造影像で#2に造影遅延を伴う99％狭窄が認められ，PTCAが実施された．POBA後ステントが留置され終了．狭心症は消失し，以後，外来通院となっている．

　しかし，同年11月，狭心症が再発．11月11日，明らかな増悪傾向を認め来院．これまでの経過から不安定狭心症を強く疑い，緊急血流SPECTが施行された．その結果が図6である．前回のSPECTに比しかなり軽微ではあったが同部位に冠灌流低下が疑われ，緊急冠動脈造影が施行された．その結果，前回PTCA施行部位（ステント内）に高度再狭窄病変（90％狭窄）が認められた（図7）．即，POBAにて開大し終了している．

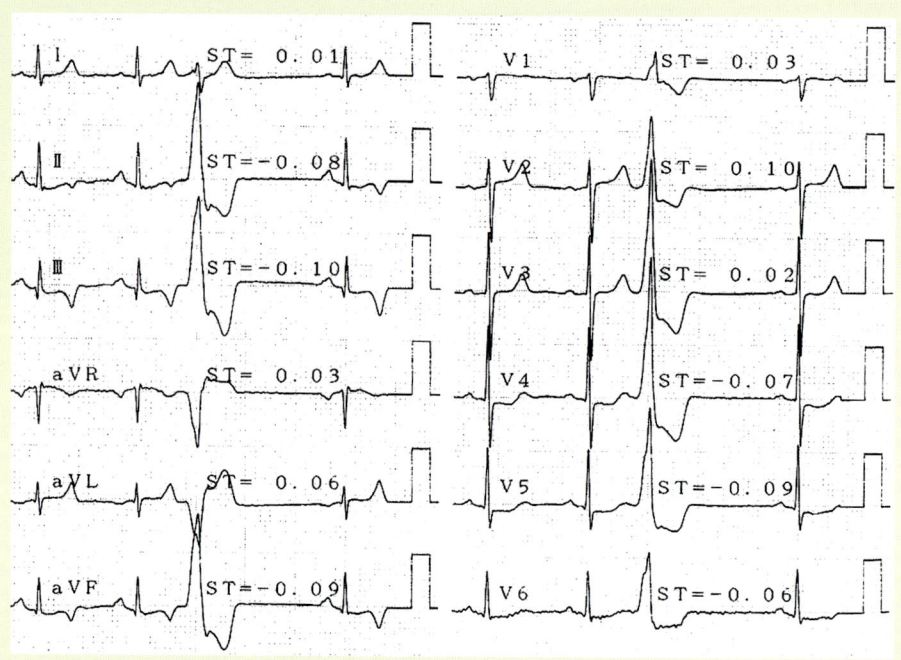

図3　症例1．緊急心臓カテーテル検査開始時心電図．
従来の安静時心電図に比し，II，III，aV_F誘導で陰性T波が出現．V_{4-6}でST低下が認められた．

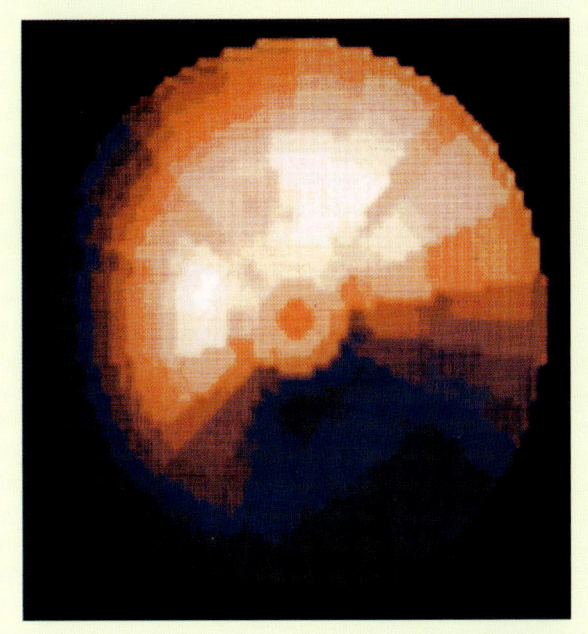

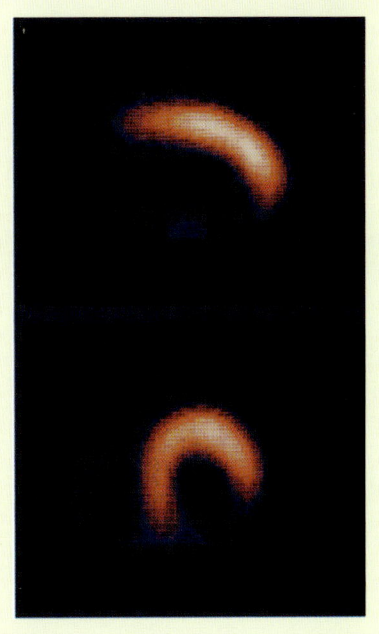

図4　症例1．緊急血流SPECT.
1998.7.15. O.N., 61歳, 男性

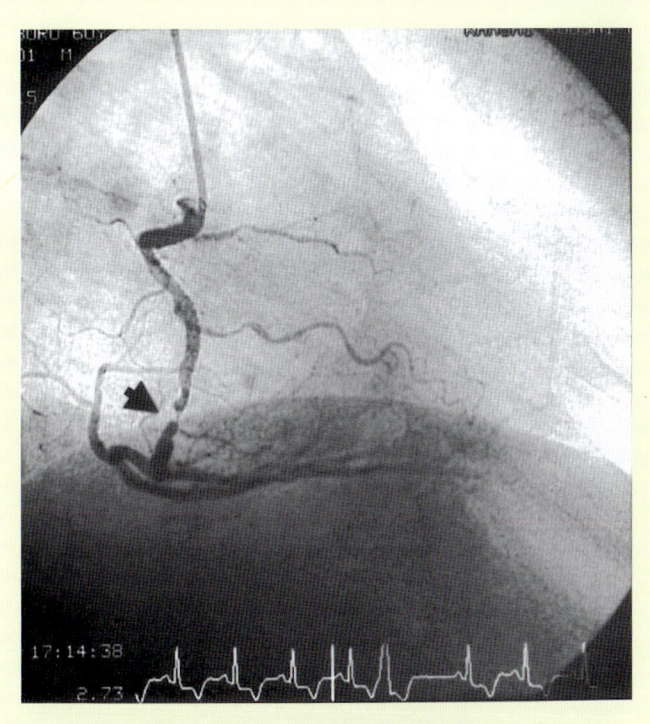

図5　症例1．緊急冠動脈造影 (RCA).
図中矢印部位に高度狭窄病変(造影遅延を伴う99％狭窄)を認める．1998.7.15. O.N., 61歳, 男性

2．不安定狭心症　39

核医学検査所見

　図6のSPECTでは，下後壁領域に明らかな欠損像が認められる．Polar Mapでは欠損像がやや側壁よりにあるので，回旋枝(特に#13)領域である可能性も否定できなかったが，過去に行ったSPECTがカルテに添付してあり，診断には迷わなかった(断層像の観察でも診断は可能であった)．2度目のSPECTでは，明らかな欠損像はなく(改めてみればわかるのであるが)，軽度の灌流低下が認められた．欠損像が明瞭に検出されるか否かは，他の領域の血流分布にもよるのであるが，冠動脈造影所見との対比に焦点を当てると，この造影遅延を伴う99％狭窄と90％狭窄の間に欠損像が明らかに認められるか否かの境界があるようである．

解　　説

　2度目のSPECTでの欠損像は，アーティファクトでもあり得る程度のものである．今回は，カルテに前回SPECTのカラー画像が添付してあったため診断に迷うことはなかった．虚血性心疾患は再発が多い．SPECTはそういった症例の診断に非常に有用である．心電図同期SPECTであればさらによい．カルテに貼るのが最も簡単であるが，過去の画像情報が緊急の場で速やかに利用できるようにしたいものである．

ポイント

　欠損像が出現するか否かは冠血流低下の程度に依存する．造影遅延を伴う99％狭窄レベルの血流低下があれば高率に欠損像が出現し，90％狭窄レベルでは出現率はかなり低い．

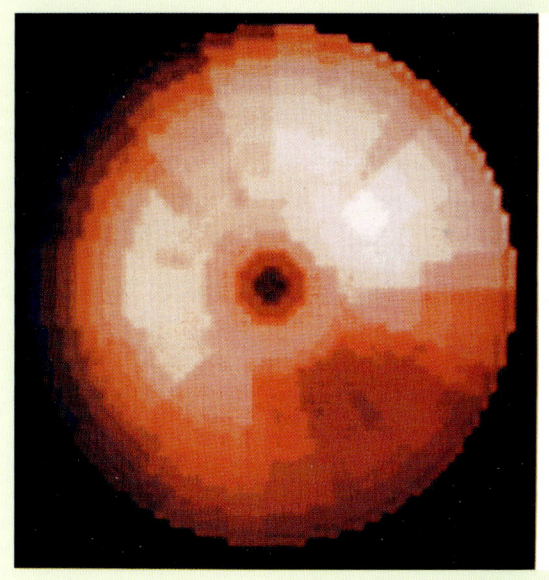

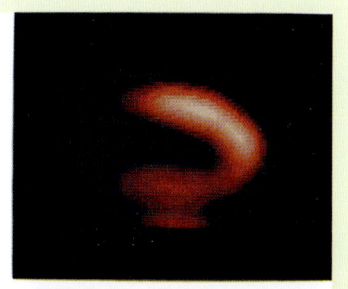

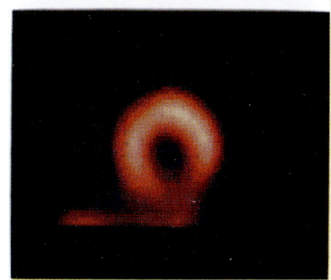

図6 症例1．緊急血流SPECT．
1998.11.11, O.N., 61歳, 男性

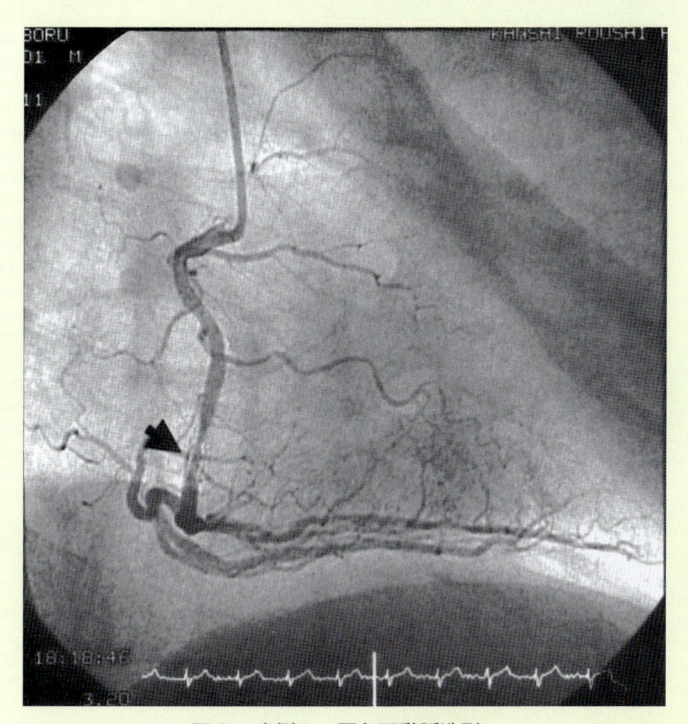

図7 症例1．緊急冠動脈造影．
図中矢印部位は，前回PTCAを施行しSTENTを留置した部位にあたる．STENT内に高度再狭窄病変(90%狭窄)が認められた．1998.11.11, O.N., 61歳, 男性

症例2：切迫心筋梗塞（右冠動脈病変），拡張型心筋症，心房細動

病　　歴

　　55歳，男性．安静時心電図上，心房細動と左室肥大所見があり，平成7年に精査が実施され拡張型心筋症の診断となっている患者である．平成10年2月23日午前4時頃，突然全身の冷感および胸痛が出現．おさまらないため救急車にて来院された．

経　　過

　　来院時，胸部症状が持続しており心電図（図8）にて，II，III，aVF誘導でST上昇を認めたため，急性心筋梗塞の発症が疑われた．しかし，NTG投与後，症状が消失するとともに心電図上のST上昇も消失．従来の心電図と同様のST低下に転じた（図9）．そこで緊急冠動脈造影を施行するか否かを決定する目的で緊急血流SPECTが施行された．その結果，冠動脈の支配領域に一致するような明らかな欠損像は認められず（図10），経過観察を行うことになった．しかし，その後も胸部症状が断続的に出現するようになったため，結局，緊急冠動脈造影を施行することになった．冠動脈造影では，図11のごとく，器質的右冠動脈狭窄は認められなかったが，#2に血栓性透亮像が認められた．そこで，ウロキナーゼの冠動脈内投与が行われ血栓像の消失を確認後終了している．

核医学検査所見

　　図10を見ると，右冠動脈領域に小さな欠損像を認めるかのように思うかもしれない．しかし，本症例は拡張型心筋症の診断を受けており，左室拡大が明らかであり全体にアイソトープの取り込みが不均一であることからもこの画像所見をもって右冠動脈病変を予想することはできなかった．Spasmの関与を疑っていたのである．少なくとも胸部症状ならびに心電図所見が消失した時点では，おそらく右冠動脈血流はそれほど低下しておらなかったものと推定される．

解　　説

　　心筋症に合併する冠動脈病変の診断は難しい．冠血流がもともと不均一であるからであるが，本症例においても過去に行った血流SPECTがすぐに見ることができたら診断は可能であったかもしれない．

ポイント

　　心筋血流SPECTは，アイソトープ投与時点の冠血流に依存する．したがって，"不安定"な病態をかならずしも反映するものではない．

図8 症例2．胸痛発作時心電図

図9 症例2．NTG舌下後，胸痛消失時心電図

図10 症例2．緊急血流SPECT

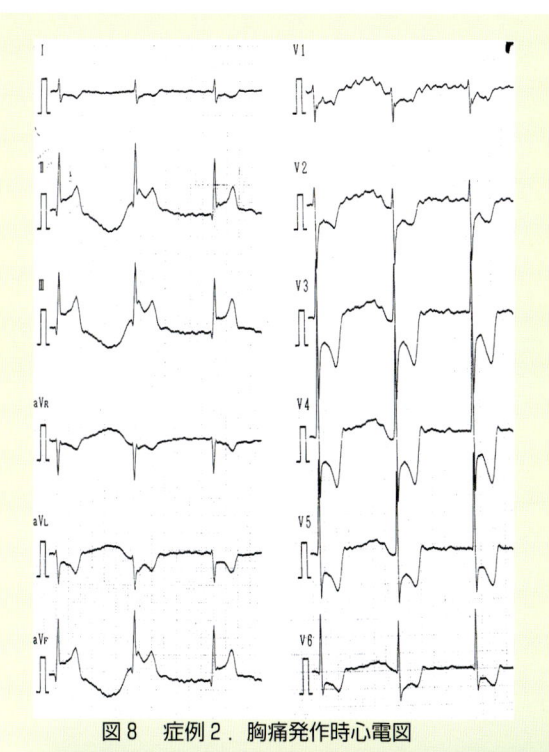

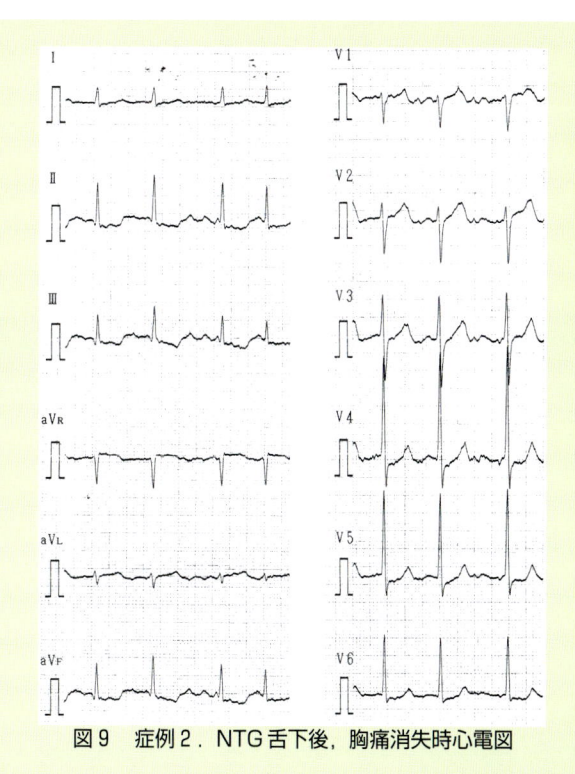

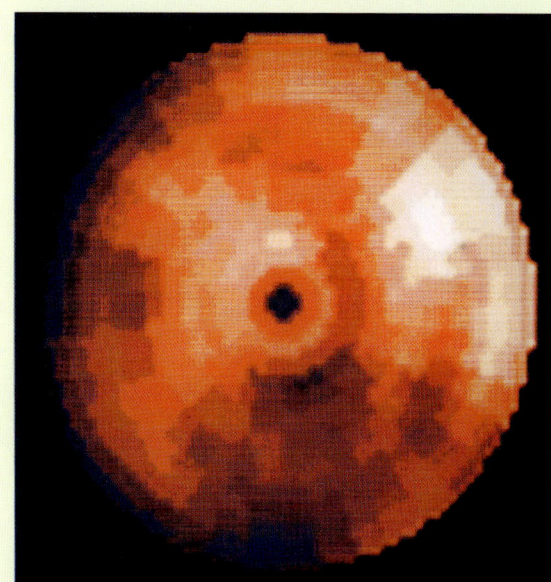

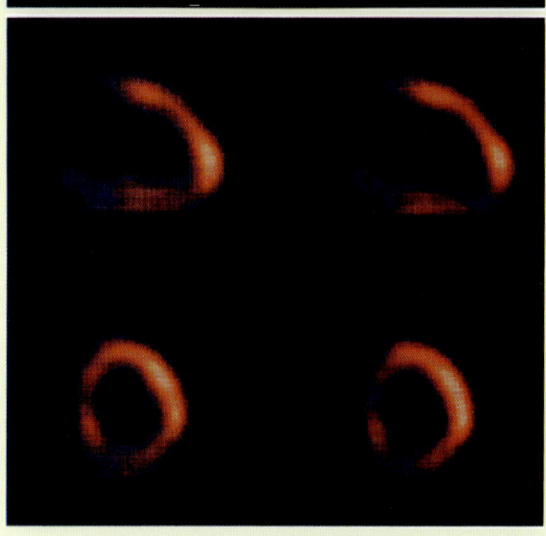

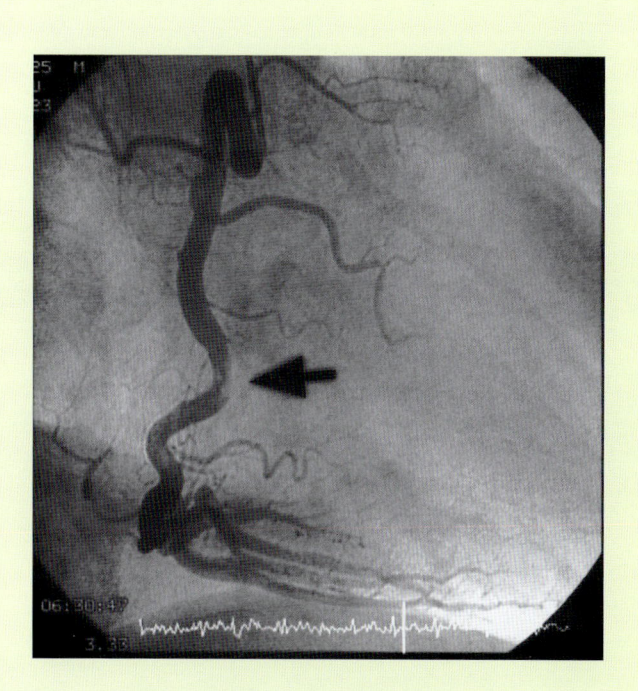

図11 症例2．緊急冠動脈造影(RCA)．
1998.2.23, TR, 55歳，男性

2．不安定狭心症 43

症例3：不安定狭心症（心電図同期SPECTが有用であった一例）

病歴

53歳，男性．健診にて高脂血症を指摘されていたが放置していた患者である．平成12年6月初め頃より，通勤途中で胸痛を自覚するようになり近医を受診された．受診時の安静時心電図は正常範囲内であったが，自覚症状より狭心症が疑われ当院紹介受診となった．6月20日来院．図12が来院時心電図で正常範囲内と考えられた．しかし，マスターシングルにて軽度のST低下をII，III，aV_F および $V_{5,6}$ に認めたこと，症状に増悪傾向を認めたことから不安定狭心症を疑い，入院精査を勧めたが仕事を理由に拒否され，一時内服にて経過観察．結局，8月10日入院となった．

経過

入院時心電図を図13に示す．来院時心電図に比し V_{1-4} に二相性T波が出現していた．そこで緊急冠動脈造影の適応を決定するため，安静時心電図同期SPECTを実施した(図14)．その結果，明らかな欠損像は認めなかったが，局所壁運動指標をPolar Map 表示した Wall Motion Mapおよび Regional EF Mapで明らかな異常パターンが検出された．すなわち心尖部を中心とした領域の壁運動異常が示された．したがって，高度虚血にさらされた既往は有するもののSPECT施行時点での冠血流低下は著明ではないものと推定し，冠動脈造影を予定通り翌日施行することにした．8月11日，冠動脈造影を施行した．その結果，図15のごとく，左前下行枝#7に99％狭窄病変が認められた．後日，PTCAが施行され，狭心症は消失し退院となっている．

核医学検査所見

準緊急で施行した心電図同期SPECTである(図14)．前述のごとく血流分布 (8分割画像を重ね合わせて作成した非同期画像)では，欠損像が明らかでなかった．拡張末期画像でも明らかな欠損像は認められない．しかし，局所壁運動を示すWall Motion Map および Regional EF Mapで(詳細は他書に譲る) 心尖部を中心とした領域に局所壁運動の低下が示された．したがって，上記のごとく比較的血流が存在するにもかかわらず心筋収縮が低下する状態 (Stunning 類似状態)があるものと推定した．そこで，PTCAは急がず後日実施．順調に経過し退院となっている．

解説

前述のごとく，不安定狭心症の診断において緊急血流SPECTは必ずしも高い診断能を有さない．しかし本症例においては，準緊急血流SPECTの情報に基づいて緊急冠動脈造影を回避しえた．また，心電図同期SPECTとすることで，血流情報に心機能情報が追加され，その病態把握に有用であるばかりか診断能の向上にも寄与するものと考えられた．

ポイント

不安定狭心症が疑われる症例に対し，緊急血流SPECTを実施する場合，可能であれば時間は多少かかっても心電図同期とするべきであろう．

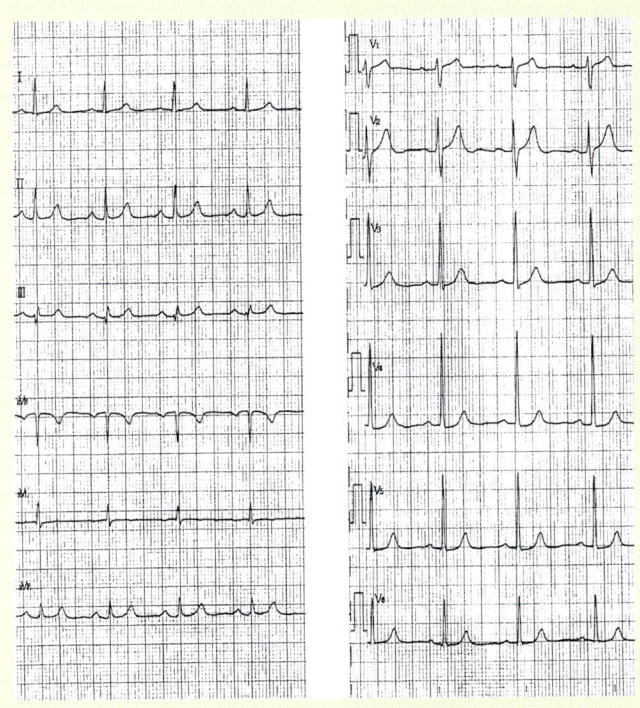

図12 症例3．来院時心電図

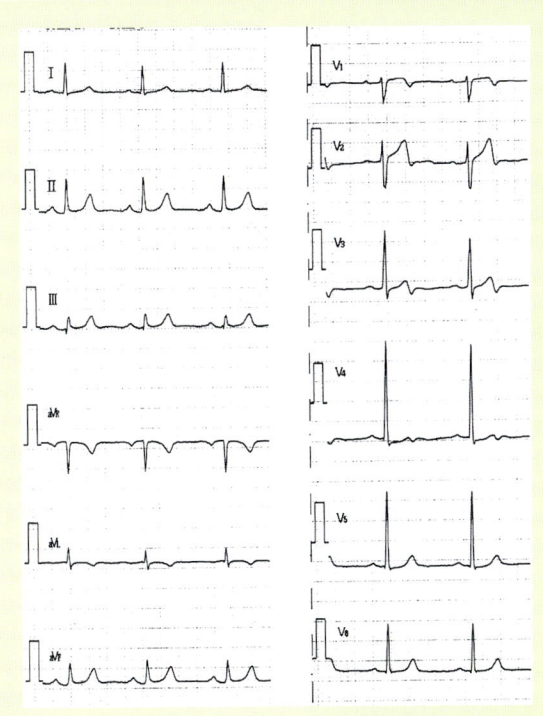

図13 症例3．入院時心電図

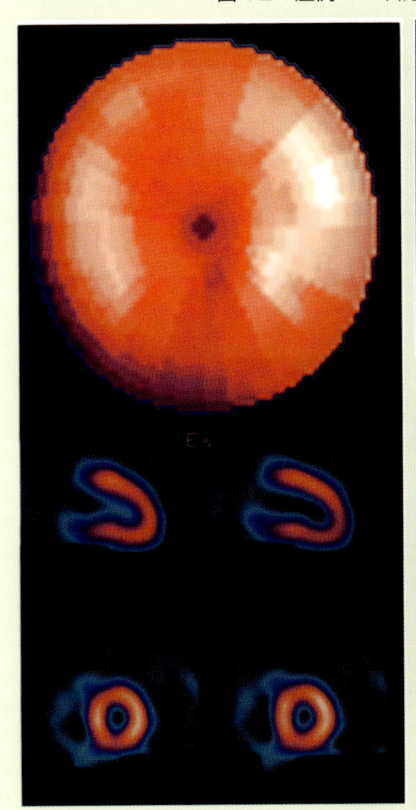

Perfusion Map（Summation画像）

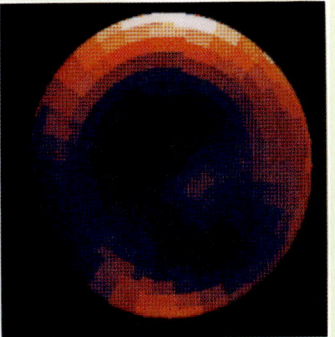

Wall Motion Map

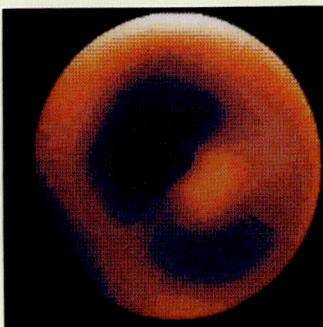

Regional EF Map

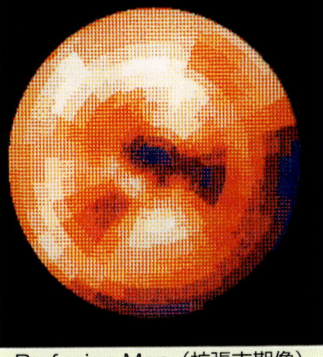

Perfusion Map（拡張末期像）

図14 心電図同期心筋SPECT．
（症例3；Y. E., 53y, M, UAP）．
Perfusion Map（Summation画像）は，R-Rを8分割して収集した画像データを足しあわせて通常の非同期画像と同じ画像データに戻して解析したもの．

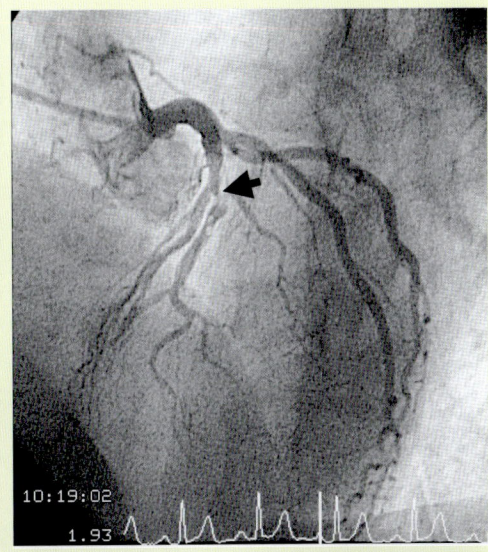

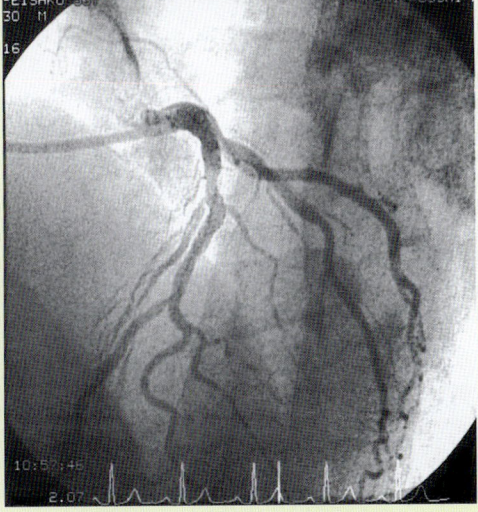

図15 症例3．PTCA前（上），PTCA後（下）の冠動脈造影．Y. E., 53歳，男性，UAP．

2．不安定狭心症　45

2) BMIPPによる診断

症例1：不安定狭心症（狭心症1枝病変）

病　　歴

　53歳，男性．糖尿病，高血圧を有し，3年前より労作時左前胸部痛が出現し，近医にて労作性狭心症の診断にて治療中であった．1カ月前より，胸痛の出現頻度が増加し，安静時にも出現するため，不安定狭心症と診断され紹介入院となる．安静時心電図においてII,III,aV_F,V_{4-6}でST低下を認めた．入院後，点滴治療にて狭心症発作のコントロールを行い，安静時胸痛が消失した時点において冠動脈造影検査を施行したところLAD#6に完全閉塞を認めた（図1左）．左室造影検査では，Seg#2，#3にmild hypokinesisを認め，EFは64％であった．1週間後に同病変部にPTCAを施行したところ，25％狭窄にまで開大した．以後経過は順調で，1カ月後の確認冠動脈造影検査にてLAD#6は25％狭窄で再狭窄は認めず（図1右）．左室造影検査では左室壁運動は正常でありEFは78％と改善を認めた．

核医学検査所見

1）PTCA前

　入院後，冠動脈造影検査に先立ち安静時2核種同時収集^{201}Tl,^{123}I-BMIPP心筋SPECTを施行した（図2）．^{201}Tlでは，前壁から心尖部に限局して集積低下像を認める．一方，^{123}I-BMIPPでは，同領域に加え，前壁中隔にも集積低下を認め，両心筋製剤の心筋集積に乖離が存在する．

2）PTCA1カ月後

　図3にPTCA1カ月後に施行した安静時2核種同時収集^{201}Tl,^{123}I-BMIPP心筋SPECTを示す．PTCA前に比し，前壁から心尖部にかけての^{201}Tl集積は改善を示している．一方，前壁から心尖部にかけての^{123}I-BMIPP集積は改善しているものの，^{201}Tlに比し，集積は低下しており，両心筋製剤の集積に乖離が残存している．

解　　説

　本症例において，冠動脈造影検査に先立ち実施した安静時2核種同時収集^{201}Tl,^{123}I-BMIPP心筋SPECTが罹患冠動脈の推定に極めて有用であった．冠動脈造影検査においてはLAD#6に完全閉塞を認めたが，高度冠動脈病変を有する労作性狭心症においては，^{201}Tl,^{123}I-BMIPP心筋SPECTにおいて，罹患冠動脈領域に一致して両心筋製剤の集積乖離を認める．すなわち，^{201}Tlに比し，^{123}I-BMIPPの集積は低下する．かかる集積乖離は，重篤な心筋虚血による心筋脂肪酸代謝障害の存在を示しており，エネルギー代謝が一部糖代謝へ移行していることを示唆する所見と考えられている[1]．一方，高度冠動脈狭窄を有する労作性狭心症においては，罹患冠動脈領域に壁運動低下を認める場合があるが，PTCAによって壁運動異常は改善する．この壁運動異常の改善はhibernating myocardium（冬眠心筋）の存在を示すが，本症例のごとく，壁運動異常が改善した時点においても，^{201}Tlと^{123}I-BMIPPの心筋集積には乖離が存在し，心筋脂肪酸代謝の改善が血流改善に比し遷延化することを示唆する所見である[2]．本症例のごとく，高度冠動脈病変を有し運動負荷が禁忌と考えられる不安定狭心症において，^{201}Tlと^{123}I-BMIPPを用いた二核種同時収集心筋SPECTの集積乖離の存在を確認することにより，罹患冠動脈の推定が可能である．

ポイント

　不安定狭心症においては，^{201}Tl・^{123}I-BMIPP二核種同時収集心筋SPECTにて，罹患冠動脈領域に一致して両心筋製剤の集積乖離が存在する．

●参考文献●
1) Tamaki N, Kawamoto M, Yonekura Y, et al.:Regional metabolic abnormality in Relation to perfusion and wall motion in patients with myocardial infarction: assessment with emission tomography using iodinated branched fatty acid analogue. J. Nucl Med 33:659-667, 1992
2) Shimonagata T, Nanto S, Kusuoka H, et al.:Metabolic changes in hibernating myocardium after percutaneous transluminal angioplasty and free fatty acid metabolism. Am J Cardiol 82:559-563, 1998

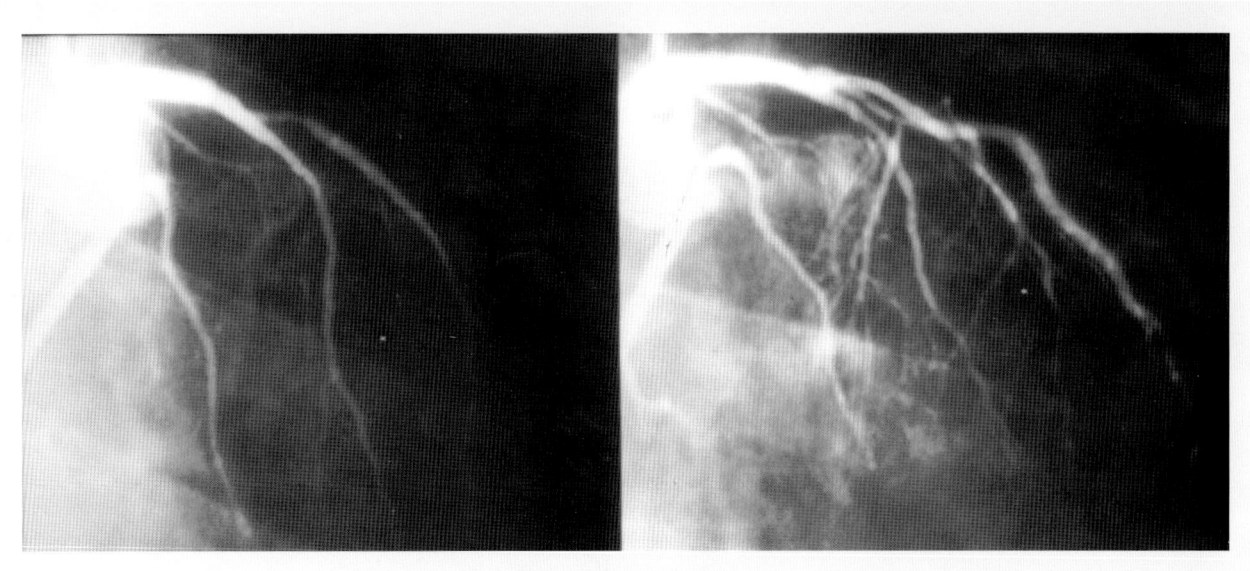

図1 左冠動脈造影所見
　　左：PTCA前，右：PTCA1カ月後

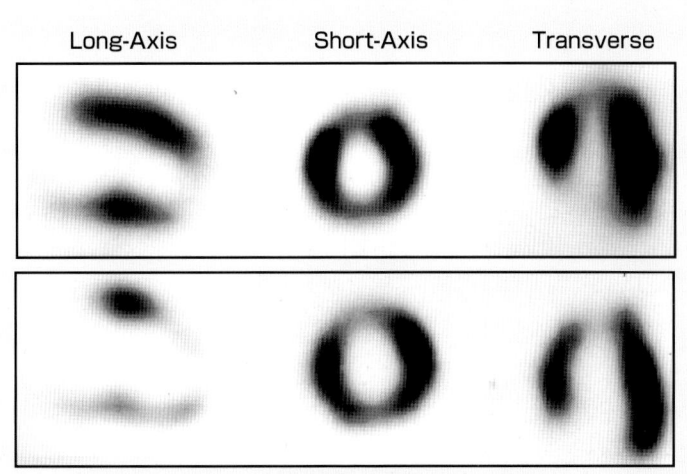

図2 PTCA前の二核種同時収集心筋SPECT像
　上段：^{201}Tl心筋SPECT像
　下段：^{123}I-BMIPP心筋SPECT像

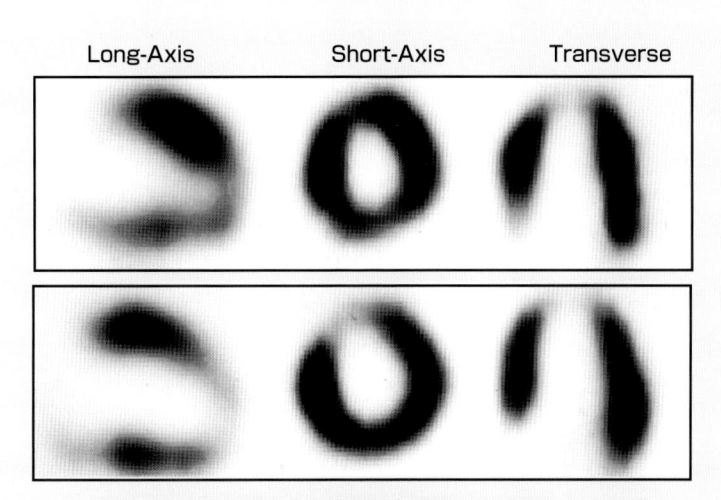

図3 PTC1カ月後の二核種同時収集心筋SPECT像
　上段：^{201}Tl心筋SPECT像
　下段：^{123}I-BMIPP心筋SPECT像

症例2：不安定狭心症（多枝病変例）

病　　歴

　　77歳，女性．高血圧を有し，3年前より労作時左前胸部痛があり，狭心症の診断にて近医で内科的治療を受けていた．変形性股関節症の手術目的にて整形外科入院するも，軽労作および安静時にも左前胸部痛が出現し，徐々に胸痛の出現頻度が増加するため紹介入院となった．入院時の安静時心電図は心房細動を示し，異常Q波および明らかなST-T変化は認めなかった．変形性股関節症のため負荷心電図は実施できず．心臓超音波では，左室拡張末期径は53mm，収縮末期径は33mmであり，左房径は54mmと軽度拡大し僧帽弁閉鎖不全1/4を認めたが，左室壁運動は正常でEFは72％と心機能は良好であった．

核医学検査所見

　　冠動脈造影検査に先立ち，安静時2核種同時収集^{201}Tl, ^{123}I-BMIPP心筋SPECTを施行した．図1に初期像を示す．^{201}Tlでは水平断面像にて後側壁に集積低下を認める．一方，^{123}I-BMIPPでは水平断面像および短軸像にて後側壁に欠損像を認め，同領域において^{201}Tlと^{123}I-BMIPPの心筋集積に強い乖離が存在した．さらに，前壁中隔に^{201}Tlの集積低下を認めるが，同部位の^{123}I-BMIPP集積低下は^{201}Tlに比し軽度であり，エネルギーの低い^{201}Tlの場合，乳房によるエネルギーの減弱を受けて集積低下が^{123}I-BMIPPに比べて高度になると考えられる．図2に後期像を示す．初期像に比し，後側壁における^{201}Tlの集積は低下しているが，^{201}Tlに比し^{123}I-BMIPPの集積低下はより高度でより範囲が広い．

その他の画像所見

　　冠動脈造影検査では，左冠動脈造影にてLAD#7に75％狭窄を認め，LCX#13にも75％狭窄を認めた（図3上段）．右冠動脈には狭窄は認めなかった．2核種同時収集心筋SPECTの結果より，本症例の安静時狭心症発作の責任血管はLCX#13と判断し，まず#13にPTCAを施行し，ついで段階的にLAD#7にもPTCAを行った（図2下段）．

解　　説

　　本症例は，心電図，心臓超音波所見より梗塞歴を有さない不安定狭心症の症例と考えられる．一般的に，安定型狭心症における冠血行再建術の実施部位の決定は，負荷心電図でのST低下部位あるいは運動・薬剤負荷心筋シンチグラフィにおける再分布出現部位をよりどころとして罹患冠動脈が決定され，血行再建術が実施される．一方，負荷が禁忌あるいは困難な不安定狭心症における血行再建術実施部位の決定には，安静時心電図のST低下あるいはT波陰転化部位さらには心臓超音波検査における左室壁運動低下部位などをよりどころに罹患冠動脈病変を推定し，冠動脈造影所見と対比して決定される．しかし，本症例のように多枝病変例でありながら特徴的な心電図および心臓超音波所見を示さぬ症例においては，罹患冠動脈の決定すなわち血行再建術の実施部位の決定は必ずしも容易ではない．一方，安定型労作性狭心症における安静時^{123}I-BMIPP心筋シンチグラフィーの欠損像の出現率は低いとされるが，逆に欠損像の出現する症例の多くは局所壁運動異常，多枝病変かつ高度狭窄を有する頻度が高い．すなわち^{123}I-BMIPPの欠損像は重篤な心筋虚血を反映するとされ，冠血行再建術の決定などの治療戦略において重要な情報を提供することが示されている[1,2]．本症例においても，^{201}Tlと^{123}I-BMIPPを用いた二核種同時収集心筋SPECTにおいて強い集積乖離の存在する後側壁領域が虚血領域と考えられたため，まずLCXにPTCAを施行し，後にLADに対してPTCAを施行した．

ポイント

　　多枝病変を有する不安定狭心症において，^{201}Tl・^{123}I-BMIPP二核種同時収集心筋SPECTにおける集積乖離の検出は冠血行再建術の部位決定に有用である．

●参考文献●
1) Takeishi Y, Fujiwara S, Atsumi H, st al. :Iodine-123-BMIPP imaging in unstable angina:A guide for interventional strategy. J Nucl Med 38:1407-1411, 1997
2) Yamabe H, Abe H, Yokoyama M, et al.: Resting ^{123}BMIPP scintigraphy in diagnosis of effort angina pectoris with reference to subsets of the disease. Ann Nucl Med 12:139-144, 1988

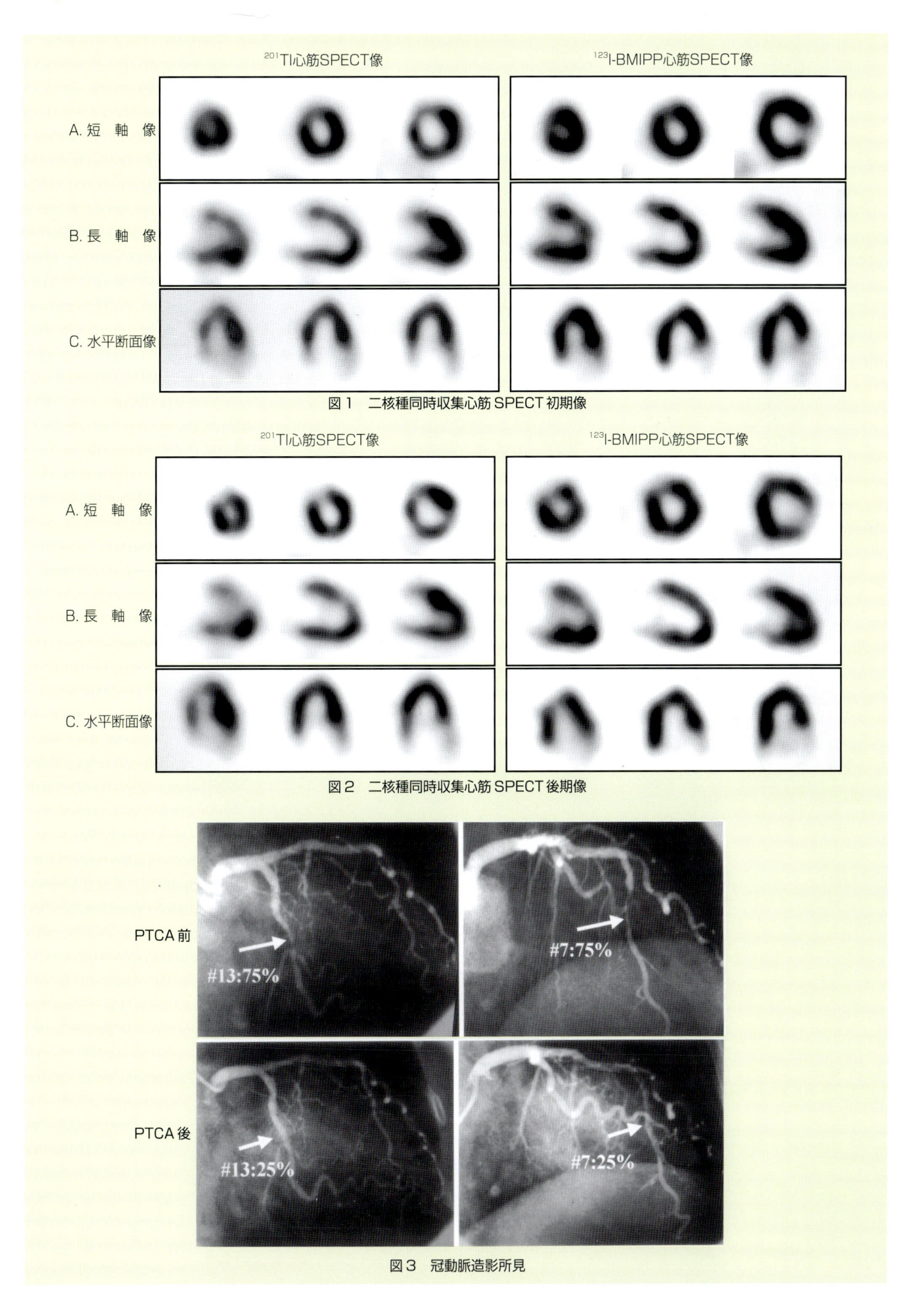

図1 二核種同時収集心筋SPECT初期像

図2 二核種同時収集心筋SPECT後期像

図3 冠動脈造影所見

2. 不安定狭心症　49

症例3：不安定狭心症（急性冠症候群）

病　　歴

　　86歳，女性．近医にて高血圧の治療中であった．3年前より1年に2, 3回の割合で労作時左前胸部痛が出現していた．数日前より，労作時の左前胸部痛が頻繁に出現し，数分の安静にて胸痛は消失していた．しかし，外出中に突然の左前胸部痛が出現し，帰宅後も胸痛は持続したため近医を受診し，急性心筋梗塞の疑いにて胸痛出現6時間後に入院となる．入院時には胸痛は消失していた．安静時心電図にてI, aV$_L$, V$_{1-6}$にて陰性T波を認めたが，異常Q波は認めなかった（図1）．入院時の血液検査にて白血球CPK, CPKMBは正常値であった．しかし，心臓超音波検査にて左室壁運動はSeg#2, #3, #6にsevere hypokinesisを認め，EFは53%であった．以上の所見より，急性冠症候群（不安定狭心症）と診断したが，入院後も血清逸脱酵素は正常であった．

核医学検査所見

　　入院後，安静時2核種同時収集^{201}Tl, ^{123}I-BMIPP心筋SPECTを施行した．初期像においては，^{201}Tlでは，前壁中隔から心尖部にかけて軽度集積低下を認める．一方，^{123}I-BMIPPでは，前壁中隔から心尖部にかけて^{201}Tlに比べより高度でより広範囲の集積低下を認めた（図2）．後期像において，前壁中隔から心尖部にかけての両心筋製剤の集積乖離はより著明である（図3）．

その他の画像所見

　　冠動脈造影検査では，有意狭窄はなく，左前下行枝8番に25%狭窄を認めるのみであった（図4）．入院2週間後には心臓超音波検査にて左室壁運動は正常化するとともに心電図も正常化した（図5）．

解　　説

　　本症例は，心筋逸脱酵素の上昇，心電図異常Q波の出現はなく，比較的急性に発症した不安定狭心症の症例である．不安定狭心症は急性冠症候群の範疇に分類されているが，急性冠症候群には，典型的な心電図ST上昇と異常Q波を示す急性心筋梗塞と，不安定狭心症および心電図ST上昇を示さぬ非ST上昇型心筋梗塞に二分される．急性冠症候群の発症機序として，冠動脈硬化巣における不安定プラークの破綻による血栓形成が注目されているが[1]，本症例のごとく，不安定狭心症の約15%から30%の症例で冠動脈造影検査にて明らかな狭窄を認めないとされる[2]．したがって，冠れん縮性狭心症が多いとされる我が国においては，急性冠症候群の機序として動脈硬化巣における冠れん縮の関与も無視できない．米国においては，急性冠症候群の診断法として，心臓超音波とともにChest Pain Unit内に設置された核医学診断装置を用いて，^{99m}Tc心筋製剤による心筋SPECTが施行されており，わが国においても実施施設は少ないものの，急性虚血領域を^{99m}Tcの欠損像としてとらえることが可能である．急性心筋虚血においては，心筋エネルギー代謝は鋭敏に血流低下の影響を受け障害される．すなわち，脂肪酸の利用障害と糖利用亢進が生じる．さらに，血流改善後もかかる心筋エネルギー代謝障害は遷延化する．したがって，心筋脂肪酸代謝を評価可能である^{123}I-BMIPP心筋SPECTは一過性の急性虚血後に遷延する心筋脂肪酸代謝障害を検出することが可能である．すなわち，^{201}Tlとの同時収集心筋SPECTを行うことにより，急性心筋虚血に曝露された領域を^{201}Tlと^{123}I-BMIPPとの集積乖離として検出することが可能である．

ポイント

　　^{201}Tl・^{123}I-BMIPP二核種同時収集心筋SPECTは，急性冠症候群における一過性に急性虚血に曝露された領域を^{201}Tlと^{123}I-BMIPPの集積乖離領域として検出可能である．

●参考文献●
1) Fuster V, Badimon L, Badimon JJ, et al.: Mechanisms of disease. I : The pathogenesis of coronary artery disease and the acute coronary syndromes. N Engl J Med 326:242, 1992
2) Hochman JS, Tamis JE, Thompson TD, et al.: Sex, clinical presentation and outcome in patients with acute coronary syndromes. Global Use Strategies to Open Occluded Coronary Arteries in Acute Coronary Syndromes IIb Investigators. N Engl J Med 341:226-232, 1999

図1 入院時心電図

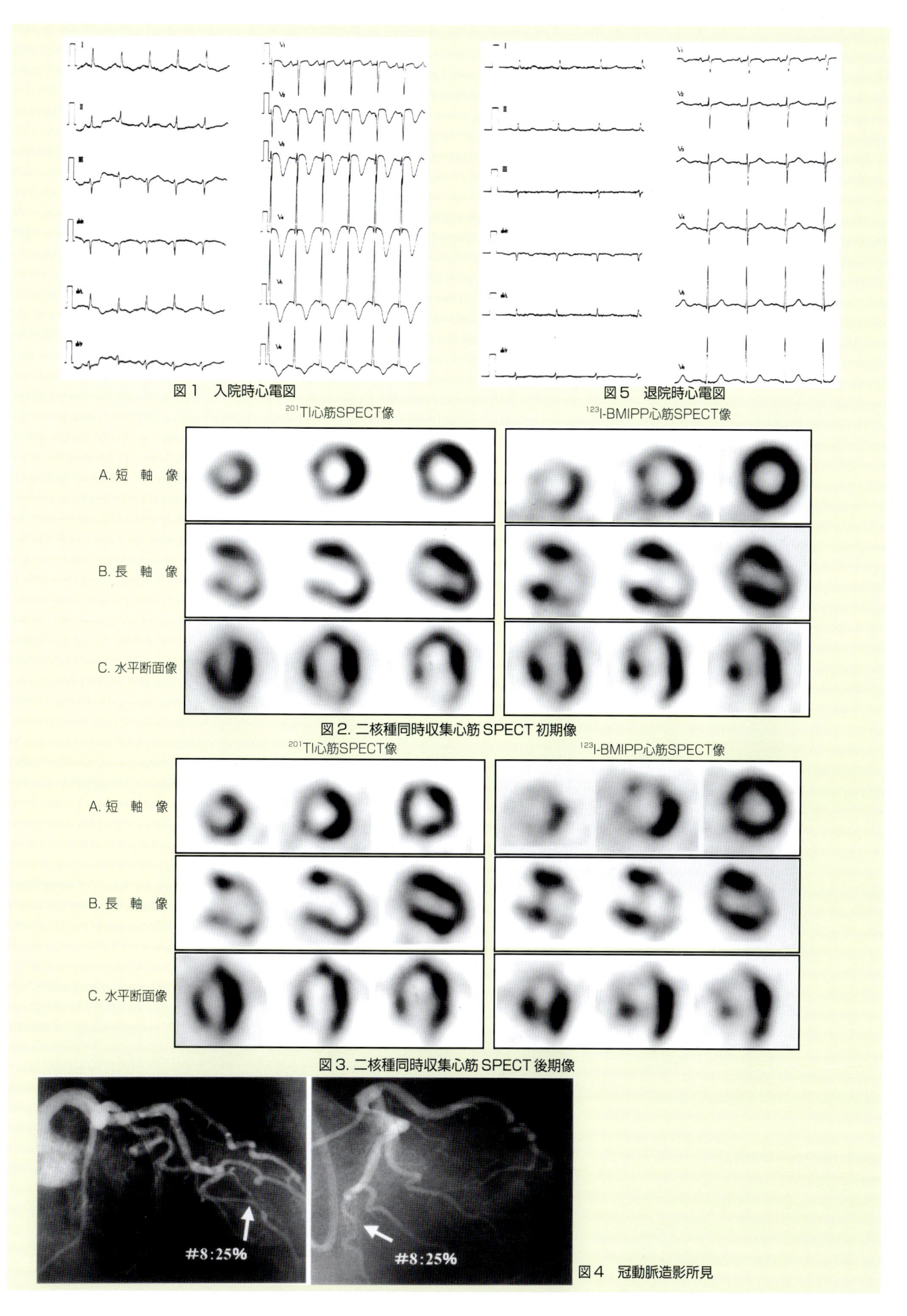

図5 退院時心電図

²⁰¹Tl心筋SPECT像　　　　　　　¹²³I-BMIPP心筋SPECT像

A. 短軸像

B. 長軸像

C. 水平断面像

図2. 二核種同時収集心筋SPECT初期像

²⁰¹Tl心筋SPECT像　　　　　　　¹²³I-BMIPP心筋SPECT像

A. 短軸像

B. 長軸像

C. 水平断面像

図3. 二核種同時収集心筋SPECT後期像

#8:25%　　#8:25%

図4 冠動脈造影所見

2. 不安定狭心症

3．緊急血流SPECTによる診断

1）急性虚血の診断：不安定狭心症，心内膜下梗塞

　急性心筋梗塞と不安定狭心症はともに急性冠症候群として扱われている．その理由は，プラークの破裂と血栓が冠動脈の急激な閉塞や亜閉塞の機序として共通しているためである．しかし，急性心筋梗塞と不安定狭心症の病態や治療は同一ではない．心筋梗塞の本質は心筋壊死であり，治療の主目的は心筋壊死の進展予防である．できるだけ早く薬剤やPCIによる再灌流に努める必然性がある．

　一方，不安定狭心症では急性期の虚血を解除することが治療の本質である．病態によっては緊急のPCIは不要であり，むしろ，薬剤による症状安定化の後に，待機的に血行再建をすることが予後の改善のつながる場合も多い．心内膜下梗塞においても，冠動脈造影による侵襲的治療戦略と保存的治療戦略との間で予後の優劣に結論はでていない[1]．したがって，急性期の心筋虚血の程度を正確に判断し，直ちに冠動脈造影やPCIを行うかどうかの治療戦略をたてる必要がある．

　虚血の程度を評価するには，緊急血流SPECTが最も適している．以下に，様々な虚血リスクを示した不安定狭心症と心内膜下梗塞の心筋血流SPECTを提示する．

症例1：左前下行枝の不安定狭心症

病　　歴

　64歳，男性．1カ月前より，労作時に胸痛が出現するようになった．数日前より労作に関係なく胸痛が出現し，頻度が増加していた．1時間前に，散歩中に突然胸痛が出現し，30分持続したため，当センター救急外来を受診した．
　10年以上前から糖尿病と高血圧の投薬治療を受けている．

経　　過

　来院時の心電図で明らかなST変化はなし（図1）．トロポニンは陰性．心エコーでも壁運動異常はなし．心エコー終了後胸痛出現したため，再度心電図を施行したときには胸部誘導V$_1$からV$_4$でT波の陰転化がみられた（図2）．冠動脈造影は左前下行枝AHA分類（7）に亜閉塞があり，TIMI grade 3であった（図3）．

核医学検査所見

　図4は緊急血流SPECT像である．心室中隔と心尖部に軽度の血流低下があるが，残存血流が十分保たれており，虚血範囲も狭い．血流SPECTによる虚血リスクは低いと判定される．
　本症例の血流SPECT所見では左前下行枝に領域に軽度の血流低下がみられ，虚血の存在は的確に診断できている．冠動脈造影ではAHA分類（7）の99％狭窄がみられたが，心筋血流は保たれており，心筋梗塞に移行する可能性は低い．治療戦略としては，まず薬剤による虚血の安定化を図った後に，待機的に血行再建術をすべき症例であろう．

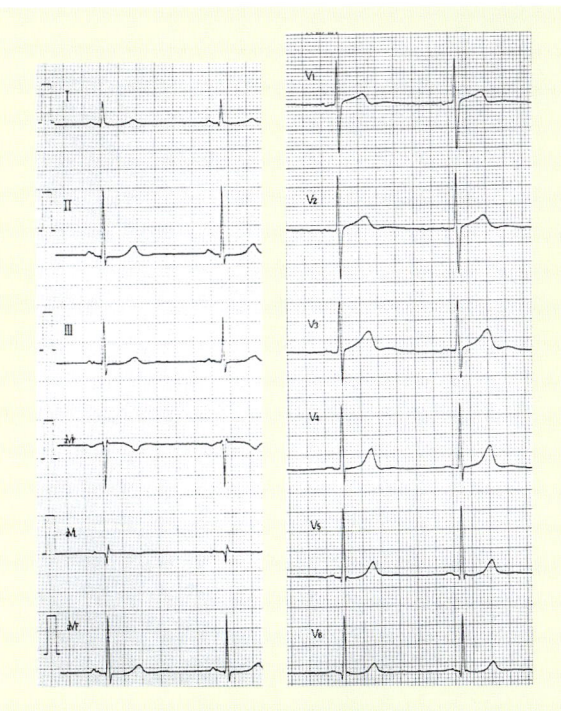

図1 来院時心電図
左：四肢誘導，右：胸部誘導

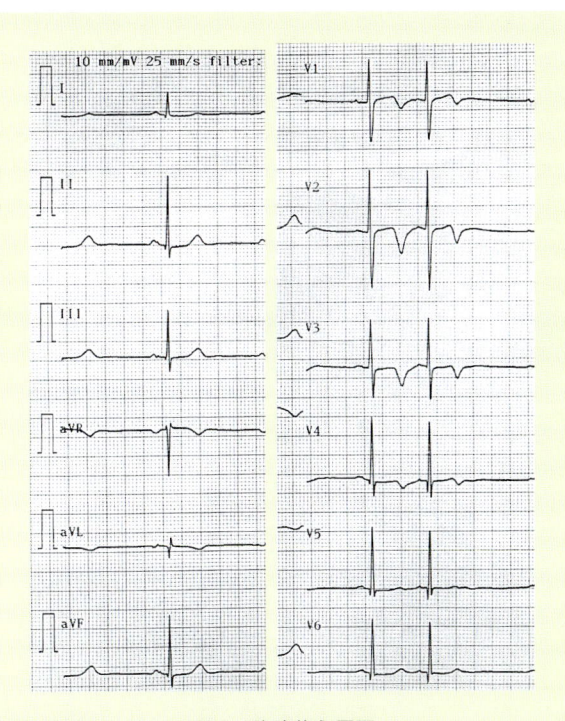

図2．胸痛後心電図
左：四肢誘導，右：胸部誘導

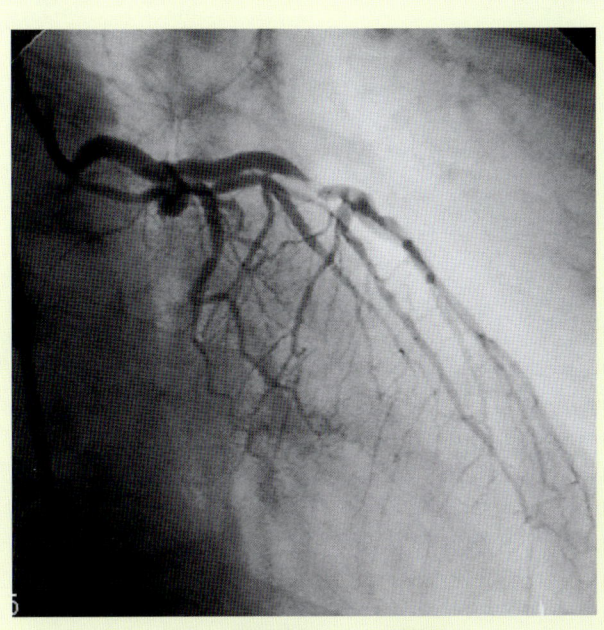

図3 冠動脈造影：左冠動脈

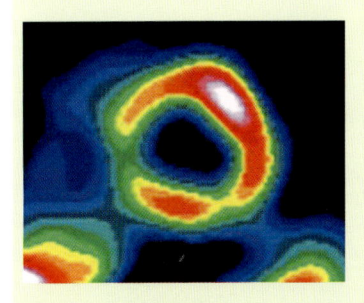

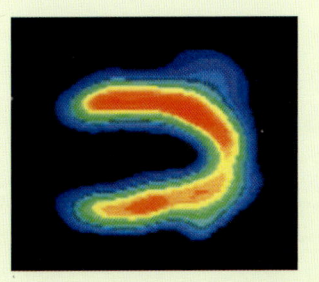

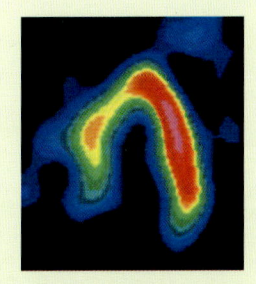

短軸心基部　　　短軸心尖部　　　垂直断面　　　水平断面

図4 緊急血流SPECT

3．緊急血流SPECTによる診断　53

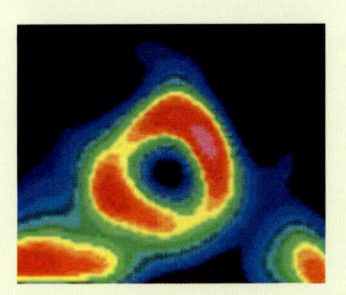

症例2：左前下行枝側枝病変による不安定狭心症

病　　　歴

56歳，男性．2年前に左前下行枝AHA分類（6）と右冠動脈AHA分類（2）にPCIを受けている．1週間前より労作に関係なく胸痛が出現するようになり，朝から数回胸痛があったため，当センター救急外来を受診した．

糖尿病と高血圧の投薬治療も受けている．

経　　　過

心電図では明らかなST変化はなかった．来院時のトロポニンは陰性．CPKの上昇もない．冠動脈造影は左前下行枝AHA分類（9）に完全閉塞があり，TIMI grade 0であったため，緊急PCIを施行した（図1）．

核医学検査所見

図2は緊急血流SPECTである．前壁から側壁にかけて血流低下がみられる．欠損の程度は中等度であるが，残存血流はある．欠損の広がりは左前下行枝の側枝AHA分類（9）領域に一致したしたものである．中隔の血流は良好であり，左前下行枝の本幹の虚血はないと判断される．血流SPECTによる虚血リスクは高くはない．

本症例の血流SPECTは前壁から側壁にかけての血流低下であり，左前下行枝の側枝であるdiagonal branchの虚血パターンである．SPECTでは左前下行枝の本幹の血流は保たれているため，虚血リスクの判定は中等度以下であろう．本症例のdiagonal branchは発達していたため，PCIを行った．血流SPECTよる虚血範囲がもう少し狭いものであれば，PCIの必要はないものと考える．

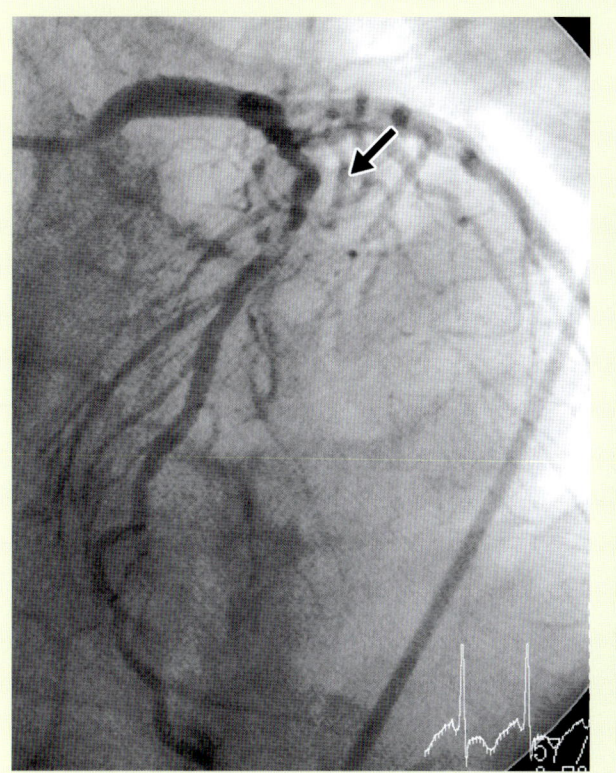

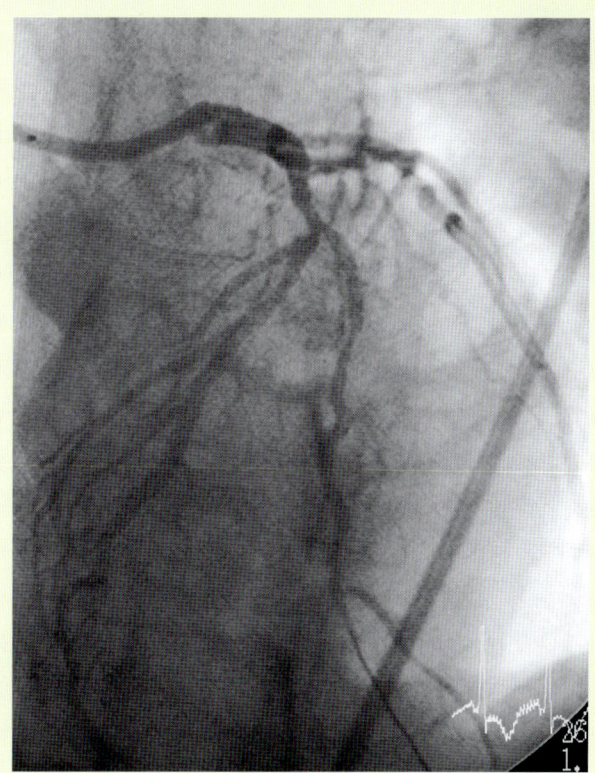

図1 冠動脈造影：左冠動脈
左：PCI前，右：PCI後

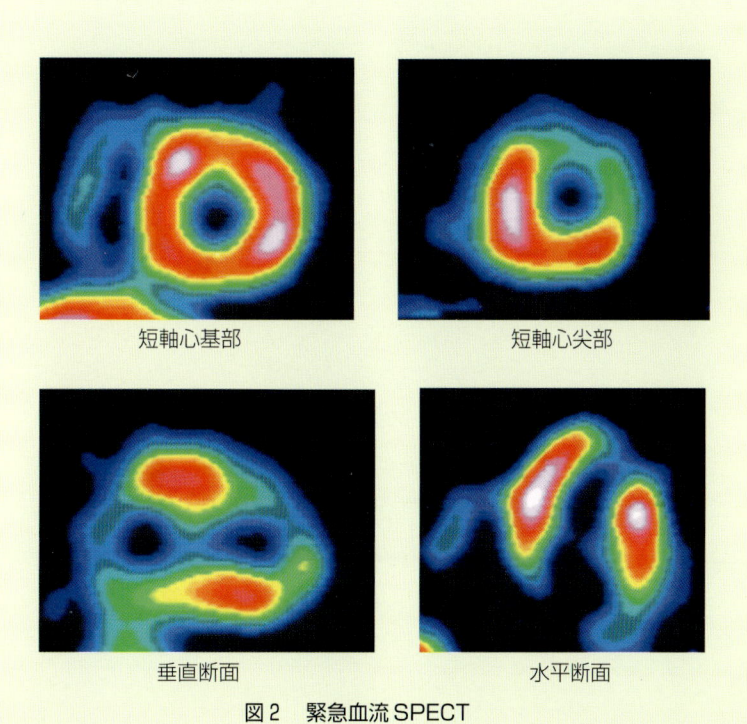

図2 緊急血流SPECT
短軸心基部　　短軸心尖部
垂直断面　　水平断面

3．緊急血流SPECTによる診断

症例3：冠動脈スパズムか？

病　　歴

59歳，女性．過去に胸痛の経験なく治療歴はなかったが，午前7時，朝食の準備をしていた時，突然胸痛が出現し，冷汗を伴い軽快しないため近医受診し，心電図V1からV6でST上昇がみられたため，当センター救急外来を受診した．

経　　過

来院後の心電図ではST上昇は消失していた．トロポニンは陰性．CPKの上昇もない．心エコーでも異常なし．

核医学検査所見

図1-1から図1-3は緊急血流SPECT短軸断層像，垂直断層，水平断層である．心尖部にごく軽度の血流低下があるが，他の領域の血流は良好である．血流SPECTによる虚血リスクは極めて低いと判定される．

本症例は一時的に胸部誘導でSTが上昇しており，左前下行枝のスパズムによる閉塞があったものと考えられる．もしくは，来院当日に行った冠動脈造影では左主幹部AHA分類（7）に75％狭窄が認められており（図2），同部位に一時的血栓性閉塞があった可能性もある．

来院後の血流SPECTでは，心尖部にごく軽度の血流低下がみられたのみであったため，緊急冠動脈造影の必要はない．本来は後日運動負荷試験を行い，その結果をみて，冠動脈造影およびエルゴノビン負荷試験を考慮すべき症例である．

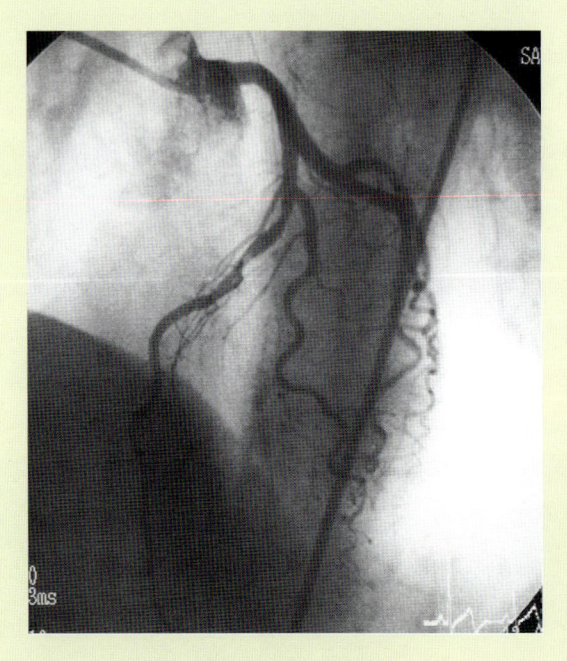

図2　冠動脈造影：左冠動脈

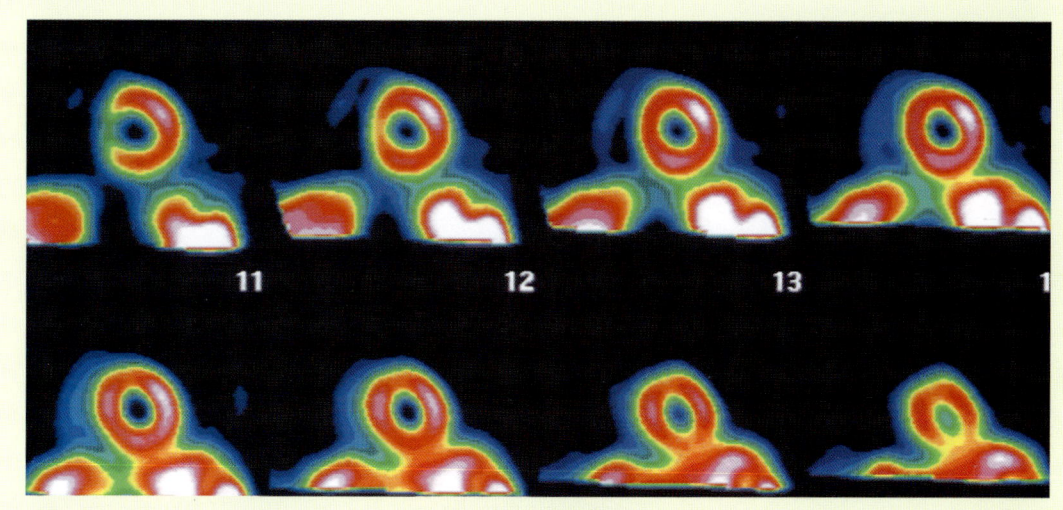

図1−1　短軸断層

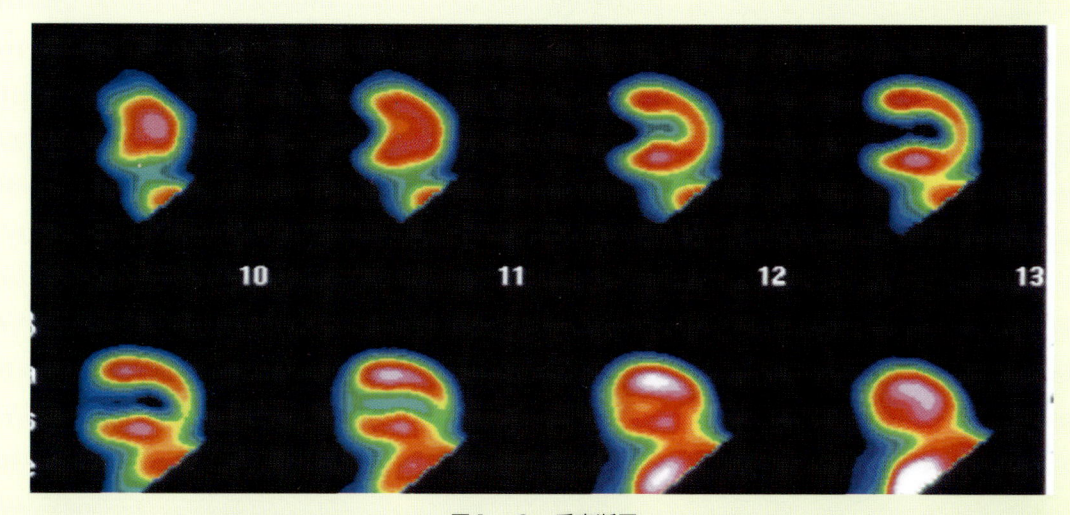

図1−2　垂直断層

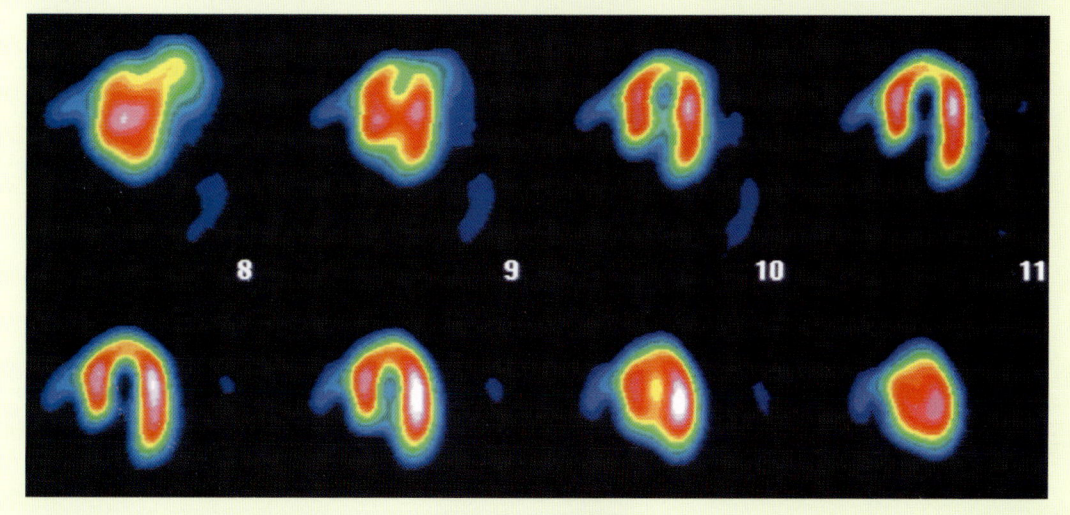

図1−3　水平断層

3．緊急血流SPECTによる診断

症例4：乳癌術後の冠スパズムによる下壁の虚血

病　　　歴

76歳，女性．乳癌の術後3日目に当然胸痛が出現，心電図でST上昇がみられたため，循環器科へコンサルトされた．

過去に心疾患の指摘をうけたことはなかった．

経　　　過

心電図では下壁誘導で経度のST上昇がみられ，Ⅲ誘導でQ波が観察された（図1）．トロポニンは陽性．冠動脈造影では，右冠動脈および左冠動脈に閉塞はなかった（図2）．

核医学検査所見

図3は緊急血流SPECTである．下壁に強い血流欠損が認められる．心基部側では残存血流がほぼ消失しているが，心尖部よりの下壁では残存血流が僅かにみられる．欠損の範囲は大きくはない．

本症例の血流SPECTは右冠動脈の閉塞による急性下壁梗塞のパターンである．虚血リスク範囲は大きくはないが，欠損の程度は平均的な下壁梗塞に合致している．

冠動脈造影では冠閉塞や狭窄はなかったため，血流SPECT所見でみられた下壁の虚血は一時的なものであり，原因は冠スパズムと考えられる．

手術の侵襲により血管トーヌスが変化し，易血栓性も生じるため，術後心筋梗塞の発症は稀なものではない．心筋梗塞の治療効果は発症からの時間との競争であるため，正確な診断は極めて重要である．心電図や心エコーによる虚血の診断は必ずしも十分であるとはいえないため，血流SPECTは術後心筋梗塞の診断に有用であるものと考えられる．本症例でみられた明らかな下壁の血流欠損は右冠動脈の閉塞を示唆する所見であったため，冠動脈造影を行ったが，閉塞はなく一時的血栓閉塞かスパズムがあったものと判断できる．

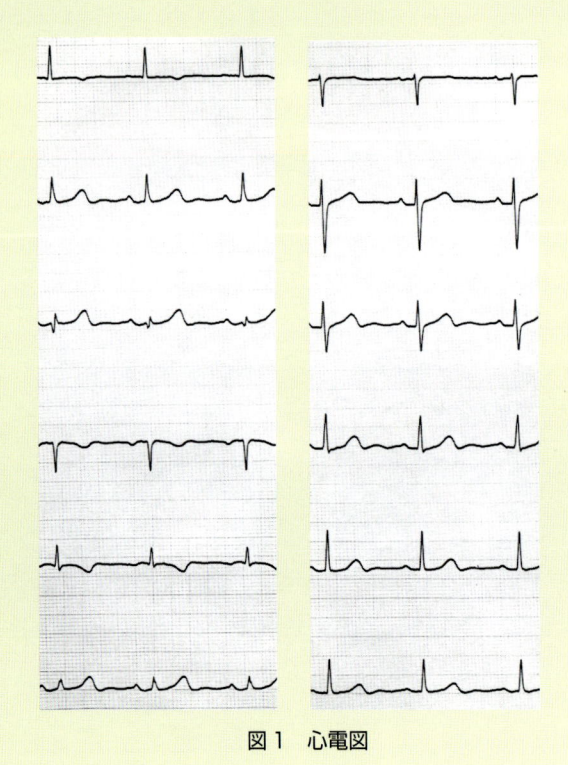

図1　心電図

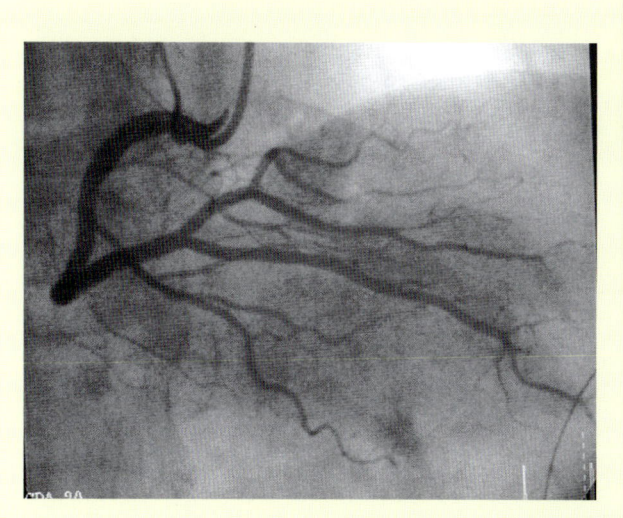

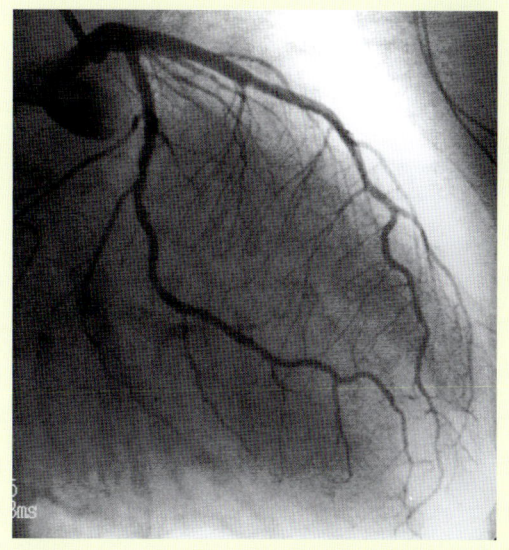

図2　冠動脈造影
左：右冠動脈，右：左冠動脈

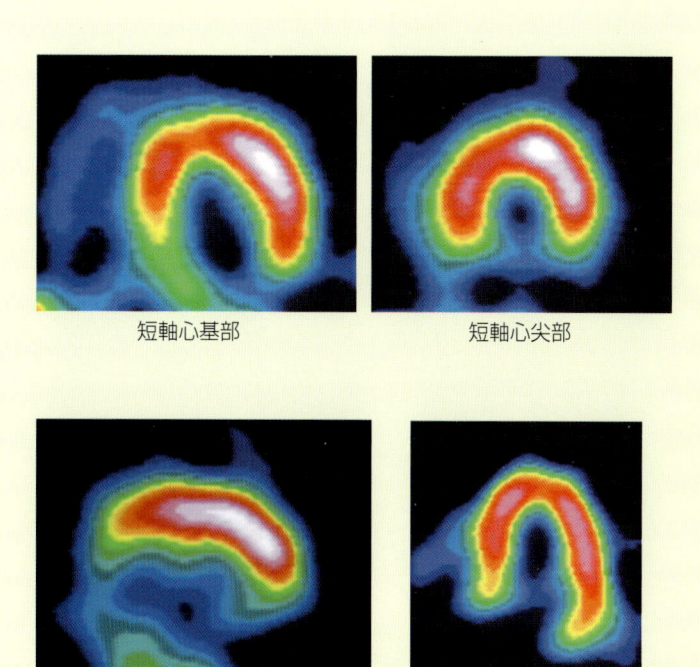

短軸心基部　　　　短軸心尖部

垂直断面　　　　水平断面

図3　緊急血流SPECT

3．緊急血流SPECTによる診断　59

症例5：多枝にわたる広範な虚血を示した不安定狭心症

病　歴

58歳，男性．12年前より高血圧，糖尿病で治療を受けていた．
10日前ゴルフ中に胸痛が出現したため，近医受診し，狭心症疑いの診断を受けたが，帰宅し，自宅にて安静にしていた．軽度の労作でも呼吸困難感あるため，当センターを受診した．

経　過

来院時の心電図では胸部誘導でST低下がみられた（図1）．来院時のトロポニンは陰性．CPKの上昇はなかった．冠動脈造影では，左冠動脈AHA分類（6）に閉塞を，また，右冠動脈AHA分類（3）に99％狭窄が認められた（図2）．

核医学検査所見

図3は緊急血流SPECTである．左前下行枝領域である前壁，心尖部，中隔に高度の血流低下がみられる．さらに右冠動脈の領域である下壁にも同程度の血流低下がみられる．血流欠損の範囲は広く，欠損の程度も強い．しかし，軽度の残存血流がみとめられる．
血流SPECTでは左前下行枝と右冠動脈領域に強い心筋虚血がみとめられており，多枝病変が診断できる．虚血の程度は強いため，ST上昇はないものの，直ちに血行再建術を考慮すべき血流像である．虚血の程度は心尖部が最も強いため，左前下行枝の虚血が優位であると判断されるが，右冠動脈の血流低下も同程度に高度であるため，血行再建は2枝同時に行う必要がある．

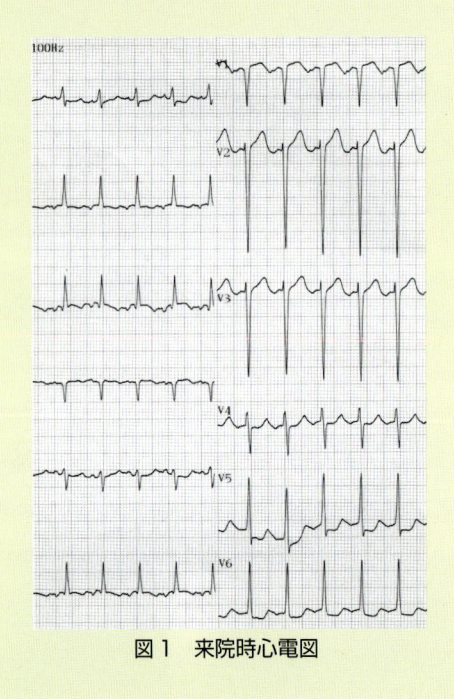

図1　来院時心電図

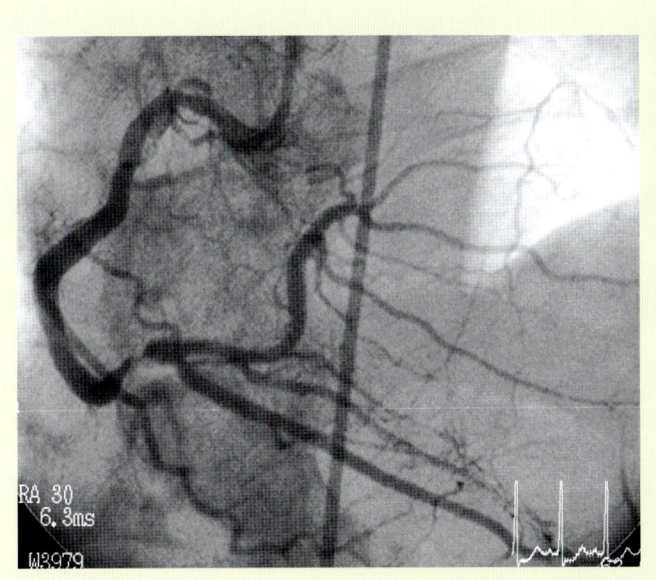

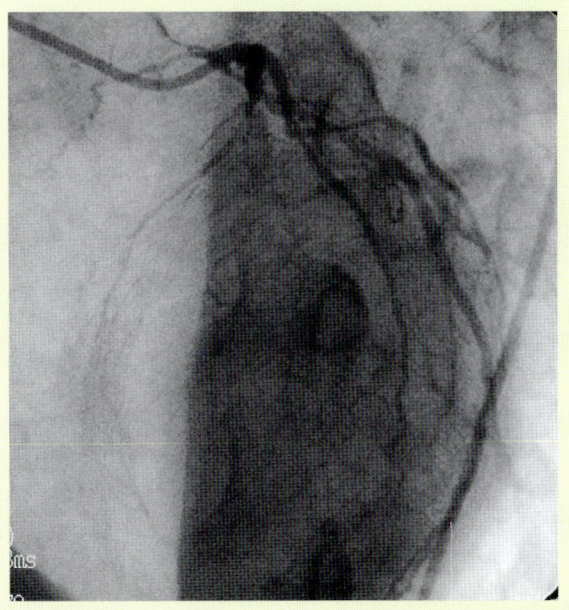

図2 冠動脈造影
左：右冠動脈，右：左冠動脈

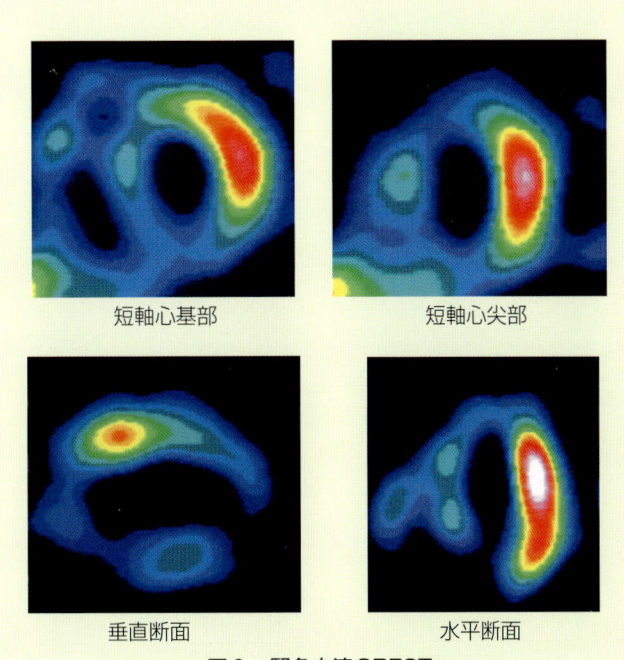

短軸心基部　　短軸心尖部

垂直断面　　水平断面

図3 緊急血流SPECT

3．緊急血流SPECTによる診断　61

症例6：多枝にわたる心筋虚血を示した不安定狭心症

病　　歴

71歳，男性．過去に胸痛の経験はなかったが，2日前より軽度の労作で胸痛が出現するようになり，当センター外来を受診した．

経　　過

心電図では明らかなST変化はなかった．来院時のトロポニンは陰性．CPKの上昇もなかった．心エコーでも壁運動障害はなかった．冠動脈造影では，左前下降枝AHA分類（6）に99％狭窄がみられ，右冠動脈AHA分類（3）にも99％狭窄がみられた（図1）．

核医学検査所見

図3は緊急血流SPECTである．左前下行枝領域である前壁，心尖部，中隔に明らかな血流低下がみられる．さらに，右冠動脈の領域である下壁にも血流低下がみられる．血流欠損の範囲は広いが，残存血流がみとめられる．

血流SPECTは，症例5と同様に左前下行枝と右冠動脈の狭窄による多枝病変の急性冠症候群を示している．しかし，症例5と比べると心筋虚血の程度は明らかに軽度である．

本症例は心電図，心エコーおよび心筋逸脱酵素はすべて陰性であり，虚血を診断することはできなかったが，血流SPECTでは多枝にわたる心筋虚血が観察されており，重症不安定狭心症である．ただし，症例5と比べると虚血の程度は軽く，心筋梗塞への移行の可能性は低いため，直ちにPCIを行う必然性はない．長期予後を考慮すると，まず薬剤による症状安定化後に，待機的PCIを選択すべき症例であろう．

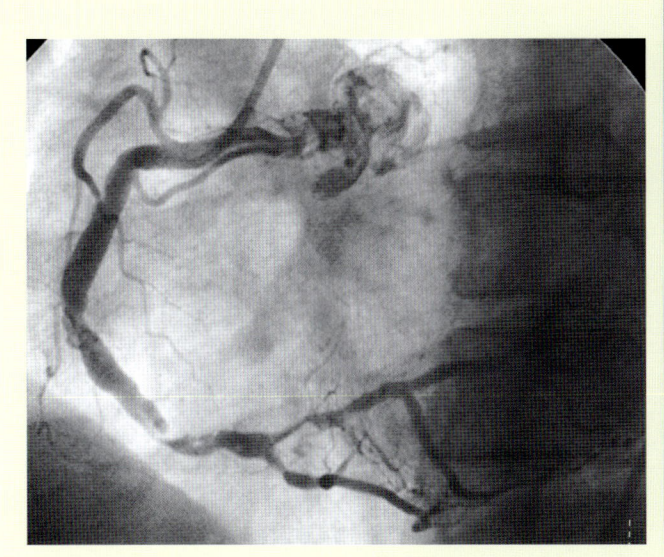

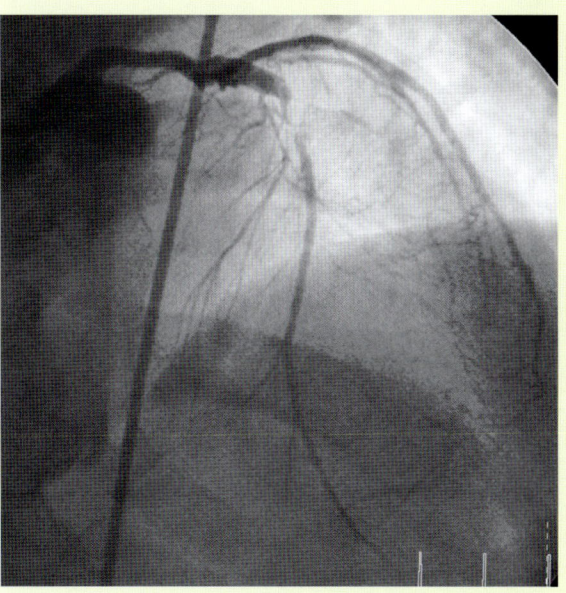

図1 冠動脈造影
左：右冠動脈，右：左冠動脈

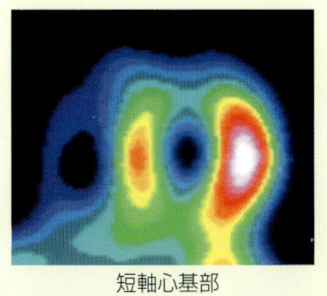

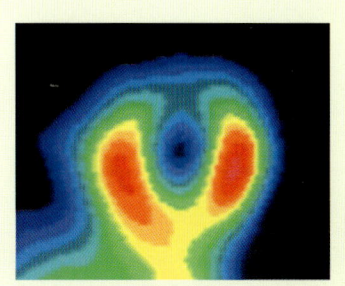

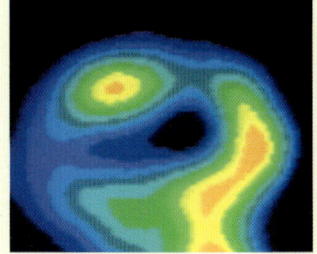

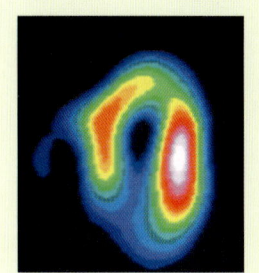

短軸心基部　　　　短軸心尖部

垂直断面　　　　　水平断面

図2 緊急血流SPECT

3．緊急血流SPECTによる診断

症例7：右冠動脈狭窄病変による不安定狭心症

病　　歴

81歳，女性．10年前より高血圧を指摘されており，投薬をうけていた．過去に胸痛の経験はなかったが，1週間前より特に誘因なく頻回に胸痛が出現するようになり，当センター外来を受診した．

経　　過

心電図では明らかなST変化はなかった（図1）．来院時のトロポニンは陰性．心エコーでも壁運動障害はなかった．冠動脈造影では，右冠動脈AHA分類（2）に99％狭窄がみられた（図2）．

核医学検査所見

図3は緊急血流SPECTである．右冠動脈の領域である下壁から後側壁にかけて血流低下がみられる．血流欠損の範囲は広くはなく，残存血流もみとめられる．左冠動脈の支配領域に虚血性欠損はみられず，正常血流を示しているが，心筋は肥厚しており肥大の存在が窺われる．

右冠動脈や左回旋枝に由来する不安定狭心症では心電図変化が出現しない症例が多い．本症例でも，虚血性心電図変化はみられておらず，心エコーでも壁運動障害は検出されなかった．しかし，血流SPECTでは右冠動脈領域の血流が明らかに低下しており，急性冠症候群の確定診断が確定的である．

右冠動脈や左回旋枝の虚血検出には血流SPECTの意義が特に高い．

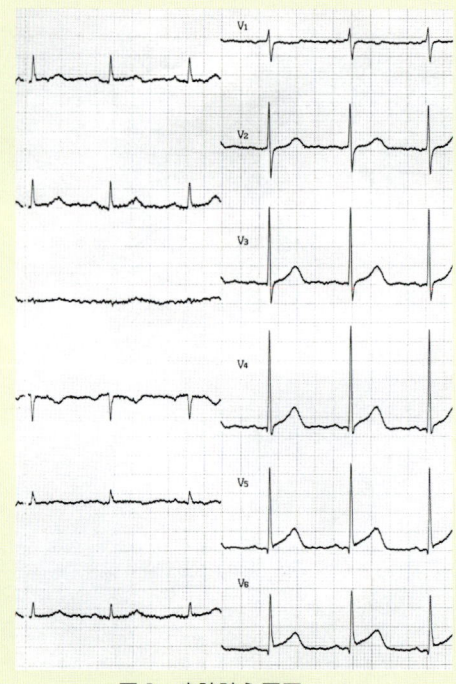

図1　来院時心電図

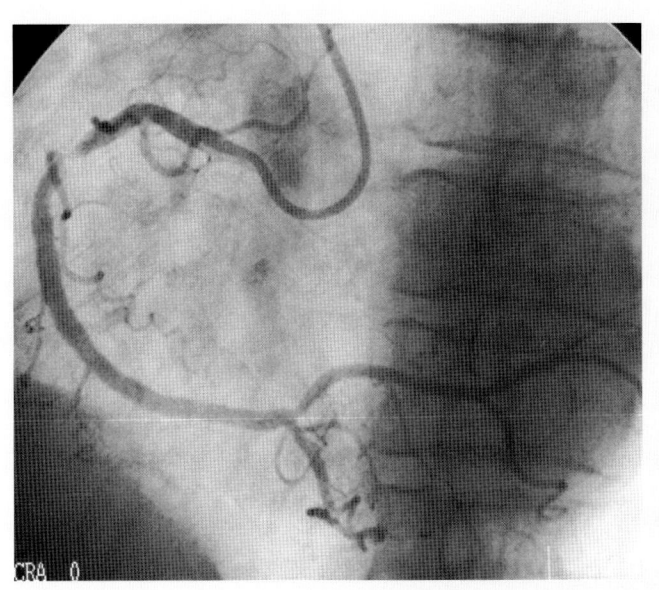

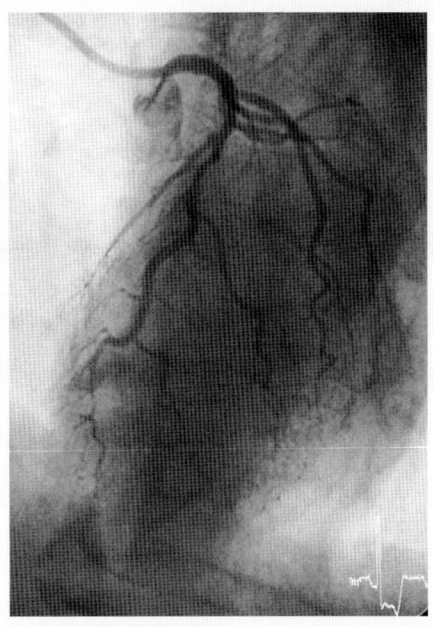

図2 冠動脈造影
左：右冠動脈，右：左冠動脈

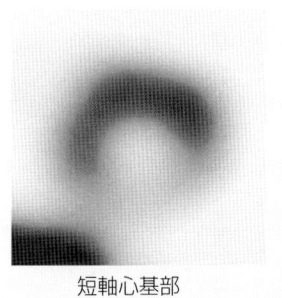

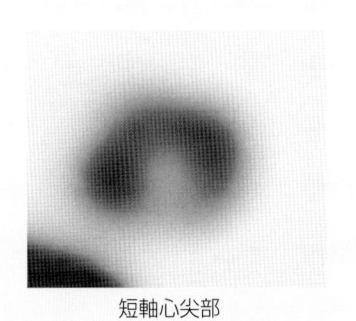

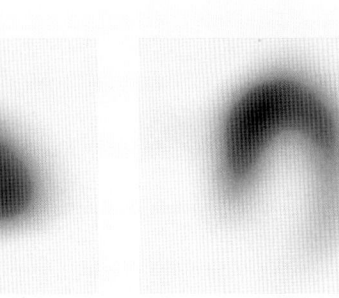

短軸心基部　　　　短軸心尖部

垂直断面　　　　　水平断面
図3 緊急血流SPECT

3．緊急血流SPECTによる診断

症例8：心内膜下梗塞

病歴

66歳，男性．1年前より糖尿病を指摘され治療を受けていた．14日前より労作時に胸痛が出現するようになり，その後胸痛の頻度が増加したため当センターを受診．来院時CK 98 IU/L，トロポニンTは陽性．

経過

心電図では明らかなST上昇はなかったが，V 2 からV4のT波陰転化がみとめられる（図1）．冠動脈造影では，左前下降枝AHA分類（6）に99％狭窄がみられたが，造影遅延はなくTIMI grade 3であった（図2）．

核医学検査所見

図3は緊急血流SPECTである．左前下行枝の領域である前壁，心尖部，中隔にかけて高度の血流低下がみられる．心尖部の血流欠損はbackgroundに近い．中隔と心基部前壁の残存血流は保たれている．

冠動脈造影ではAHA分類（6）の血流はTIMI grade 3であり，前方血流が認められていたが，血流SPECTは心尖部の血流は消失しており，高度の心筋虚血の存在を示している．

CPKの上昇しない不安定狭心症では，高度の冠病変でも残存血流が認められる．残存血流が保たれていれば，原則的に，薬剤による虚血の管理が可能であるため，PCIを緊急に行う必要は少ない．一方，backgroundレベルの血流欠損を示す症例は心筋壊死を合併することが多い．したがって，血流SPECTでbackground欠損を示す症例には，早急にPCIを行ない心筋壊死の進展を防がなくてはならない．

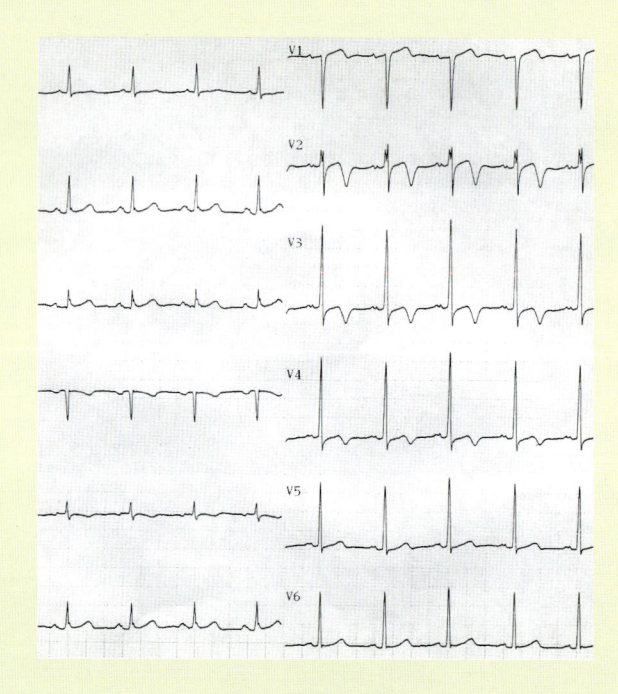

図1　来院時心電図

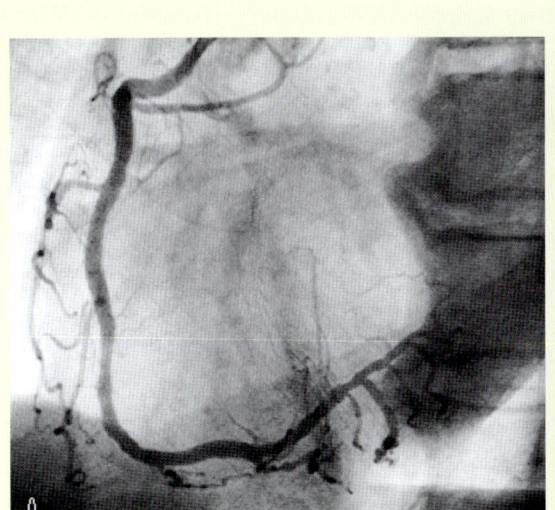

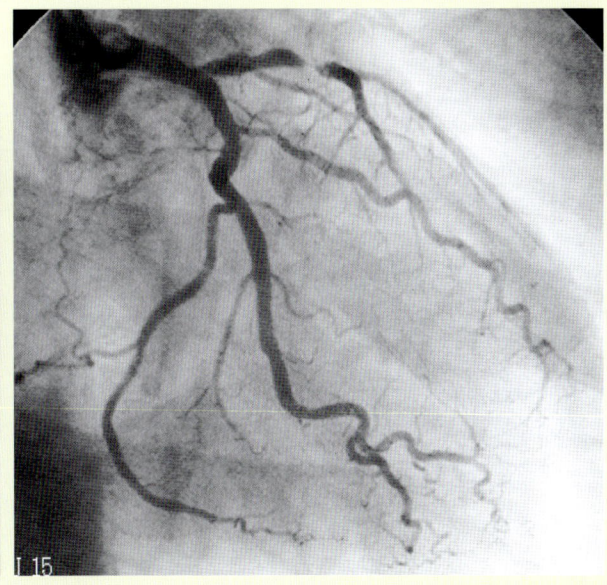

図2　冠動脈造影
左：右冠動脈，右：左冠動脈

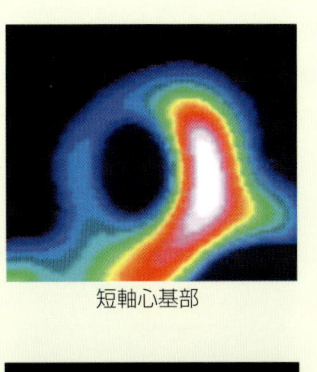

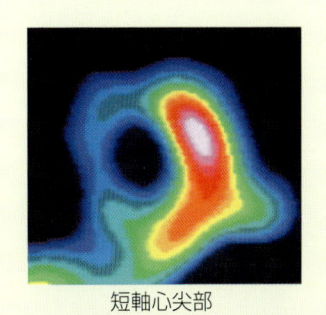

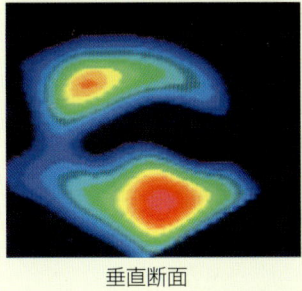

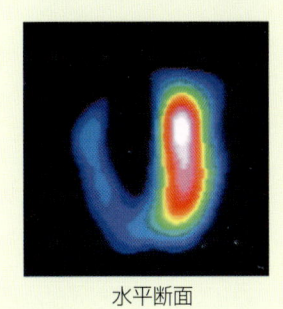

図3　緊急血流SPECT

短軸心基部　　短軸心尖部

垂直断面　　水平断面

3．緊急血流SPECTによる診断

症例9：心筋梗塞の自然再開通

病　　歴

54歳，女性．3年前より高血圧を指摘され治療を受けていた．7日前より労作時に胸痛が出現するようになっていた．午前7時，朝食後突然強い胸痛が出現し，約30分持続した．近医受診し，心筋梗塞の疑いで当センターを受診した．

経　　過

心電図では典型的ST変化はなかったが，V₁からV₄のST上昇が疑われた（図1）．来院時のCPKは正常であったが，トロポニンTは陽性．

冠動脈造影では，左前下行枝AHA分類（8）に90％狭窄がみられ，PCIを行った（図2）．

核医学検査所見

図3は緊急血流SPECTである．左前下行枝の領域である前壁，心尖部，中隔にかけて高度の血流低下がみられる．しかし，残存血流は保たれている．

緊急血流SPECTでは左前下行枝領域に明らかな心筋虚血が認められていたが，SPECT直後に行った冠動脈造影では閉塞や亜閉塞はなく90％狭窄のみであった．病歴より自然再開通が得られた急性心筋梗塞と考えられる．原因は冠スパズムもしくは冠塞栓と考えられるが不明である．

来院時トロポニンT陽性であったため心筋梗塞の診断は確定的であるが，血流SPECTは虚血部の残存血流が認められた．このように血流SPECTで残存血流が存在する心筋梗塞は，CPKの上昇やトロポニン陽性であっても，冠動脈の閉塞がなく前方血流が保たれている場合が多い．自然再開通を示す急性心筋梗塞の予後は一般的に良好である．

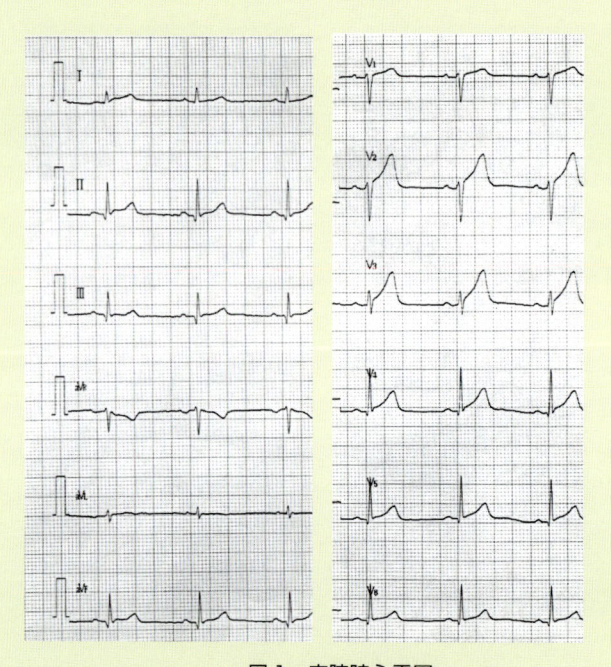

図1　来院時心電図
左：四肢誘導，右：胸部誘導

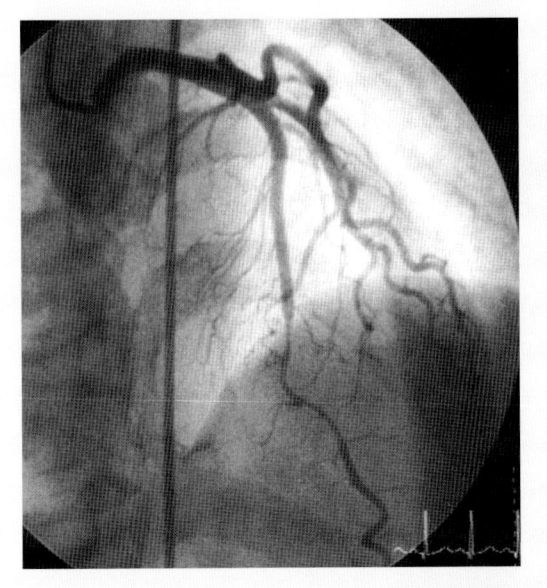

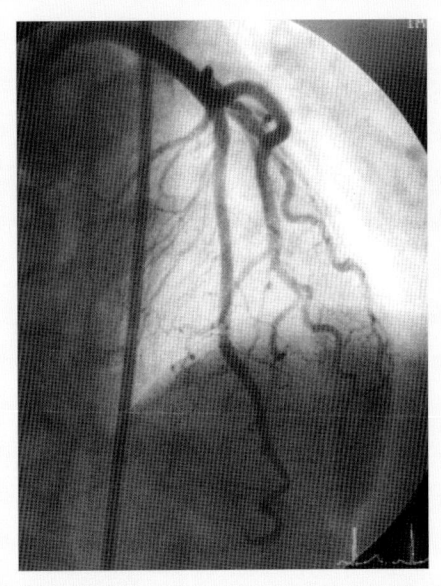

図2　冠動脈造影：左冠動脈
左：PCI前，右：PCI後

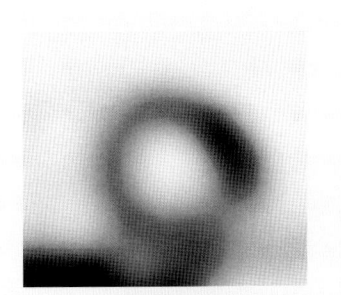

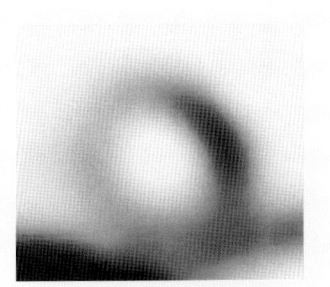

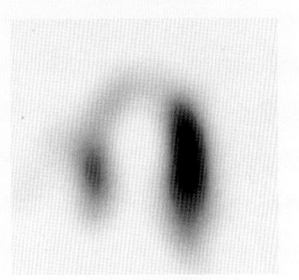

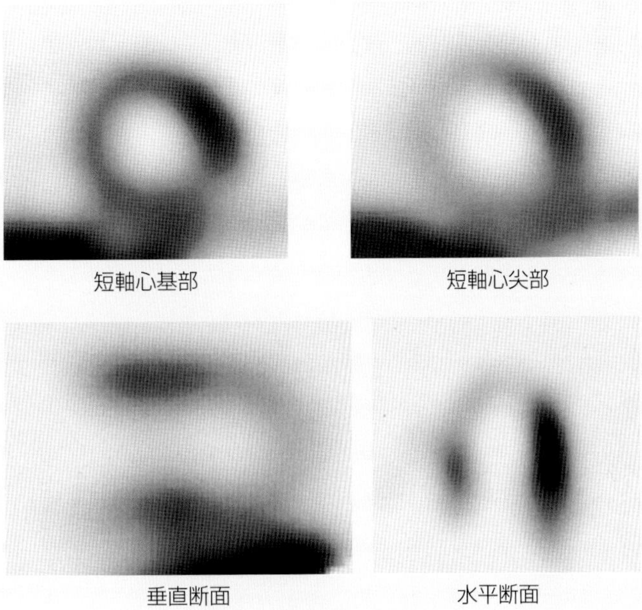

短軸心基部　　　　短軸心尖部

垂直断面　　　　水平断面
図3　緊急血流SPECT

3．緊急血流SPECTによる診断　　69

症例10：来院後心電図変化を示した不安定狭心症

病　　　歴

64歳．男性．1週間前より軽度の労作で胸痛が出現するようになった．昨日より頻度が増加，朝から数回胸痛があったため，当センター救急外来を受診した．

5年前より糖尿病の投薬治療も受けている．タバコ15本．

経　　　過

来院時の心電図では明らかなST変化はなかったが（図1-1），SPECT後胸痛が出現した後の心電図ではV_2からV_4のST低下がみられた（図1-2）．トロポニンは陰性．CPKの上昇もない．冠動脈造影は左前下行枝AHA分類（6）に完全閉塞があり，TIMI grade 0であったため，緊急PCIを施行した（図2）．

核医学検査所見

図3は緊急血流SPECTである．前壁，中隔，心尖部にかけて血流低下がみられる．欠損の程度は中等度から高度のものであるが，残存血流があり，background欠損には至っていない．欠損の広がりは左前下行枝の領域に一致したものである．

本症例では，冠動脈造影時には，左前下行枝に閉塞がみられ，前方血流はなかった．また，側副血行もみられず，冠動脈造影の結果では左前下行枝の血流はないと判定される．しかし，血流SPECTでは，心筋虚血の存在は明らかであったが，残存血流がみられていた．

冠動脈造影の解像度は限られており，完全閉塞所見であっても心筋血流が保たれている症例がある．本症例では，来院後の胸痛出現時にST低下がみられたものの，ST上昇はなかった．冠動脈の閉塞にもかかわらず血流SPECTで虚血部の残存血流がみられており，貫壁性梗塞の発症が防がれたものと考えられる．緊急PCI後もCPKの上昇はみられず，心筋壊死には至らなかった．

血流SPECTで虚血部の残存血流の存在は，PCIなどの治療により心筋壊死を阻止できる重要な所見である．

図1-1 来院時心電図

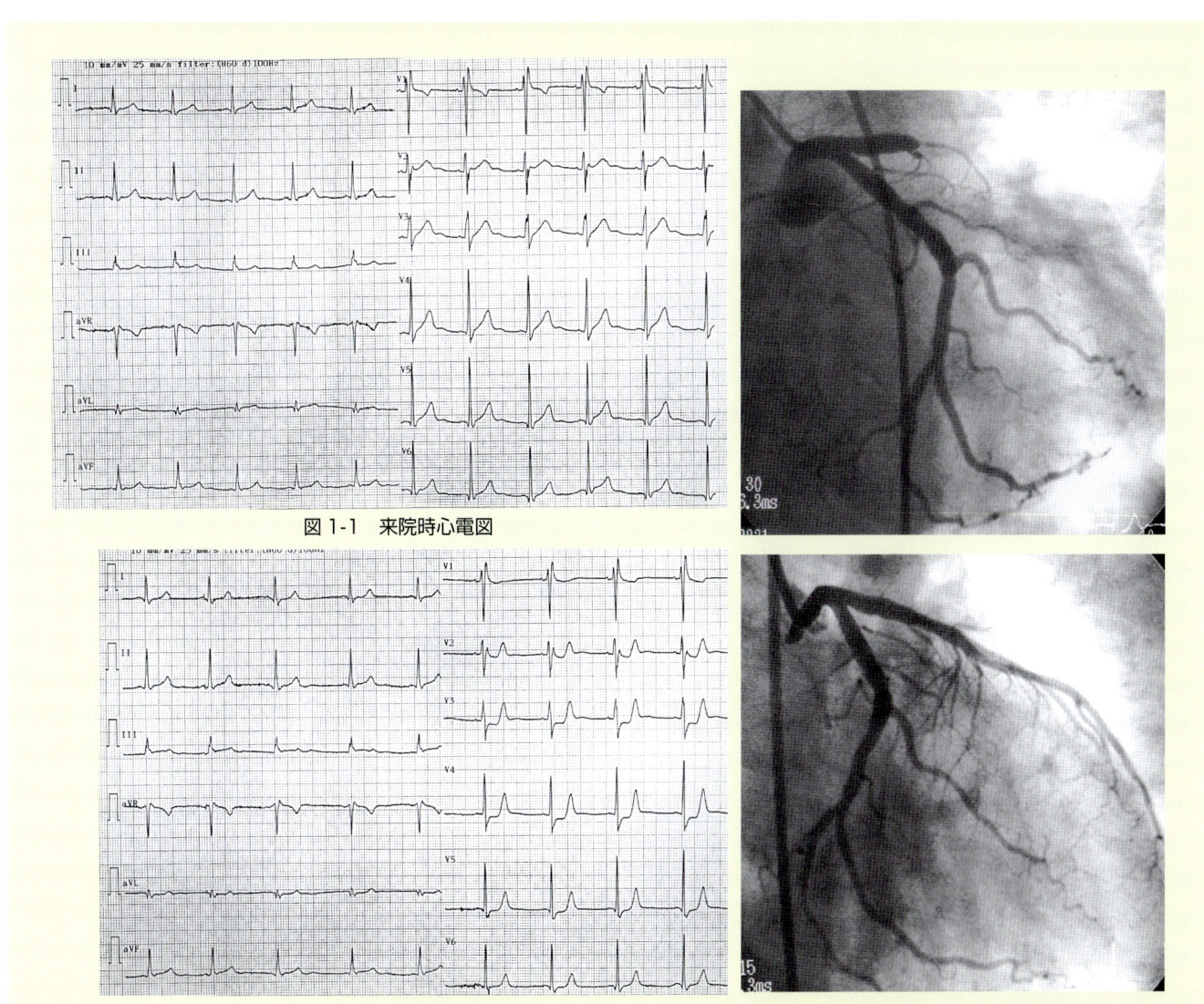

図1-2 胸痛時心電図

図2 冠動脈造影：左冠動脈．
上：PCI前，下：PCI後

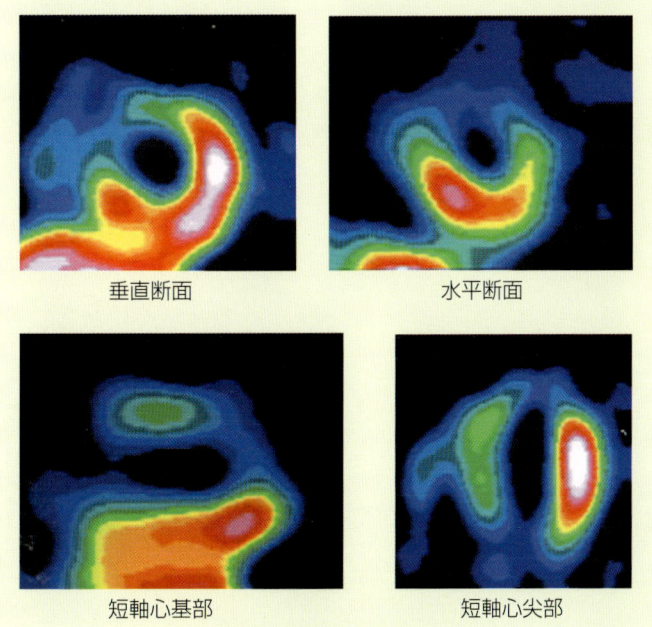

垂直断面　　　　　水平断面

短軸心基部　　　　短軸心尖部

図3 緊急血流SPECT

3．緊急血流SPECTによる診断

●●解　説●●

　不安定狭心症の発症機序は冠動脈プラークの突然の破綻と血栓が想定されており，これは，急性心筋梗塞と同一である[2)3)4)]．そのため，両者は急性冠症候群として一連の疾患群としてまとめて論じられることも多い．しかし，不安定狭心症は心筋梗塞の主病態である心筋壊死を伴わないため，両者の病態は全く異なるものとして扱う必要がある．急性心筋梗塞の治療の主題は虚血の解除と同時に心筋梗塞進展の阻止であり，できるだけ早く再灌流する必要性が強調されている．不安定狭心症の治療目標は虚血の解除であるが，心筋壊死はないため，必ずしも速い侵襲的治療（PCI）が良好な予後につながるとは限らない．薬剤による虚血安定化の後に待機的にPCIを行うことも十分可能である．むしろ，待機的戦略はPCIの成功率を高め，結果的に予後の改善につながる可能性が高い．

　心筋壊死が生じるかどうかは心筋虚血の強さの差によってもたらされるものと考えられる．現在，虚血評価法のゴールドスタンダードとされている冠動脈造影所見は必ずしも心筋虚血の強さを反映しない．冠動脈造影の空間解像能には限界があり，微小循環の評価はできない．心筋虚血の評価には血流SPECTが最も正確な診断法である．^{99m}Tc心筋血流製剤は心筋レベルの血流を反映すると同時に，心筋への取り込みには心筋細胞の生存性（viability）が必要である．壊死に陥った心筋では^{99m}Tcの取り込みはない．したがって，^{99m}Tcの取り込みが完全に消失していれば，冠動脈造影で血流がみられても心筋viabilityは保たれていないと判断できる．逆に，^{99m}Tcの取り込みが消失していなければ，血管閉塞があってもviabilityは保たれているためPCIの意義は高い．

　われわれが行った検討では，緊急血流SPECTによる急性心筋梗塞（CPKの正常値3倍以上の上昇）の診断率は100％であり，その96％で心筋の一部がbackground欠損を示していた．Varreto等も同様の有用性を報告している[5)]．一方，高度冠狭窄病変を有する不安定狭心症は92％の症例で局所的低血流が観察された．しかし，その大半は血流SPECTの虚血部で，background欠損を示すことは稀で，中等度から軽度の血流低下に留まっており，残存血流が存在していた．残る8％の症例は冠高度狭窄があったが，血流低下はなかった．

　このように緊急血流SPECTは，その時点の心筋虚血の強さを示している．background欠損がみられたら心筋壊死が生じている可能性が高いと判断できるため，直ちに冠動脈造影やPCIが必要となる．緊急血流SPECTで軽度の血流低下や正常血流が観察されたときは，まず，薬剤による症状安定化をはかり，精査治療を計画するべきであろう．

　緊急血流SPECTは必ずしも冠動脈狭窄を検出する手段ではない．その画像から心筋虚血の存在，広がり，強さ，さらに，心筋壊死を伴うものかどうかが判断されるため，急性冠症候群に対する治療戦略の決定に重要な判断根拠となる．

●●ポイント●●

　緊急血流SPECTによる急性冠症候群の診断は，心筋梗塞に対しては100％のsensitivityを，不安定狭心症に対しては92％のsensitivityをもつ有用な初期診断法である．しかし，両者の血流欠損には明らかな差が存在し，血流SPECTの欠損の程度によりおおまかな病態の分類が可能である．background欠損は進行性の心筋壊死を示しており，迅速な冠動脈造影やPCIの必要がある．軽度の血流低下では心筋壊死を合併することはなく，薬剤による病状安定化を優先し，その後PCI戦略をたてるべき虚血であろう．

●参考文献●

1) Boden WE et al. : Outcomes in patients with acute non-Q-wave myocardial infarction randomly assigned to an invasive as compared with a conservative management strategy. N Eng J Med 338: 1785-92, 2000
2) Yamada N . Plaque formation and its rupture.Intern Med 39(4) : 335-6, 2000
3) Kodama K et al. The role of plaque rupture in the development of acute coronary syndrome evaluated by the coronary angioscope.Intern Med 39(4) : 333-5, 2000
4) Zaman A et al. : The role of plaque rupture and thrombosis in coronary artery disease.Atherosclerosis 149 (2) : 251-66, 2000
5) Varretto T, Cantalupi D, Altieri A et al. : Emergency room technetium-99m sestamibi imaging to roule out acute myocardial ischemic events in patients with nondiagnostic electrocardiograms. J Am Coll Cardiol 22 :1804-8, 1993

2）緊急血流SPECTによる虚血リスクの分類：急性心筋梗塞

　急性冠症候群では治療戦略の決定と，患者管理においてリスク分類は極めて重要である．虚血の広がりと程度を正確に知れば，PCIの適応の有無だけではなく，IABPやPCPSなどの機械的心サポートの必要性が正確に判断できる．
　以下に様々な虚血リスクを示した急性心筋梗塞の心筋血流SPECTを提示する．

症例1：虚血リスクの低い前壁心筋梗塞

病　　　歴
　74歳．男性．数日前より労作に関係なく胸痛が出現していたが，放置していた．7時間前，散歩中に突然胸痛が出現し，軽快しないため，当センター救急外来を受診した．
　10年以上前から糖尿病と高血圧の投薬治療を受けている．

経　　　過
　心電図では明らかなST上昇はなし．トロポニンは陽性．来院時CPKは270 IU/L．冠動脈造影は左前下行枝AHA分類（7）に亜閉塞があり，TIMI grade 3であった．

核医学検査所見
　図1は3方向の緊急血流SPECT像である．心尖部の血流低下があるが，残存血流が保たれており，虚血範囲も狭い．血流SPECTによる虚血リスクは低いと判定される．下後壁の血流がやや低下しているが，有意虚血所見とはいえない．

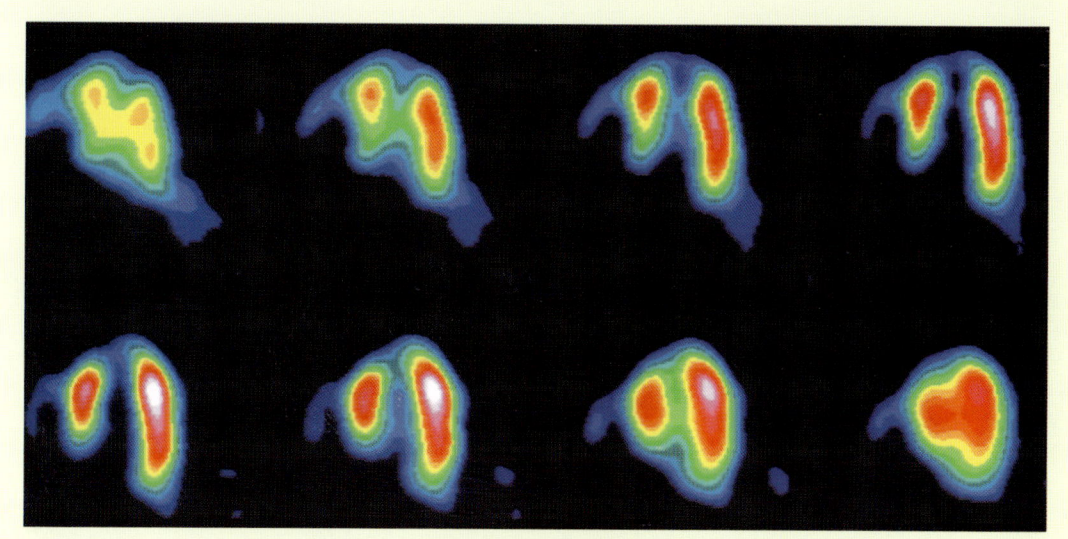

図1-1 緊急血流SPECT短軸断層（症例1）

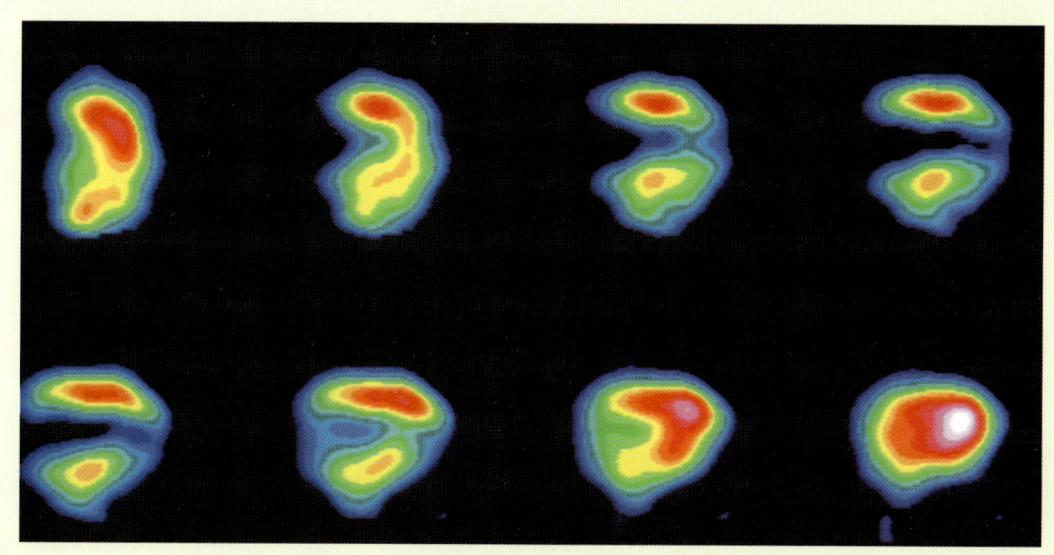

図1-2 緊急血流SPECT垂直断層（症例1）

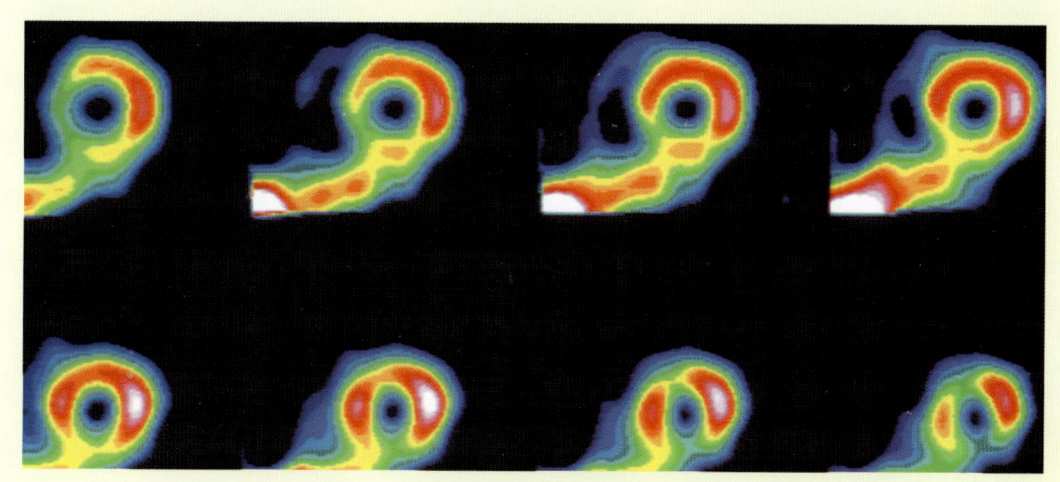

図1-3 緊急血流SPECT水平断層（症例1）

3．緊急血流SPECTによる診断

症例2：入院後心破裂を合併した，虚血リスクの高い前壁心筋梗塞

病　　　歴

64歳，女性．過去に胸痛はなかったが，1時間前，テレビ観賞中に突然胸痛が出現し，軽快しないため，当センター救急外来を受診した．

5年以上前から高脂血症と高血圧の投薬治療を受けている．

経　　　過

心電図では前胸部誘導の著明なST上昇がみられた．来院時のトロポニンは陰性．CPKの上昇もない．冠動脈造影は左前下行枝AHA分類（6）に完全閉塞があり，TIMI grade 0であった（図2-1）．副血行もなし．

核医学検査所見

図2-2は緊急血流SPECT短軸断層像である．前壁，中隔および心尖部にわたる広範は血流欠損がみられる．欠損は極めて高度であり，残存心筋血流を全く認めない．血流SPECTによる虚血リスクは極めて高いと判定される．

PCIによる再灌流治療を行い，IABPによる管理を行っていたが，翌日心室中隔穿孔を合併し，死亡した．

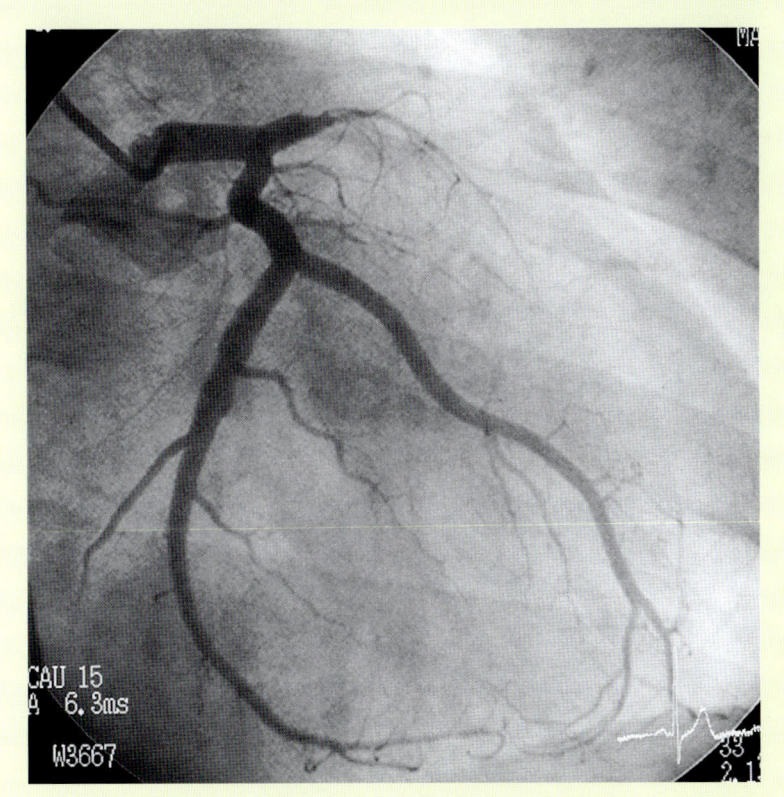

図2-1　冠動脈造影：左冠動脈PCI前（症例2）

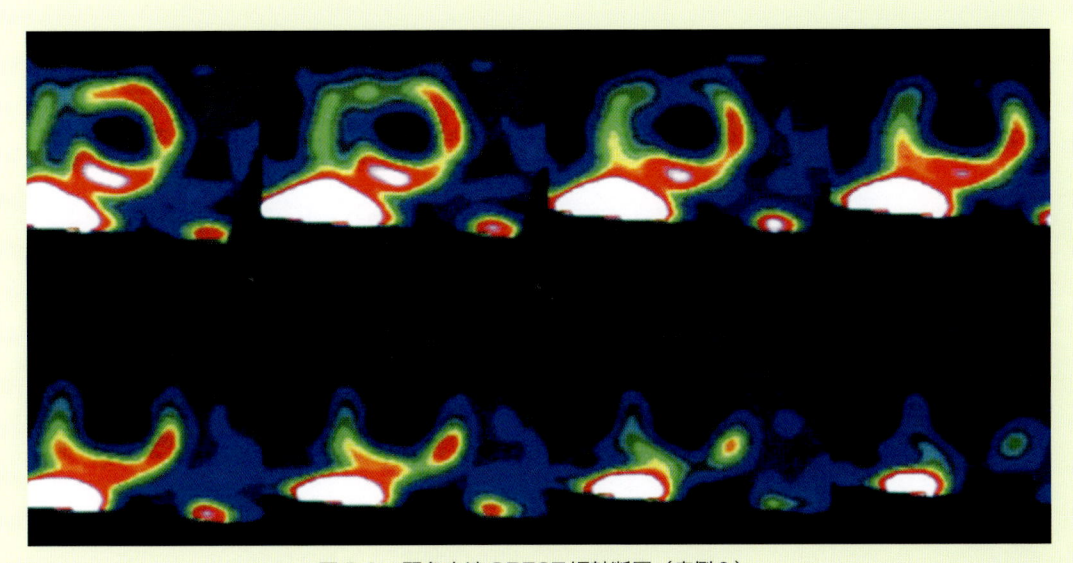

図2-1　緊急血流SPECT短軸断層（症例2）

3．緊急血流SPECTによる診断　77

症例3：虚血リスクの極めて高い左主幹部心筋梗塞

病　　歴

77歳．女性．過去に胸痛の経験なく治療歴はなかったが，午前7時，起床後テレビ観賞中に突然胸痛が出現し，冷汗を伴い軽快しないため，当センター救急外来を受診した．

経　　過

心電図では下壁および広範前胸部誘導でST上昇がみられた（図3-1）．来院時のトロポニンは陰性．CPKの上昇もない．冠動脈造影の初回造影では左主幹部AHA分類（5）に血栓による完全閉塞が認められたが，その後血栓は末梢へ流れ，再灌流した．左主幹部に器質的狭窄はなく，血栓性の閉塞であった（図3-2）．

核医学検査所見

図3-3は緊急血流SPECT短軸断層像である．右冠動脈の支配領域である下壁以外の広範な領域で，血流欠損がみられる．欠損は極めて高度であり，残存心筋血流を全く認めない．血流SPECTによる虚血リスクは極めて高いと判定されたため，血圧は安定していたが，冠動脈造影の前にまずPCPSとIABPを施行した．

冠動脈造影では初回試験造影で血栓性閉塞がみられたが，造影後血栓は速やかに末梢へ流出し，TIMI grade 3の再灌流が得られたため，PCIは不要であった．血栓消失後の血流は良好であったが，IABPやPCPSによる機械的サポートを持続した．しかし，その後血圧が次第に低下し，低拍出状態となり3日後に心不全死した．

左主幹部の急性心筋梗塞の予後は，再灌流治療が普及した現在でも不良である．本症例は血流SEPCTで左主幹部の虚血が判明したため，冠動脈造影の前にPCPSとIABPによる機械的心サポートを行い，再灌流時間は4時間，再灌流状態も良好であったが，結果的には低拍出の出現を予防できなかった．

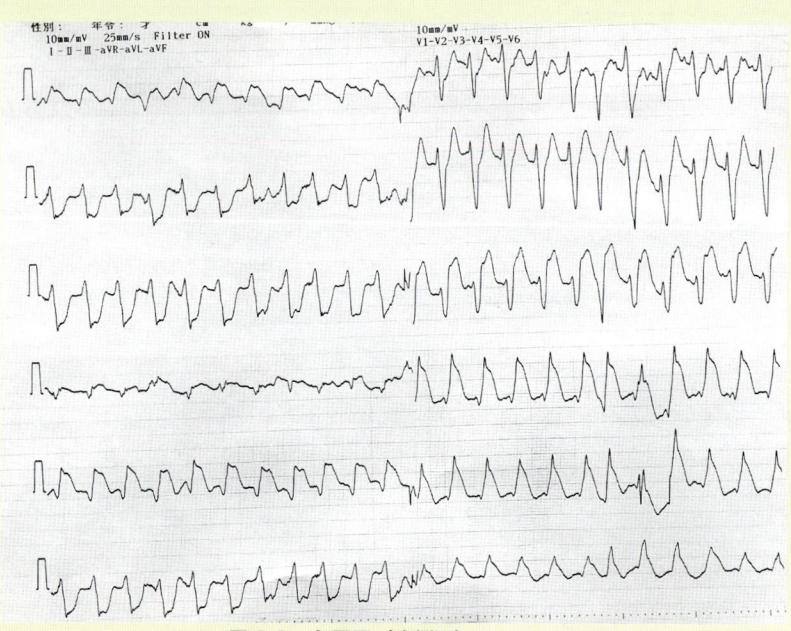

図3-1　心電図（症例3）

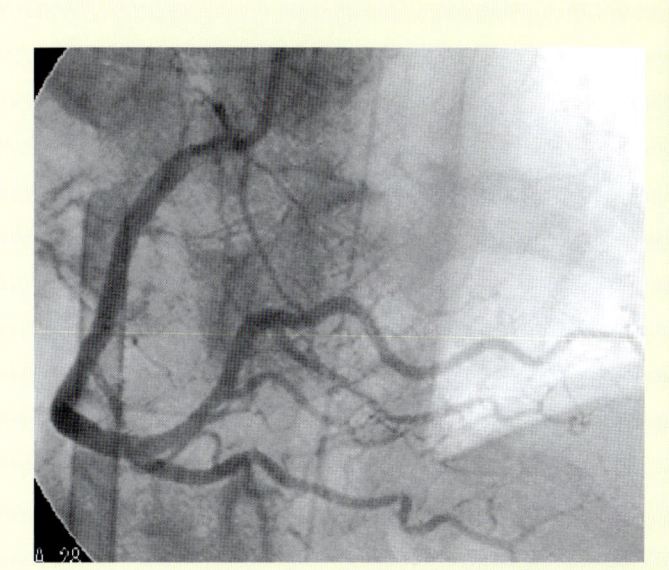

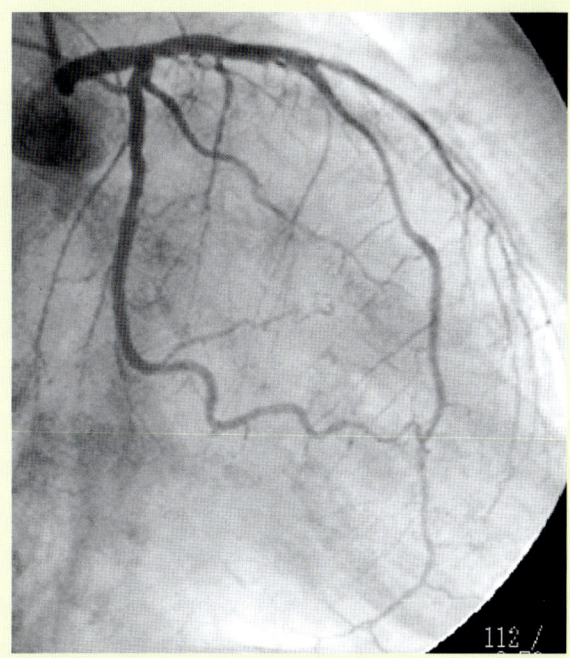

図3-2 冠動脈造影：左冠動脈試験造影後（症例3）

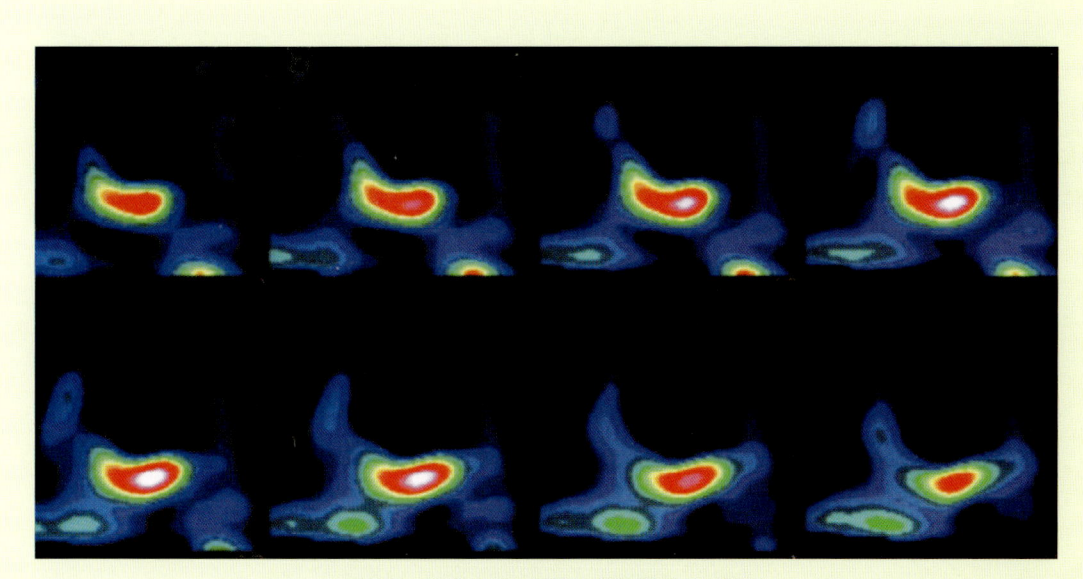

図3-3 緊急血流SPECT短軸断層（症例3）

3．緊急血流SPECTによる診断

症例4：平均的虚血リスクを示した下壁心筋梗塞

病　　歴

　67歳，男性．3年前より糖尿病と高血圧の治療を受けていた．過去に胸痛の経験はなかったが，午前6時，胸痛で覚醒し，冷汗を伴った．その後も軽快しないため，当センター救急外来を受診した．

経　　過

　心電図では下壁誘導でST上昇はなく，狭いQ波を認め，V₅とV₆でST低下がみられた（図4-1）．来院時のトロポニンは陽性．CPKの上昇はなかった．冠動脈造影では，右冠動脈AHA分類（1）に完全閉塞が認められた，TIMI　grade 0であった（図4-2）．左室造影では下壁のhypokinesiaがみられ，EFは60％であった．

核医学検査所見

　図4-3は緊急血流SPECT短軸断層像である．下壁に強い血流欠損が認められる．心基部側では残存血流は消失しているが，心尖部よりで残存血流が僅かにみられる．欠損の範囲は大きくはない．

　本症例は右冠動脈の閉塞による急性心筋梗塞にみられる平均的血流欠損である．虚血リスク範囲は大きくはない．房室ブロックなどの不整脈を管理すれば，PCI後の管理は容易である．心不全などの合併症を起こす可能性は少なく，入院期間も短時間でよい症例である．

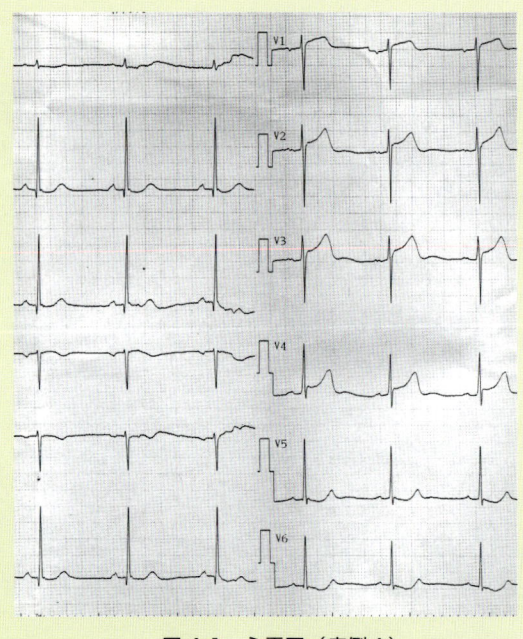

図4-1　心電図（症例4）

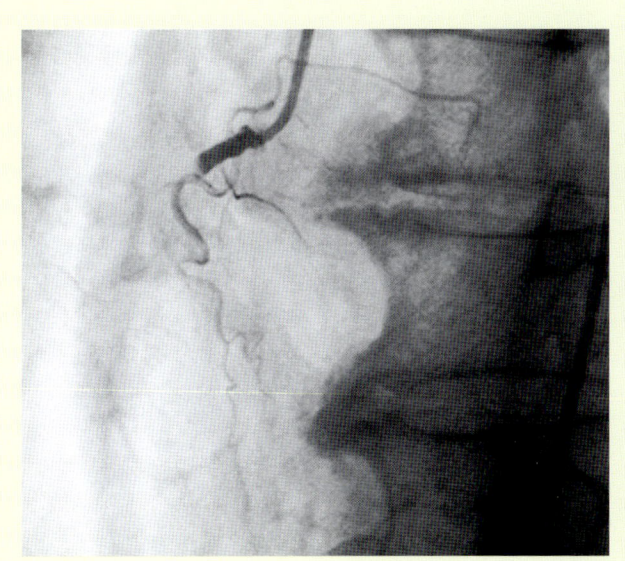

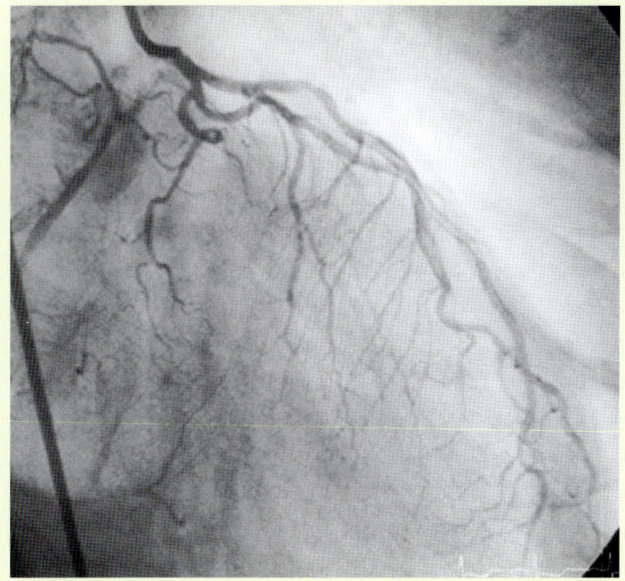

図4-2 冠動脈造影（症例4）
　　　左：右冠動脈試
　　　右：左冠動脈

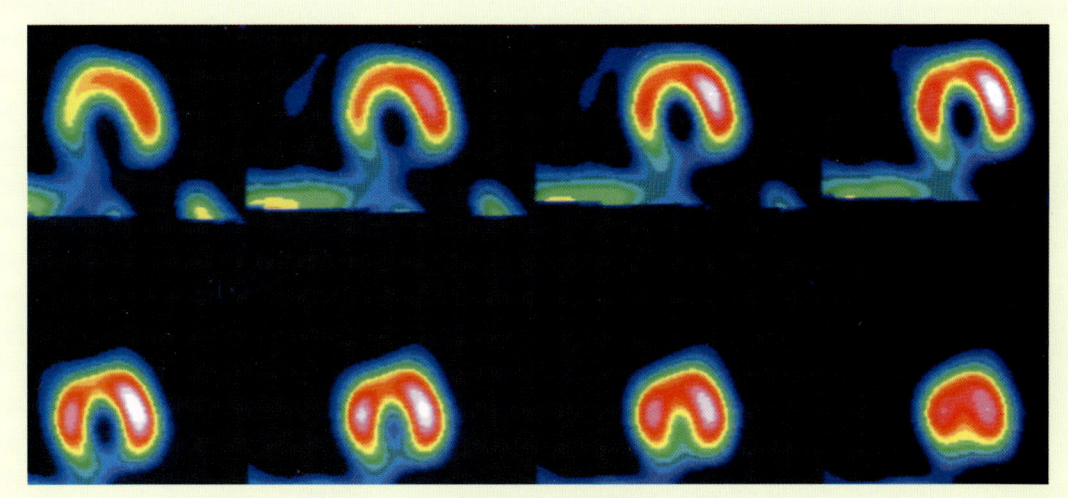

図4-3 緊急血流SPECT短軸断層（症例4）

症例5：広範な虚血リスクを示した下壁心筋梗塞

病　　歴
　75歳，男性．10年前より高血圧の治療を受けていた．過去に胸痛の経験はなかったが，午前8時，朝食後，突然胸痛が出現し，嘔吐した．その後も胸痛が軽快しないため，当センター救急外来を受診した．

経　　過
　心電図では下壁誘導でST上昇がみられた．来院時のトロポニンは陽性．CPKの上昇はなかった．冠動脈造影では，右冠動脈AHA分類（4）に完全閉塞が認められた，TIMI　grade 0であった．左室造影では下壁，後側壁のakinesiaがみられ，EFは32％であった．

核医学検査所見
　図5は緊急血流SPECT短軸断層像である．下壁から後側壁にかけて広範な血流欠損がみられる．欠損の範囲は大きく，欠損の程度も強い．残存血流はみられない．
　右冠動脈AHA分類（4）を責任病変とした急性心筋梗塞である．冠動脈では末梢病変であるが，血流SEPCTによる虚血のリスクは高い．
　PCIによる再灌流治療を施行したが，その後心機能低下が持続し，さらに，心室頻拍が出現しICD植え込みを必要とした．
　虚血のリスクを判定するのはあくまでも心筋レベルの虚血の広がりが重要である．冠動脈で末梢病変であっても，必ずしもリスクが低いとは限らない．血流SPECTで広い虚血がみられたら，リスクは高いと判断すべきであり，慎重な管理が必要である．

症例6：虚血リスクの低い側壁心筋梗塞

病　　歴
　42歳．男性．過去に胸痛の経験はなかったが，午前11時，会議の途中，突然胸痛が出現し，その後も胸痛が軽快しないため，当センター救急外来を受診した．

経　　過
　心電図では明らかなST上昇はなかった．来院時のトロポニンは陰性．CPKの上昇もなかった．心エコーでも壁運動障害はなかった．冠動脈造影では，左回旋枝AHA分類（13）に完全閉塞が認められ，TIMI　grade 0であった．左室造影では後側壁のakinesiaがみられ，EFは58％であった．

核医学検査所見
　図6は緊急血流SPECT短軸断層像である．後側壁に明瞭な血流欠損が認められる．しかし，欠損の範囲は小さく，欠損の程度も強くはない．
　左回旋枝の急性心筋梗塞は，心電図や心エコーでは診断できない場合がある．本症例もST上昇がなく，心エコーでも明らかな壁運動障害はなかった．しかし，血流SPECTでは明瞭な血流欠損が観察され，心筋虚血の存在が的確に診断された．
　血流欠損は小さなものであり，欠損の程度も強くないため，虚血のリスクとしては低いと判断される．PCIによる再灌流が成功すれば，数日の入院で通常の生活に復帰できると判断されるものである．

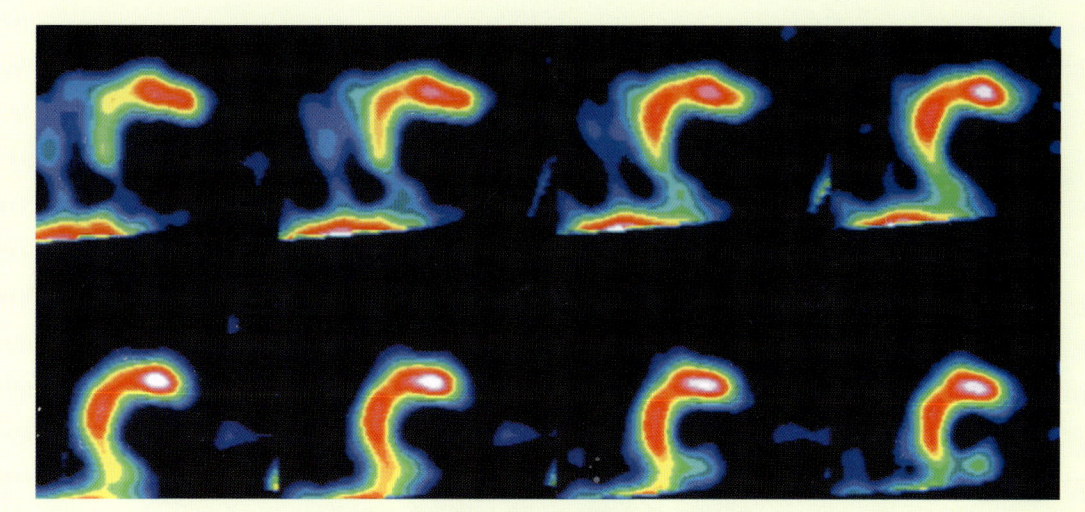

図5 緊急血流SPECT短軸断層（症例5）

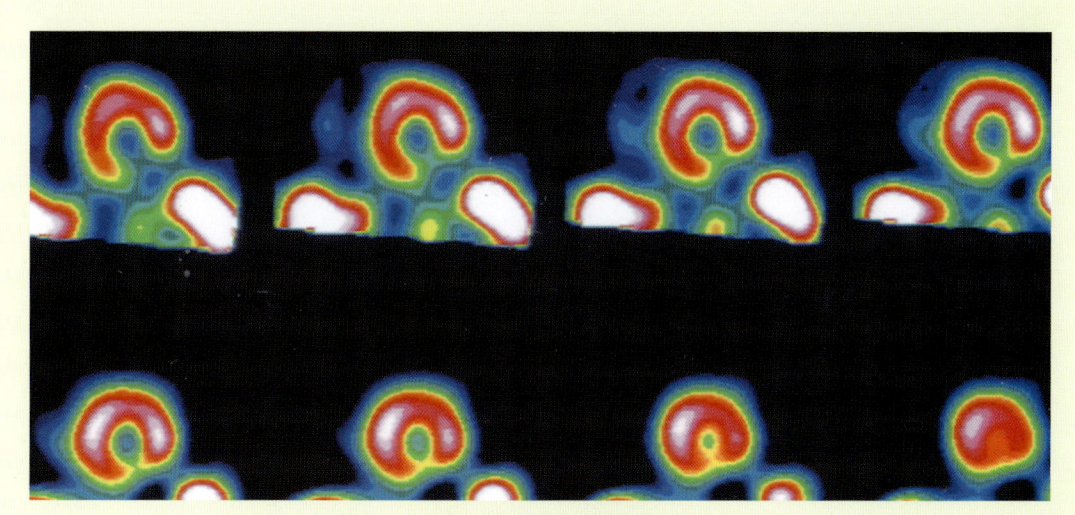

図6 緊急血流SPECT短軸断層（症例6）

3．緊急血流SPECTによる診断 83

●●解　　説●●

　現在，急性心筋梗塞に対する初期治療として，再灌流治療（特にPCIによる再灌流）は必然ともなっている．しかし，PCIに成功すればすべての治療が終了するわけではない．リスクに応じた的確な後治療が必要である．高いリスク患者では機械的心サポートを必要とする一方で，低リスクの患者では，極論すれば，リハビリの必要もない．

　急性心筋梗塞患者のリスク分類には，ST上昇の有無およびその部位と広がりを根拠に判断されるのが最も基本的な方法である．しかし，心電図は必ずしも虚血の重症度と相関は示さない．心エコーによる心筋機能障害の程度と広がりも重要な根拠であるが，壁運動障害は虚血に敏感であるため，虚血の程度を過大評価する傾向があり，リスク分類には必ずしも適当ではない．血流SPECTによる来院時の虚血の程度と広がりが，最も正確なリスク分類法であると考えられる．

　症例1から症例6で提示したように，急性心筋梗塞の虚血は極めて多様である．同じような左前下行枝の近位部閉塞による心筋梗塞でも，血流SPECTによる心筋血流は，個人により大きな差がみられる．冠動脈の閉塞部位とSPECTの欠損量とは必ずしも一致しない．SPECTで虚血が広く，強ければ，再灌流治療に成功しても，心不全や心室頻拍など悪性不整脈の発生頻度が高いため，慎重なCCU管理が必要である．

　われわれの経験では，急性期に心破裂を生じた症例は，症例2で提示したような強い血流欠損を示した例に限られている．このような再灌流前の虚血が強い症例では，再灌流に成功してもIABPなど機械的心サポートにより心破裂の予防を考慮する必要がある．症例3では，血流SPECTで広範な強い虚血がみられたため，血行動態が安定していたにもかかわらず，PCI前にPCPSを導入し心不全の予防を試みたが，結果的に心不全を発症し，死亡を予防できなかった．一方，症例1や症例4のように再灌流前の虚血が軽度であれば，再灌流後の経過は順調である可能性が高いため，クリニカルパスの適応症例となる．

　われわれの検討では，再灌流前の血流SPECTによる欠損の広がりは，院内および長期予後と密接な関係がみられている．これは，再灌流時間とは関係がなかった．PCI（再灌流治療）の効果が良好な症例の多くは，治療前の血流SPECTでの虚血リスクが高くない症例である．血流SPECTで高リスクを示す症例は，再灌流治療後早期にβブロッカー，ACEI，AIIブロッカーの導入により，心不全の発現を予防する努力が必要である．

●●ポイント●●

　緊急血流SPECTは，100%のsensitivityをもつ有用な急性心筋梗塞の初期診断法であるが，むしろ，急性心筋梗塞患者のリスク分類に意義が高い．強い欠損を示す症例は，発症早期に再灌流治療が成功しても，その後の合併症発生の危険性が高いため，慎重な管理が必要である．

付：リスク領域と予後

　現在，急性心筋梗塞に対する再灌流治療は予後を改善するとのエビデンスが多数報告されている．しかし，再灌流治療を行ったすべての症例で良好な予後が期待できるわけではない．再灌流治療を行ったにもかかわらず，心筋救出が不良で，大きい梗塞サイズが生じ，その結果，低左室機能が持続する症例も存在する．

　我々は，再灌流治療を行った急性心筋梗塞患者143例を対象として，来院時のリスク領域の広がりと予後との関連を検討した．入院中の心不全，死亡および心室頻拍などの重大心事故の発生は46例に認められた．重大心事故の発生した症例での血流欠損スコアーは39であり，心事故のない症例での血流欠損スコアー31に比し，有意に強い虚血を示した．

　また，虚血の広がりも，心事故例8.7に対し無事故6.9分節であり，心事故例は大きいリスク領域を示した．一方，入院時の左室EFは心事故例47%に対し無事故例50%であり，両者に差はなかった（図1）．

　発症1年後の長期予後の検討においても，死亡例の入院時血流欠損スコアーは58であり，非死亡例33に対し，有意に大であった．虚血の広がりも死亡例14.6分節であり，非死亡例6.9分節に比し，有意に大であった．入院時の左室EFは死亡例39%に対し無事故例49%であり，死亡例で低値の傾向を認めるものの両者に有意差はなかった（図2）．

　このように再灌流治療前の虚血の広がりは予後と密接な関連がある．したがって，緊急心筋血流SPECTで広範かつ高度の虚血を示す，いわゆる高リスク症例では，再灌流治療後の管理に慎重を期さねばならない．入院後早期からβ遮断薬やACEIなどの薬剤治療を併用し，左室リモデリングの予防を図るべきである．

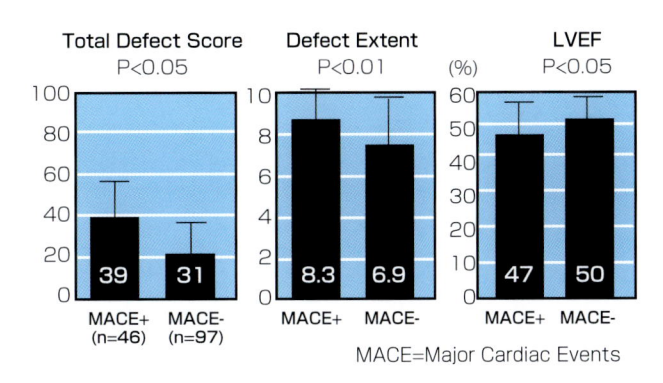

図1　入院中の重大心事故（死亡，心不全，心室心拍）発生と入院時血流SPECTおよび左室EFの関係

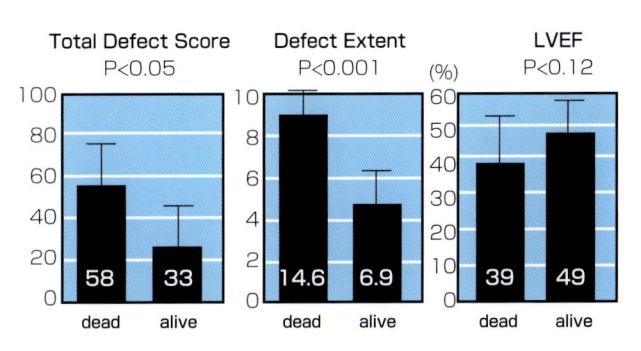

図2　1年間の長期観察における死亡と入院時血流SPECTおよび左室EFの関係

3）非虚血性心疾患

（1）たこつぼ様一過性収縮障害

症例1：たこつぼ様一過性収縮障害（1）

病　　歴

71歳，女性．生来健康であり，過去に心疾患の指摘を受けたことは無かった．約5年前より，趣味として舞踊を行っていた．一週間後に発表会が近づいたため，熱心に舞踊の練習を行っていた．稽古の途中，突然胸痛が出現し，消失しないため救急車で当センターを受診した．

経　　過

来院時血液検査：WBC8,000，CPK 319 IU／L，CK-MB 38，GOT 50，GPT 28

来院時心電図は（図1）は胸部誘導V_3からV_6にかけて，T波の陰転化がみられた．心エコーではEF40%，EDV92ml，心尖部の壁運動が低下していた．

冠動脈造影（図2）有意冠動脈狭窄はなく，正常であった．左室造影（図3）は心尖部を中心としてdyskinesiaを呈していた．

核医学検査所見

緊急血流SPECT（図4）では，心尖部の血流が高度に低下している．一見，左前下行枝の心筋梗塞に類似した所見である．しかし，心室中隔や前壁の基部は血流がよく保たれており，欠損と正常部との境界が明瞭である．灌流欠損は，あくまでも心尖部に限局しているため，左前下行枝の心筋梗塞と印象が異なる．また，灌流欠損の程度は心筋梗塞に比べるとやや軽度であり，残存血流が認められる．心電図ゲートSPECTによる左室壁運動の立体表示では（図5），左室造影と同様に心尖部の壁運動障害が観察される．

入院5日後に行ったMIBG SPECT（図6）は，^{99m}Tc tetrofosmin SPECTでみられた灌流欠損の部位に一致した完全欠損がみられる．これは心交感神経の強い障害を示す所見である．交感神経の障害は灌流欠損より，範囲が大きく，程度も強い．

約6ヵ月後の慢性期に行った血流SPECT（図7）では，急性期にみられた灌流欠損はほぼ消失している．MIBG SPECT（図8）でも取り込みは明らかに改善しているが，依然として心尖部の取り込みは低下した状態が続いている．

経時的観察の結果，交感神経の機能回復は血流より遅れることが明らかである．

解　　説

たこつぼ様一過性収縮障害は，たこつぼ型心筋症と呼ばれることも多い．必ずしも稀な病態ではないが，その機序は明らかにされておらず，世界的に共通する診断名も確立していない．

たこつぼ型心筋症の臨床的特徴を箇条書きにすると，

1）急性心筋梗塞を疑わせる症状で発症する．心電図でST上昇やT波陰転がみられ，QT延長を伴うことが多い．
2）心筋逸脱酵素は上昇するが軽度に留まる．
3）心エコーや左室造影で心尖部に限局した無収縮と心基部の過収縮がみられ，たこつぼ状の形態をとる．
4）冠状動脈には有意狭窄はない．
5）圧倒的に女性が多い．
6）精神的ストレスが誘因となる例が多い．
7）大半の症例で，収縮障害は一ヵ月以内に回復し，ほぼ正常機能へと復帰する．
8）再発は極めて稀である．

図1　来院時心電図

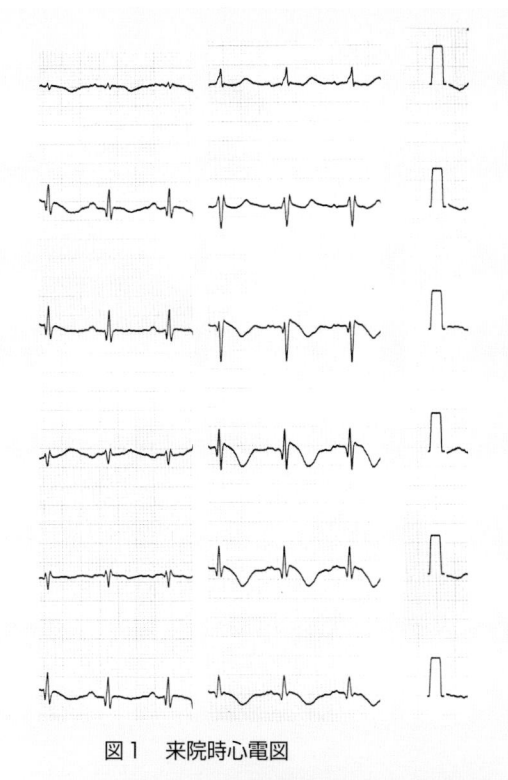

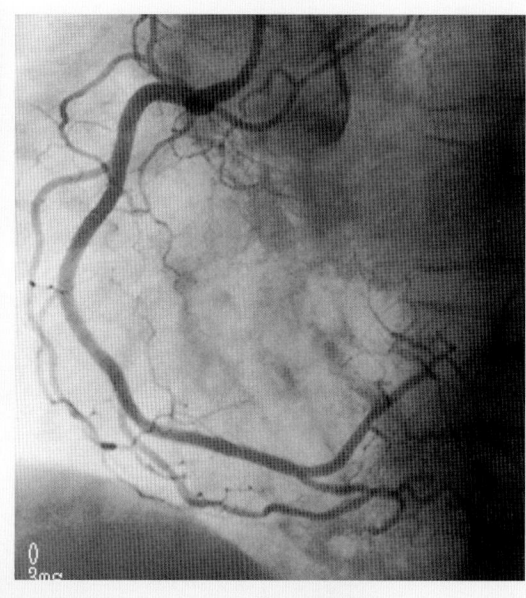

図2　冠動脈造影
　　　左：左冠動脈，右：右冠動脈

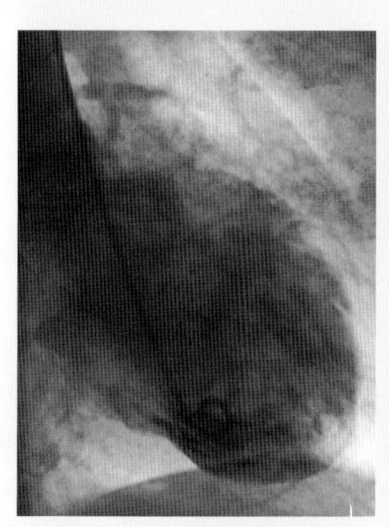

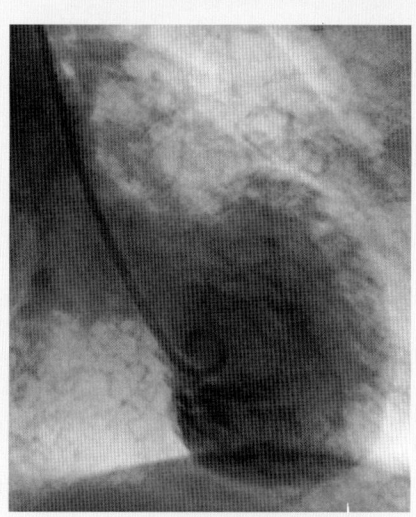

図3　左室造影
　　　左：拡張期，右：収縮期

3．緊急血流SPECTによる診断　　87

われわれは現在まで約30例のたこつぼ様一過性収縮障害患者に対して，血流SPECTとMIBG SPECTを用いた検討を行った．その結果，全症例において，急性期には収縮障害を示す心尖部に一致して，灌流低下が確認された．灌流欠損の程度は急性心筋梗塞より軽度であり，ある程度の残存血流が認められた．血流SPECT所見は，たこつぼ様収縮障害の原因が心筋虚血であることを示している．灌流欠損の出現部位は，左前下行枝末梢の閉塞による急性心筋梗塞と類似しているが，たこつぼ様収縮障害では壁運動障害（多くは心尖部のdyskinesiaが観察される）の程度に比較して，灌流欠損の程度が軽い．一方，急性心筋梗塞では壁運動障害の程度と灌流欠損の程度は比例する．

急性期のMIBG SPECTでは，収縮障害部の欠損がみられ，交感神経は除神経の状態になっている．多くの症例では灌流欠損より，MIBGの欠損範囲は広く，欠損の程度も高度である．

経時的に観察すると，大半の症例では，急性期にみられる壁運動障害と心筋血流は1カ月以内に回復し，正常まで復帰する．両者の回復は平行して起こる．一方，交感神経障害は壁運動や血流の回復より遅れて回復する．

たこつぼ様一過性収縮障害患者の発症要因として，冠攣縮，微小冠動脈の攣縮，心筋炎，心臓交感神経の過剰反応などが想定されているが，その病態は未だ明らかではない．

SPECTを用いたわれわれの検討結果では，たこつぼ様収縮障害でみられる心尖部を中心とした障害部は，冠動脈走行よりもむしろ心交感神経の走行に一致していた．また，急性期にみられる灌流欠損とMIBG欠損は，原則として可逆的なものであった．心筋梗塞時にみられる虚血による交感神経障害は，神経組織の解剖学的損傷を受けているため可逆性はない．一方，可逆的な交感神経障害を呈するたこつぼ様収縮障害はあくまで機能的障害であり，両者のMIBG欠損の成立機序は明らかに異なっている．たこつぼ様収縮障害は急性期の強い壁運動障害にもかかわらず，同程度の壁運動障害を呈する心筋梗塞と異なり心筋血流は完全欠損には至らない．これは心筋viabilityが保たれている証拠である．

したがって，たこつぼ様一過性収縮障害の発症機序は，何らかの情動ストレスを契機とした心交感神経の過剰反応による突然カテコラミンの過剰放出が起こることが引き金になると想定される．MIBGの欠損は，交感神経末端のノルエピネフリン貯留のう胞からノルエピネフリンが放出され，枯渇した状態を反映する所見である．心筋梗塞でみられるMIBG欠損は虚血による神経細胞組織が損傷を受けるため永続的な欠損となるが，カテコラミンの過剰放出の結果であるMIBG欠損は一時的なものであるため，慢性期には再びMIBGの取り込みが回復する．MIBGで欠損を示すカテコラミンの過剰放出部では，強い微小冠動脈の攣縮が生じる．その結果として心筋虚血が生じ，さらには，収縮障害が成立しているものと考えられる．交感神経は心全体に分布しているため，何故，心尖部のみに過剰なノルエピネフリンの放出が生じるのか，その原因は不明である．心尖部に分布する交感神経は右星状神経節からの末端分枝である．強い情動ストレスと右星状神経節の末端分枝におけるノルエピネフリンの過剰分泌には何らかの関係があるものと想像されるが，その機構は明らかではない．

ポイント

たこつぼ様一過性収縮障害は急性心筋梗塞と紛らわしい臨床像を呈するが，基本的に冠動脈の閉塞はなく，予後も良好な疾患である．冠動脈造影は不要であり，血栓溶解剤の投与はむしろ危険である．心電図ゲート法を併用した緊急血流SPECTによる特徴的な灌流低下と壁運動障害は，たこつぼ様一過性収縮障害の正確な診断のために極めて有用である．

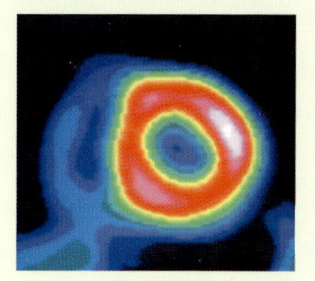

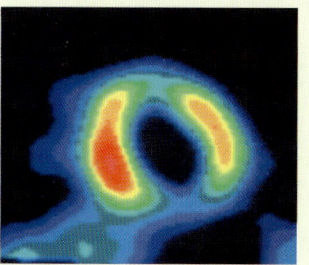

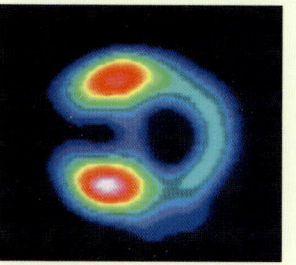

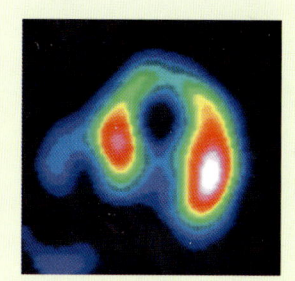

図4 緊急血流SPECT

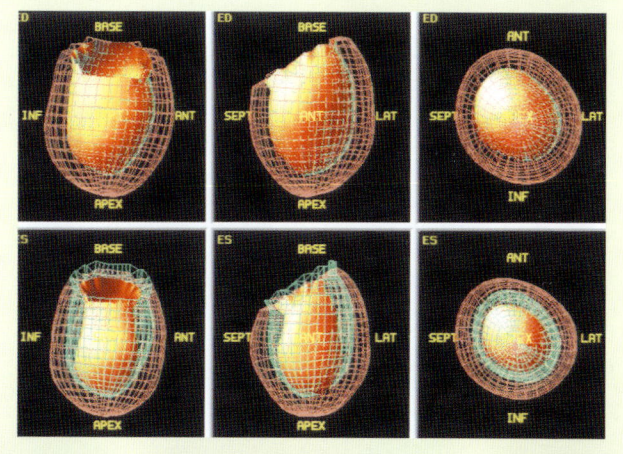

図5 緊急血流SPECTの心電図ゲート三次元表示

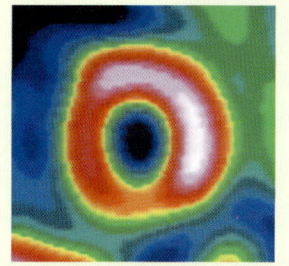

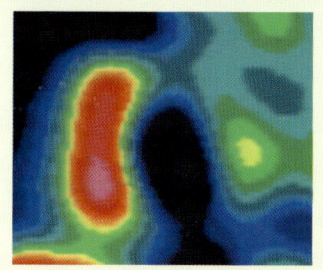

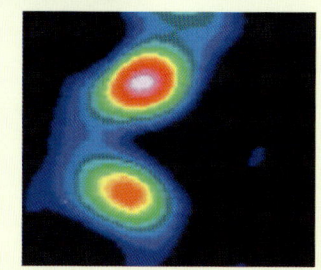

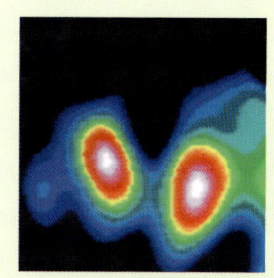

図6 亜急性期MIBG SPECT

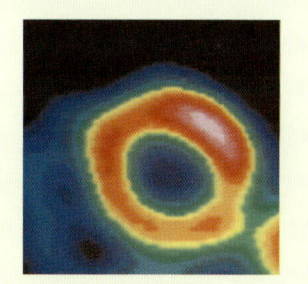

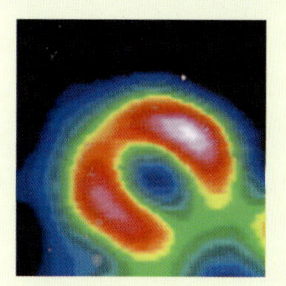

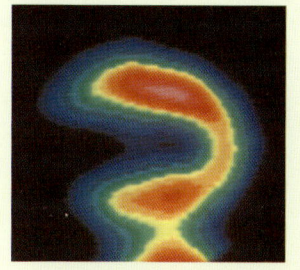

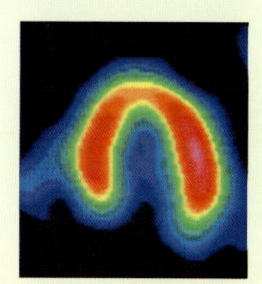

図7 慢性期血流SPECT

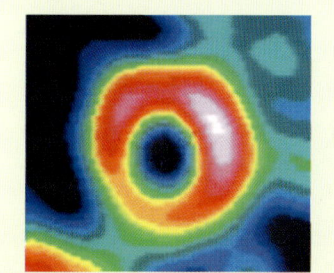

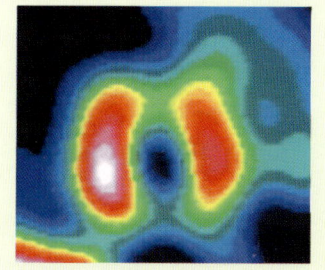

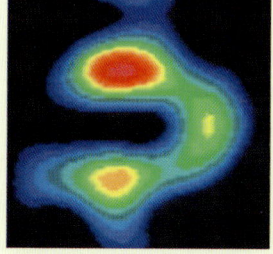

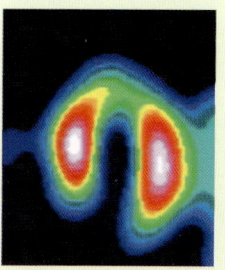

図8 慢性期MIBG

3. 緊急血流SPECTによる診断

症例2：たこつぼ様一過性収縮障害（2）

病　　　歴

76歳，女性，生来健康であり，過去に心疾患の指摘を受けたことは無かった．息子と口論中，突然胸痛が出現し，消失しないため近医受診し，心電図上心筋梗塞が疑われたため，救急車で当センターを受診した．胸痛の既往はない．高血圧や他の冠危険因子もない．

経　　　過

来院時血液検査：WBC 6800，CPK 384 IU／L，CK-MB 24，GOT 33，GPT 26
来院時心電図は胸部誘導V_4からV_6にかけて，T波の陰転化がみられた．心エコーでは心尖部の壁運動が低下していた．
冠動脈造影（図1）では有意冠動脈狭窄はなく，正常であった．左室造影（図2）は心尖部を中心としてdyskinesiaを呈していた．

核医学検査所見

緊急血流SPECT（図3）では，症例1．と同様に心尖部の血流が高度に低下している．灌流欠損の程度は完全欠損ではなく，軽度の残存血流が認められる．

解　　　説

症例1と極めて類似した所見である．すなわち，心尖部に限局した血流の低下がみられ，左室造影では心尖部のdyskinesiaと心基部の過収縮によるたこつぼ様収縮障害がみられる．
冠動脈造影は全くの正常である．本症例も，発症の直前に強い怒り，興奮状態があり，情動ストレスが引き金となっている．

ポイント

たこつぼ様一過性収縮障害の血流欠損は心尖部に限局した特長的な血流低下であり，残存血流の存在が心筋梗塞との鑑別点となる．

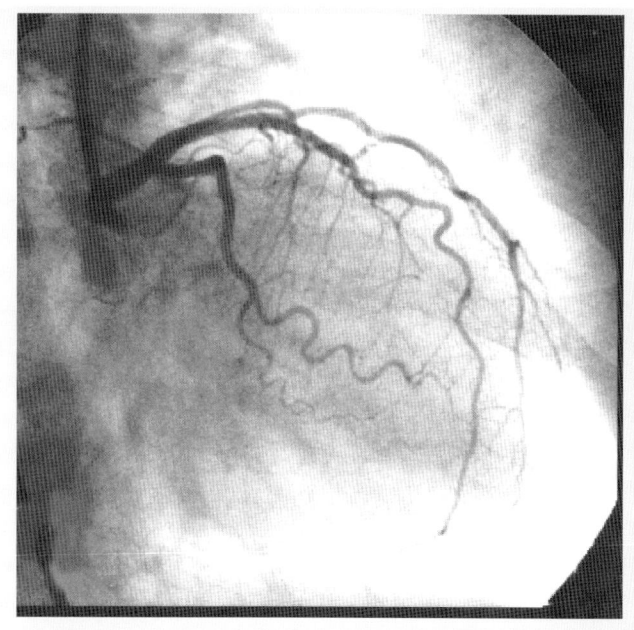

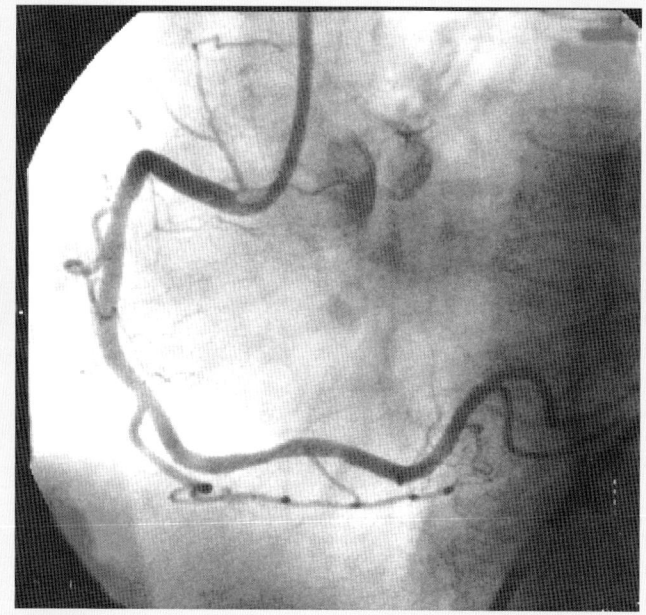

図1 冠動脈造影
左：左冠動脈，右：右冠動脈

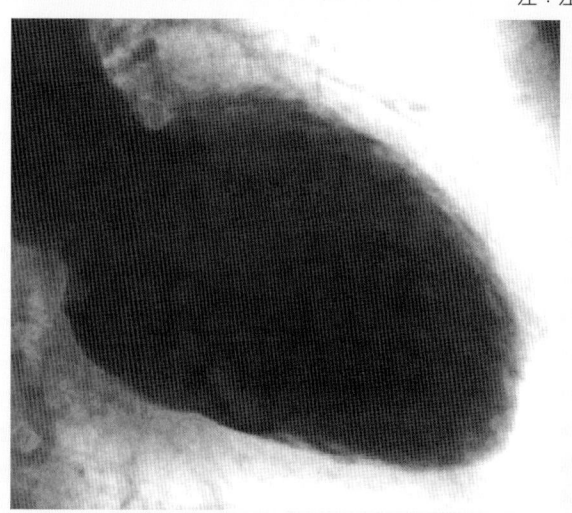

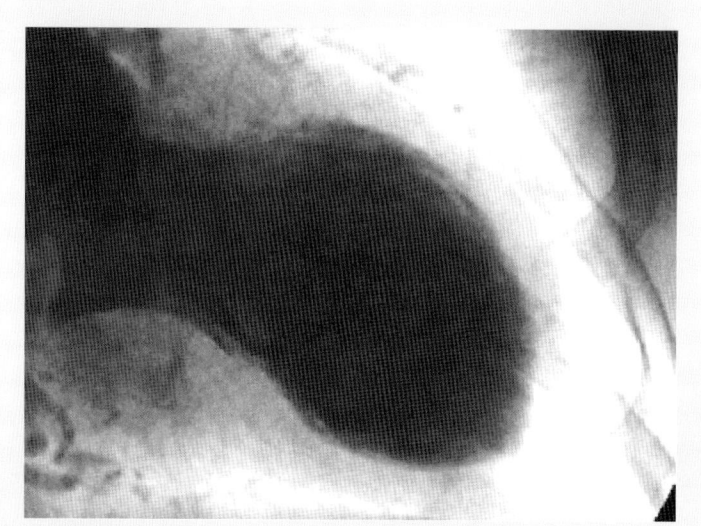

図2 左室造影
左：拡張期，右：収縮期

左上：短軸心基部
右上：短軸心尖部
左下：垂直断面
右下：水平断面

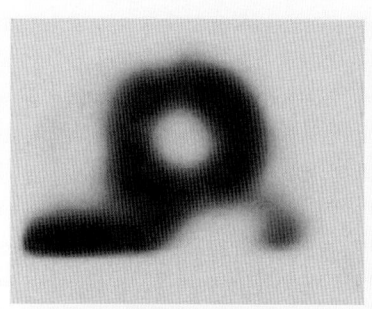

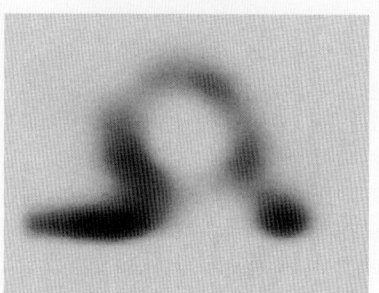

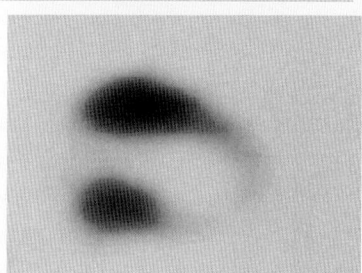

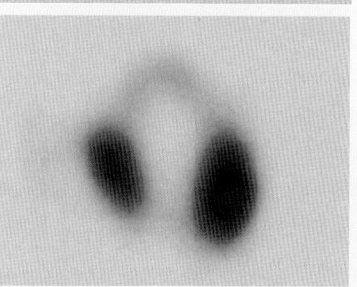

図3 緊急血流SPECT

3．緊急血流SPECTによる診断

症例3：たこつぼ様一過性収縮障害（3）

病　　歴

　　70歳，女性．2～3年前より時々胸痛があったが，安静にて自然消失するため放置していた．昨日夕方に，誘因なく突然両脇から左肩にかけて痛みがあったが，様子をみていた．痛みは自制内であったが本日朝まで持続したため，近医受診した．心電図でST上昇がみられたため，心筋梗塞の疑いで当センターを救急受診した．

経　　過

　　来院時血液検査は異常なし．
　　心電図は胸部誘導V₂からV₆にかけて，STの上昇がみられた．心エコーでは乳頭筋以下の心尖部の壁運動が低下していた．
　　冠動脈造影では有意冠動脈狭窄はなく，左室造影は心尖部を中心としてdyskinesiaを呈していた．左室EFは36％であった．

核医学検査所見

　　緊急血流SPECT（図1）では，症例1および症例2と同様に心尖部の血流が高度に低下している．灌流欠損の程度は完全欠損ではなく，わずかに残存血流が認められる．
　　6カ月後の血流SPECT（図2）では，急性期にみられた血流欠損は消失し，正常に復帰している．

解　　説

　　本症例は過去に胸痛らしき既往歴がある．また，情動ストレスらしき前駆症状はなく，病歴は症例1や症例2と異なっている．しかし，急性期の血流SPECTは症例1および症例2と極めて類似した所見である．すなわち，心尖部に限局した血流の低下がみられ，このSPECT所見からは，たこつぼ状収縮障害が最も疑わしい．たこつぼ状収縮障害と鑑別しなければならない病態として，左前下行枝の冠動脈スパズムによる虚血あるいは自然再灌流した心筋梗塞があげられる．このような病態では，冠動脈造影は正常でも心尖部の壁運動障害が観察される（虚血後の気絶心筋）．しかし，スパズム後や自然再灌流後には，血流は急速に回復するため，SPECTで高度の血流欠損を示すことは少ない．
　　本症例においても，慢性期の血流は正常に復帰しており，心筋のダメージは生じていない．たこつぼ状収縮障害は急性期の壁運動障害と血流障害は高度であるが，心筋細胞のダメージが少ないことが明らかである．

ポイント

　　たこつぼ様一過性収縮障害の血流欠損は冠動脈の微小循環の障害による虚血である．冠動脈造影では微小循環の評価はできないため，血流SPECTは有用な病態評価法となる．

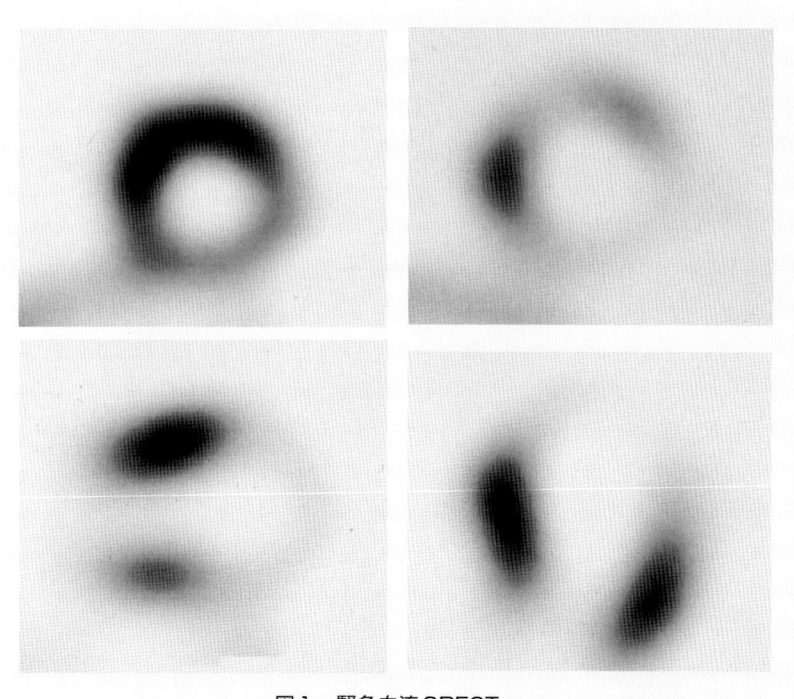

図1　緊急血流SPECT
左上：短軸心基部，右上：短軸心尖部，左下：垂直断面，右下：水平断面

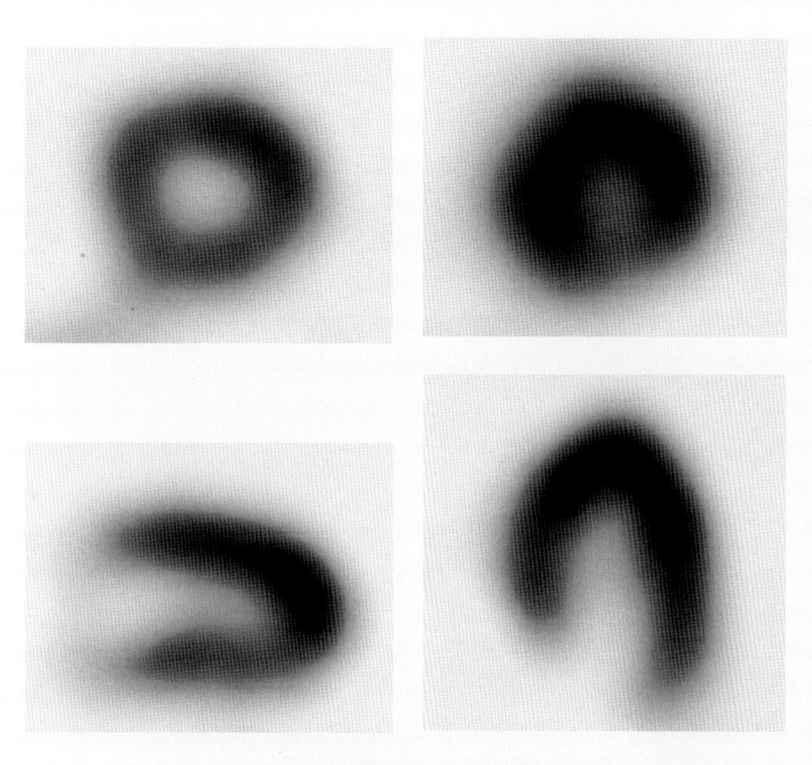

図2　慢性期血流SPECT
左上：短軸心基部，右上：短軸心尖部，左下：垂直断面，右下：水平断面

3．緊急血流SPECTによる診断

症例4：たこつぼ様一過性収縮障害（4）

病　　　歴

　69歳，女性．約5年前より高血圧を指摘されており，近医で投薬治療を受けていた．夕食の支度をしているときに，突然背部から項部にかけての強い痛みが生じたため，かかりつけ医を受診した．心電図でST上昇がみられたため，心筋梗塞の疑いで当センターを救急受診した．
　過去に胸痛の既往歴はない．

経　　　過

　来院時血液検査は異常なし．
　心電図は胸部誘導II，III，aV$_F$，V$_2$からV$_6$にかけて，STの上昇がみられた．心エコーでは乳頭筋以下の心尖部の壁運動が低下していた．
　冠動脈造影では有意冠動脈狭窄はなく，左室造影は心尖部を中心としてdyskinesiaを呈していた．
　その後，胸痛は消失し，血行動態は安定していたが，翌日に意識障害が出現し，昏睡状態となった．直ちに，緊急頭部CTを施行し，くも膜下出血が診断された．

核医学検査所見

　緊急血流SPECT（図1）では，前3症例と同様に心尖部の血流が高度に低下している．本症例の灌流欠損の程度は最も軽度であり，範囲も狭い．中等度の残存血流が認められる．
　心電図同期SPECT（図2）の三次元表示ではでは，心尖部に限局した壁運動障害がみられ，dyskinesiaを呈している．

解　　　説

　本症例は前3症例と異なり，くも膜下出血が最終診断名である．くも膜下出血の急性期には，しばしば，心電図変化を合併する．胸部誘導のT波陰転化が代表的な心電図変化である．しかし，くも膜下出血の心電図の病的意義はよく知られていなかった．本症例では，急性期の血流SPECTで心尖部に限局した血流の低下がみられ，心電図ゲートSPECTはたこつぼ状収縮障害を示した．多くのたこつぼ状収縮障害は強い情動ストレスが引き金となることが多いが，くも膜下出血のような急激に発症する中枢性の神経障害も心交感神経の異常活動と関連するものと考えられる．本症例においても，発症初期の背部から項部にかけての疼痛は，くも膜下出血の症状であった可能性が高い．

ポイント

　くも膜下出血や脳出血患者では心電図が必須である．心電図上胸部誘導のST上昇やT波の陰転化がみられたら，たこつぼ状収縮障害の可能性を疑い，心エコーや血流SPECTで虚血や心機能障害の有無を評価すべきであろう．心電図ゲート血流SPECTは血流障害と同時に心機能が評価できるためは有用な病態評価法となる．

短軸心基部   短軸心尖部

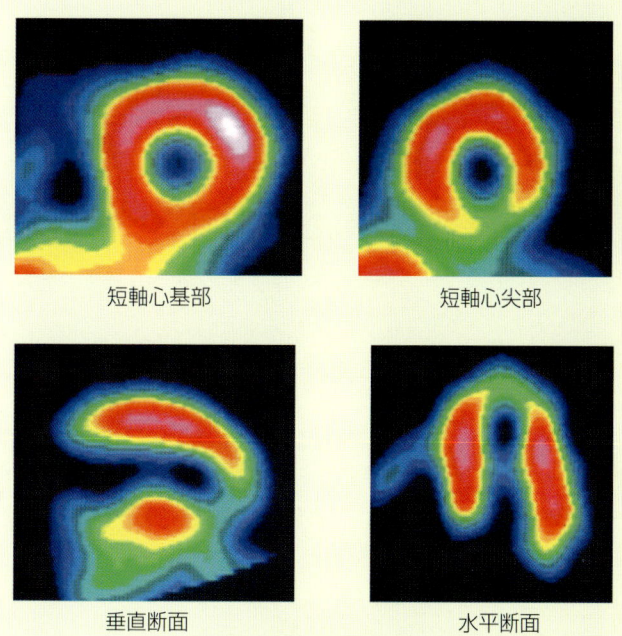

垂直断面   水平断面

図1　緊急血流SPECT

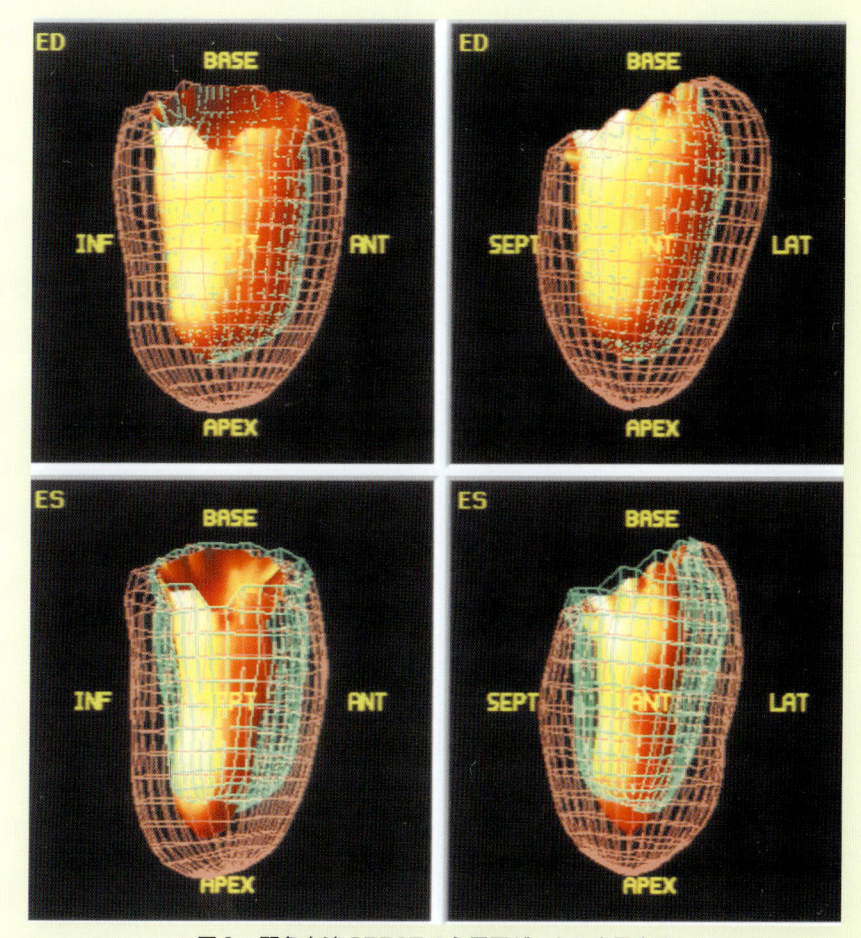

図2　緊急血流SPECTの心電図ゲート三次元表示

3．緊急血流SPECTによる診断

（2）急性心筋炎

症例：急性心筋炎

病　　歴

47歳，男性．小児期より心雑音を指摘されていたが，専門医による精査を受けたことはなく，症状もなかった．約2週間前に感冒様症状が出現したため，市販の感冒薬を服用していたが，微熱が続いていた．2日まえより呼吸困難が出現するようになり，徐々に増悪，起座呼吸状態となり，当センター救急外来を受診した．

心疾患の家族歴はない．

経　　過

来院時心電図は（図1）は右脚ブロック，胸部誘導と四肢誘導の広範な誘導でST上昇および異常Q波が認められた．胸部X線写真は心陰影の拡大と肺うっ血の所見があった．心エコーでは左室は拡大，びまん性収縮障害を示しており，心房中隔欠損症が認められた．CPKは437 IU/lと軽度上昇しており，トロポニンTも陽性であった．

核医学検査所見

99mTc tetrofosmin緊急血流SPECTの短軸断層像（図2）では，左室前壁から心室中隔さらには下壁にかけて明らかな灌流低下が認められる．特に，心尖部に近い心室中隔の血流欠損は極めて強く，backgroundレベルである．血流欠損は，ほぼ，冠動脈左前下行枝の支配領域に一致するため，左前下行枝の急性心筋梗塞と類似する所見である．他には，右室の拡大と集積の増加があり，右室負荷増大を示す所見が認められる．

図3は約2ヵ月後の慢性期に撮像した血流SPECTである．急性期にみられた心室中隔の欠損は依然として残存しているものの，下壁の血流は回復しており，血流欠損サイズは縮小している．右室の拡大と集積の増加は急性期と変化なく，右室負荷増大を示す所見は持続している．

解　　説

本症例の急性期血流SPECTは，心室中隔に局所的血流欠損がみられ，左前下行枝の心筋梗塞を疑う所見であった．しかし，急性期に施行した冠動脈造影は正常であり（図4），左前下行枝の閉塞による急性心筋梗塞は否定された．したがって，血流SPECTでみられた心室中隔の血流欠損は太い冠動脈の閉塞による冠血流の途絶を示すものではない．99mTc tetrofosminの心筋へ取り込みには，心筋血流と心筋細胞の生存性が必要である．急性心筋炎では炎症による心筋細胞傷害が生じ，同時に炎症に伴う組織の強い浮腫のため，微小循環不全が生じる．本症例でみられた血流欠損は，強い心筋炎症による心筋細胞傷害と微小循環不全の存在を示す所見である．

ST上昇を示す急性心筋炎の心電図は，急性冠症候群との鑑別が必要である．しかし，多くの急性心筋炎はコクサッキーBウイルスやエコーウイルスの感染により発症し，感冒様前駆症状を示すため，急性冠症候群と病歴が異なっている[1) 2)]．そのため，その鑑別は比較的容易であり，急性期の血流SPECT所見に関する過去の報告は少ない[3) 4)]．本症例の血流SPECTは，急性心筋炎の病態を知るうえで示唆に富むものである．灌流欠損で示される心筋傷害は心筋全体に生じているのではなく，心室中隔を中心とした局所的なものであり，心筋傷害の程度も極めて高度であった．急性心筋炎患者の約半数は心機能障害を残すことなく回復する．残る半数は心機能障害が残存し，一部はDCM化するとされている．急性心筋炎患者の長期的な予後は心機能低下と依存する．心機能低下は急性期から亜急性期にかけての心筋傷害の量に比例するものと考えられるため，血流SPECTによる心筋性状の診断は予後を推定する重要な情報である．

ポイント

99mTc tetrofosminによる血流SPECTは，心筋傷害の程度と範囲を検出するだけでなく，微小循環不全の状態が把握できる．血流SPECTは，急性心筋炎症例における心筋病変の存在，局在，範囲や程度を評価する有力な方法である．また，経時的な血流SPECTにより，微小循環不全や心筋細胞機能の回復の有無を知ることができる．

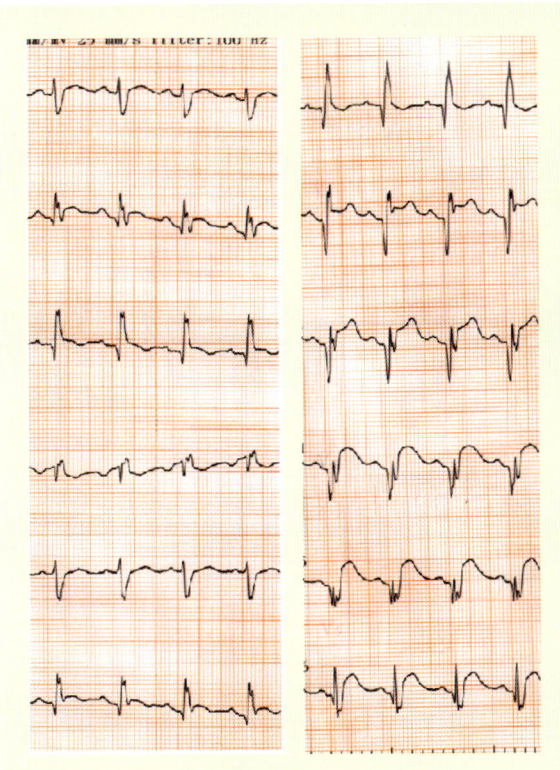

図1 来院時心電図
　左：四肢誘導，右：胸部誘導

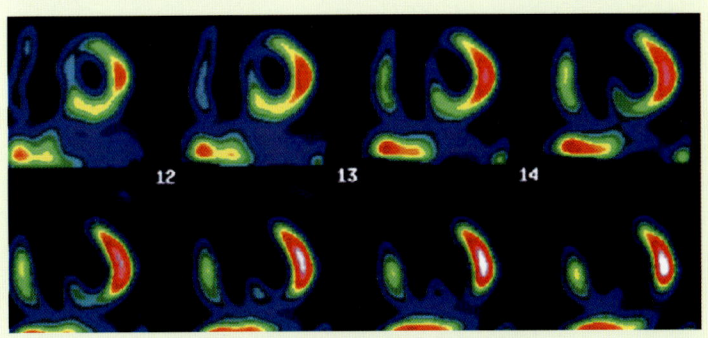

図2 緊急血流SPECT短軸断層像

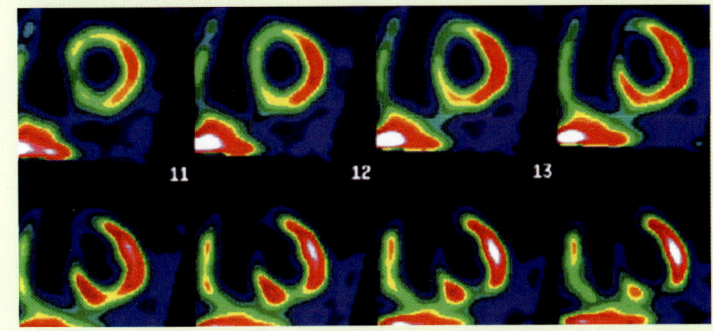

図3 慢性期血流SPECT短軸断層像

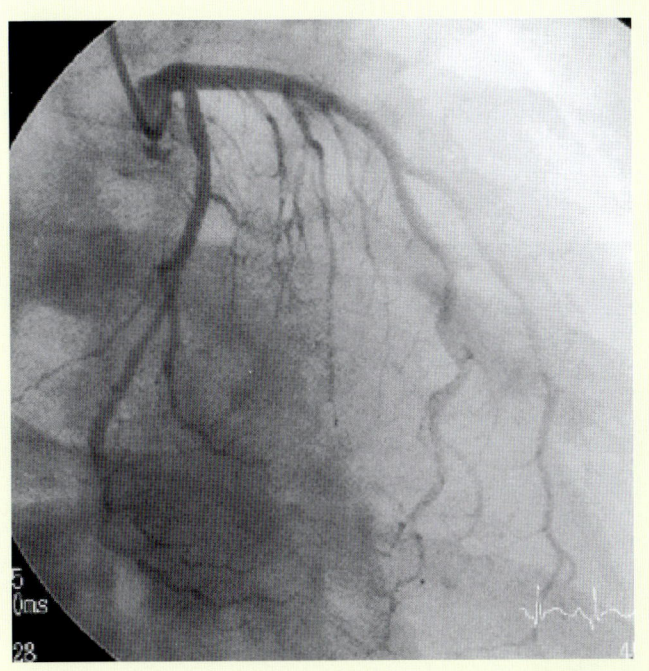

図4 冠動脈造影
　左：左冠動脈，右：右冠動脈

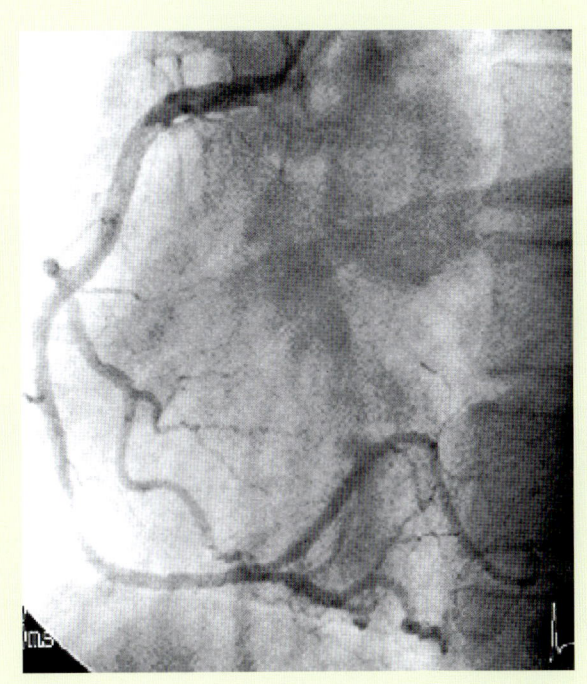

●参考文献●
1) D'Ambrosio A et al.: The fate of acute myocarditis between spontaneous improvement and evolution to dilated cardiomyopathy: a reviewHeart 85 : 499-504, 2001
2) Wessel M.: Myocarditis. N Eng J Med 344 : 857, 2001
3) Yamada T et al.: Indium-111 antimyosin antibody imaging and thallium-201 imaging: a comparative myocardial scintigraphic study using single photon emission computed tomography inpatients with myocarditis and dilated cardiomyopathy. J Cir J 61 : 827-835, 1997
4) Sawada T et al.: Detection of Coxsakie B2 virus myocarditis in a neonate using Tl-201 and I-123 BMIPP myocardial imaging. Clin Nucl Med 77-78, 2000

（3）心筋ブリッジ

症例1：心筋ブリッジによる虚血

病　　歴
　62歳，男性．約3年前より高血圧を指摘されていたが放置していた．数日前より労作に関係なく胸痛が出現していたが，2〜3分で軽快するため，そのまま経過をみていた．2時間前，会議の途中，突然胸痛が出現し，軽快しないため，当センター救急外来を受診した．
　糖尿病や高脂血症を指摘されたことはない．タバコは1日15本．

経　　過
　来院時心電図は（図1）は胸部誘導でST上昇およびT波の陰転化がみられた．心エコーでは軽度の左室肥大と大動脈弁狭窄症（ドップラーによる圧較差は47mmHg）が認められたが，明らかな壁運動障害はなかった．CPKの上昇なく，トロポニンTも陰性であった．

核医学検査所見
　緊急血流SPECT（図2，図3）では，心尖部に近い心室中隔に明らかな灌流低下がみとめられる．冠動脈の支配としては左前下行枝の末梢および中隔枝に一致する．

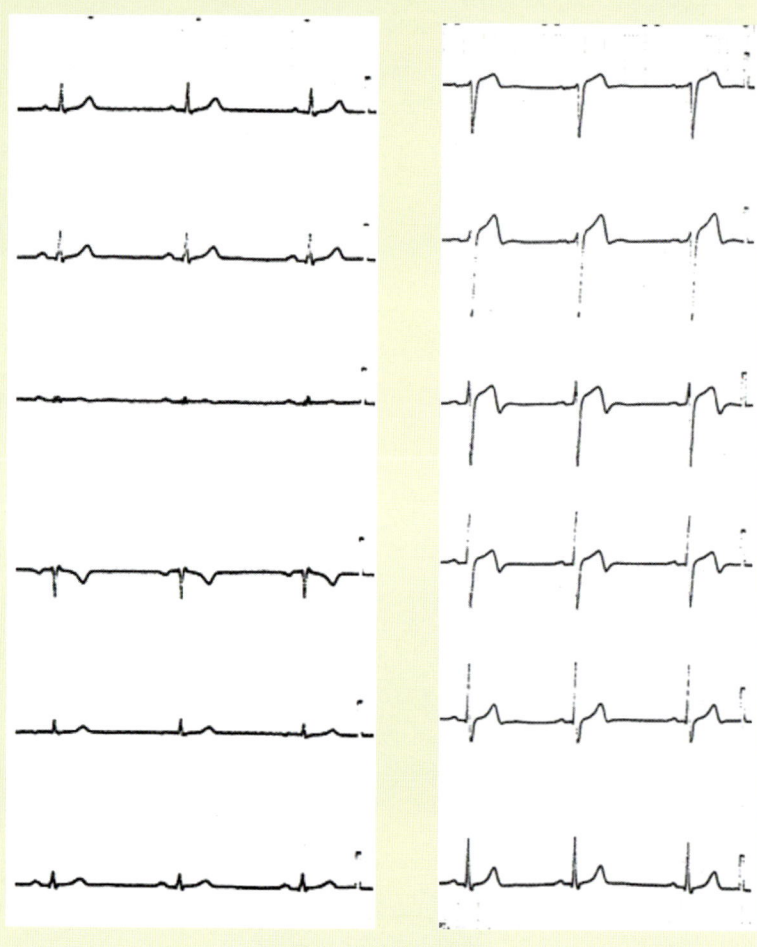

図1　来院時心電図

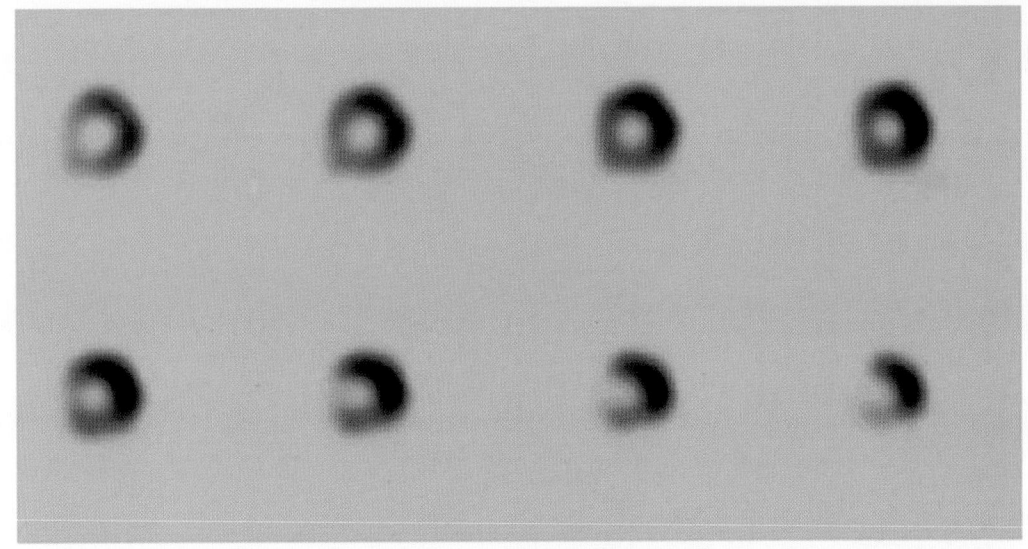

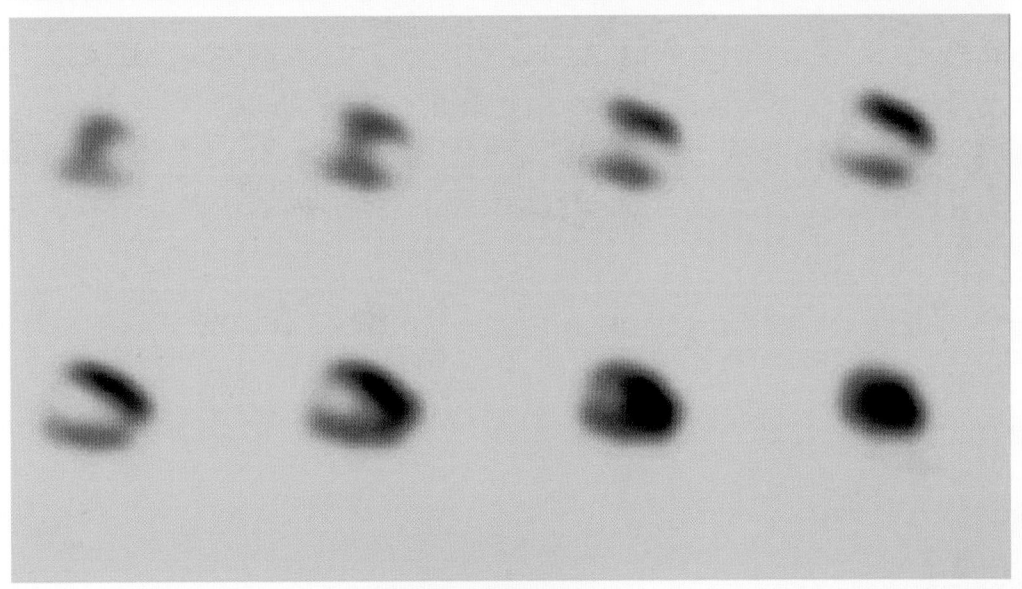

図2　緊急血流SPECT
上：短軸断層，下：長軸断層

解説

冠動脈造影では有意狭窄病変はなかったが，左前下行枝に典型的心筋ブリッジが認められた（図4）．左室造影では心尖部の壁運動障害がみられた．

心筋ブリッジ（myocardial bridge, myocardial bridging）とは，通常心外膜側を走行する太い冠動脈およびその主要な分枝の一部が心筋内に埋没している解剖学的亜形である．心筋ブリッジでは冠動脈が心筋に埋没しており，収縮期に狭窄あるいは閉塞を生じる病態である．左室肥大を伴う疾患（高血圧，肥大型心筋症，大動脈弁狭窄症など）に合併する頻度が高い[1)2)]．

心筋ブリッジが心筋虚血を惹起するにはいくつかの機序が想定されている[3)～6)]．

第1は収縮期血流の制限である．正常心筋では血流は拡張期優位であり，収縮期血流の寄与は少ないが，心拍数の増加により相対的に収縮期の寄与は増大する．この場合，心筋ブリッジによる収縮期の冠狭窄は，収縮期の血流成分を制限し，増大した心筋酸素需要に対する供給を妨げる．

第2は拡張期の血流制限である．心筋ブリッジ患者を冠動脈内エコーにより検討し，心筋ブリッジ部での収縮期圧排の拡張期解除には時間的遅延が生じることが報告されている．冠動脈内ドップラーを用いた検討では，心筋ブリッジ患者の冠血流予備能は2.2と低下しており，その血流速度のパターンは拡張早期の突出したピークとその後の急速な減速が特徴的であることが報告されている．

第3は，冠スパズムの関与である．異型狭心症で心筋ブリッジ部のスパズムが誘発された症例が報告されている．

ポイント

本来，左心室心筋血流は，その大半が拡張期に流れることが実験的に証明されている．従って，理論的には収縮期のみの冠動脈狭窄である心筋ブリッジが心筋虚血を惹起する可能性は低いものと想定される．しかし，その一方で典型的な狭心症症状を呈し，冠動脈の異常所見が心筋ブリッジ以外観察されない患者も存在する．血流SPECTは，胸痛を訴える心筋ブリッジ症例における虚血の有無を検出する最も有力な方法であろう．

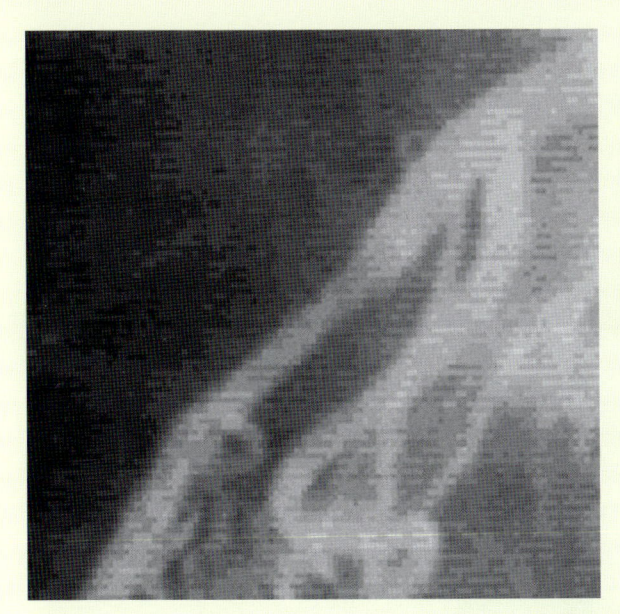

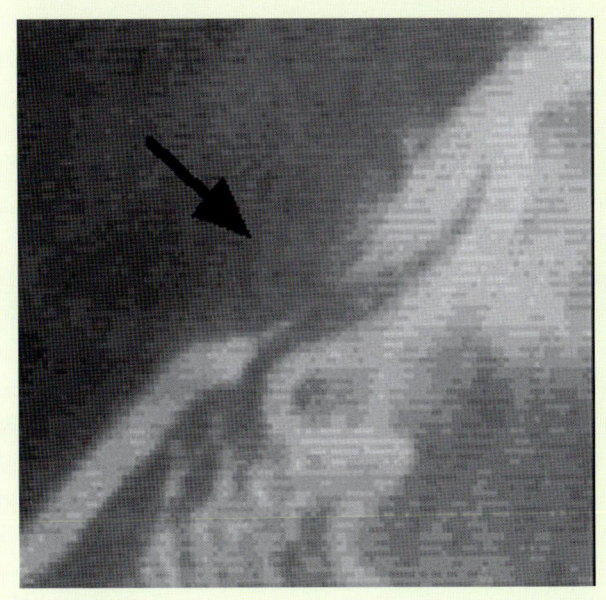

図3　冠動脈造影左前下行枝
左：拡張期，右：収縮期

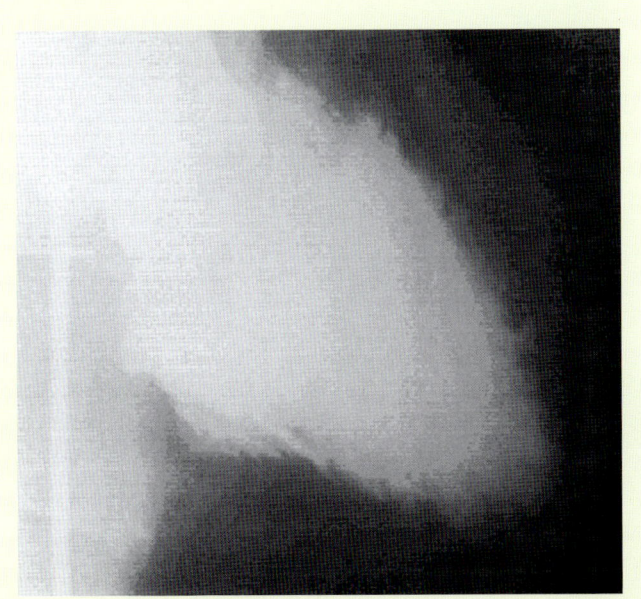

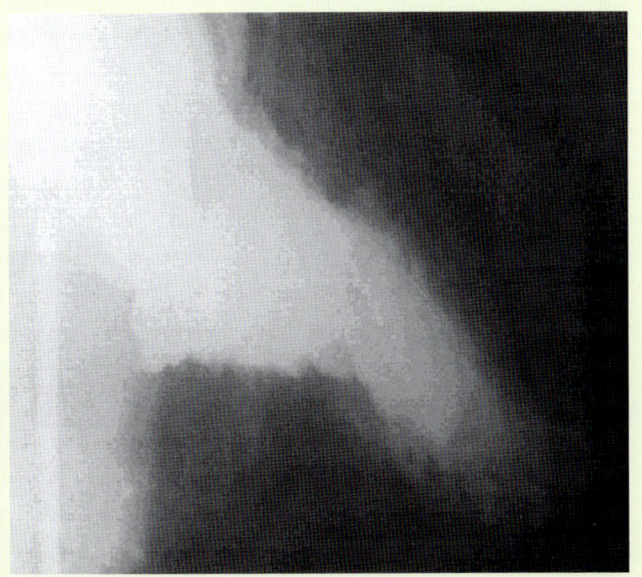

図4　左室造影
左：拡張期，右：収縮期

●参考文献●
1) Portmann W et al. : Die intramurale Koronarie im Angiogram. Foeschr Rontgenst. 92:129-132, 1960
2) Angelini P et al. : Myocardial bridges: a review. Prog cardioasc Dis　26: 75-88, 1983
3) Mouratidis B et al. : Thallium-201 myocardial SPECT in myocardial bridging.　J Nucl Med　36: 1031-1033, 1995;
4) Morales A et al. : The mural left anterior descending coronary artery, strenuous exercise and sudden death. Circulation　62: 230-237, 1980
5) Ishimori T et al. : Myocardial bridges in man: Clinical correlations and angiographic accentuation with nitroglycerin. Cath Cardiovasc Diagn　3: 59-65, 1977
6) Ahmad M et al. : Evidence of impaired myocardial perfusion and abnormal left ventriculaar function during exercise in patients with isolated systolic narrowing of the left anterior descending coronary artery. Am J Cardiol　48: 832-836, 1981
7) Noble J et al. : Myocardial bridging and milking effect of the left anterior descending coronary artery. Normal variant or obstruction. Am J Cardiol 37: 993-999, 1976

3．緊急血流SPECTによる診断

（4）拡張型心筋症

症例1：拡張型心筋症（1）

病　　　歴

64歳，男性．今まで心疾患を指摘されたことはない．6カ月前より労作で呼吸困難が出現するようになっていたが，放置していた．5日前より誘因なく胸痛が出現するようになり，呼吸困難も増悪してきたため当センターを受診した．

経　　　過

心電図は胸部誘導V_4からV_6のT波陰転化がみられた．心エコーは左室拡張期径64mmと拡大がみられ，全体に高度の壁運動低下がみられた．冠動脈造影では狭窄はなく，左室造影はびまん性壁運動低下を示しており，EFは28％であった．

核医学検査所見

緊急血流SPECTの垂直断層，短軸断層，水平断層を示す（図1上，中，下）．下壁と中隔下部の血流が中等度低下している．前壁と中隔の接合部にも軽度の血流低下がみられる．

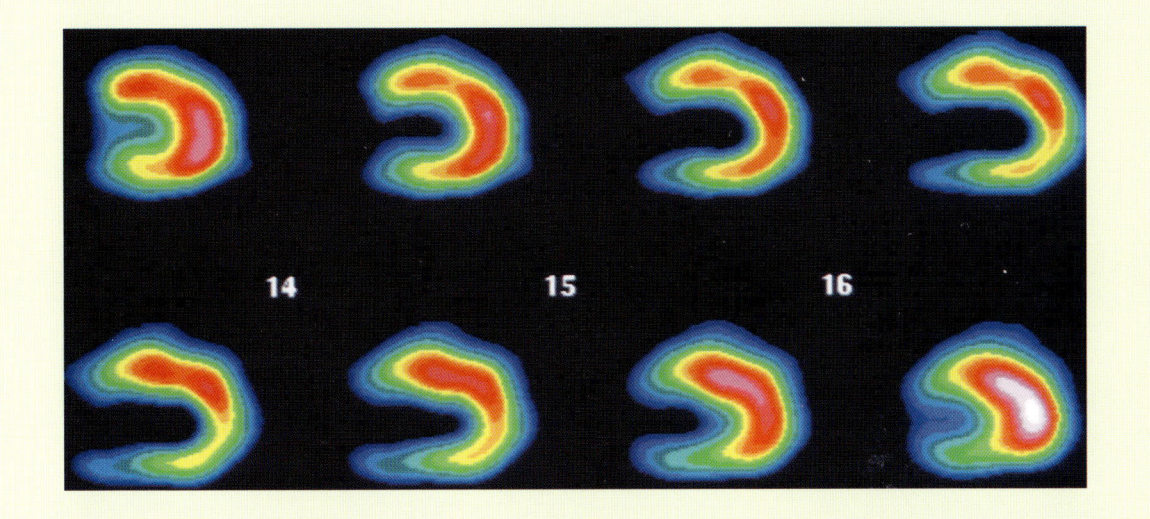

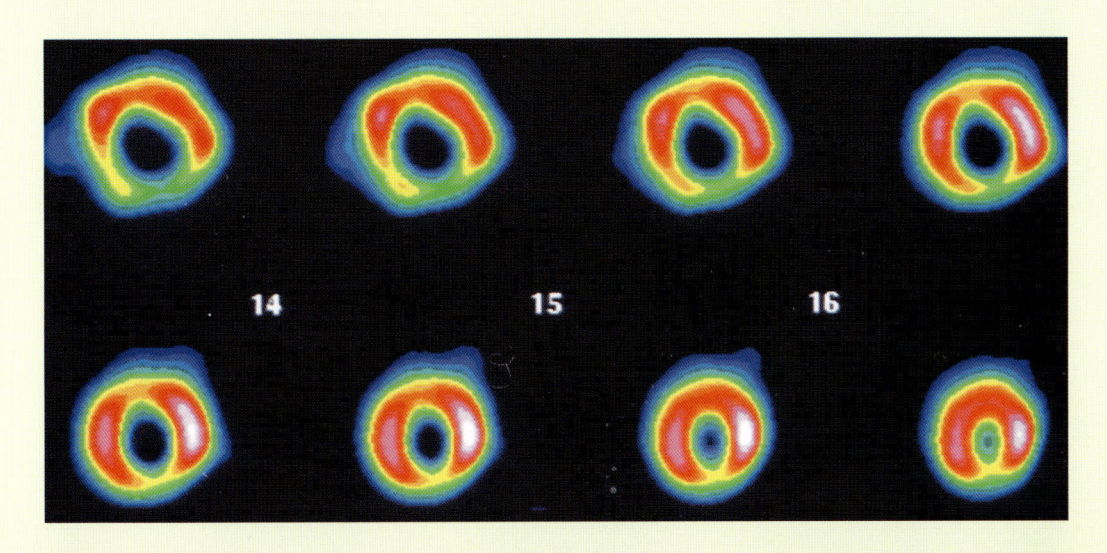

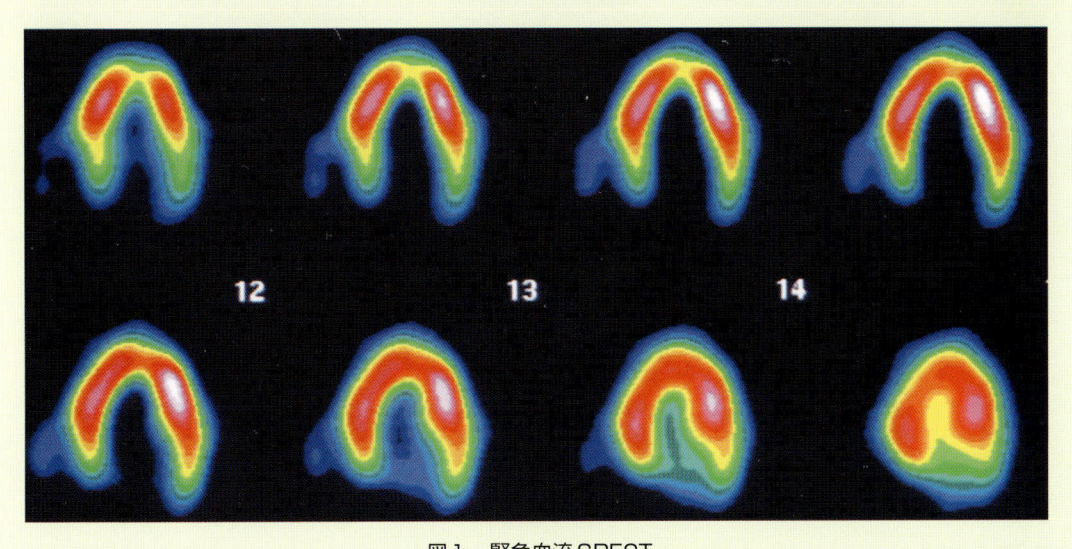

図1 緊急血流SPECT
上：垂直断層，中：短軸断層，下：水平断層

3．緊急血流SPECTによる診断

症例2：拡張型心筋症（2）

病歴

56歳，男性．今まで心疾患を指摘されたことはない．1年前より労作性呼吸困難が出現するようになっていたが，放置していた．2日前より誘因なく胸痛が出現するようになり，今朝から強い背部痛が出現したため，当センターを受診した．

経過

心電図は高電位と胸部誘導V_4からV_6のST低下がみられた．心エコーは左室拡張期径68mmと拡大し，全体に高度の壁運動低下がみられた．冠動脈造影では狭窄はなく，左室造影はびまん性壁運動低下を示しており，EFは31％であった．

核医学検査所見

緊急血流SPECT像を示す（図2）．下壁の血流は中等度低下しており，前壁にも中等度の血流低下がみられる．

解説

特発性拡張型心筋症は左室の拡大とびまん性収縮障害を示す心筋疾患であり，その診断のためには先天性心疾患，心弁膜症，高血圧，心外膜疾患，変性心疾患，虚血性心疾患などを除外する必要がある．拡張型心筋症の病態の基本は心筋病変であり，組織学的には心筋のfibrosisが存在する．心筋fibrosis部は^{201}Tlや^{99m}Tc血流製剤が取り込まれないため，血流SPECTでは血流欠損として異常が観察される．そのため，虚血性心筋症との鑑別が重要となる[1]．

血流SPECTあるいは他の核種による拡張型心筋症の特徴が報告されている[2〜4]．われわれの経験を踏まえてその特徴を列挙する．拡張型心筋症の欠損は散在性であることが多く，欠損部位が冠動脈の支配に必ずしも一致しない．特に，左前下行枝の閉塞による心筋梗塞でみられる前壁，中隔，心尖部の欠損を示す症例極めて稀である．欠損の出現部位は下壁が最も多いが，下壁梗塞と比べると欠損の程度が軽く，完全欠損を示すことは稀である．拡張型心筋症でみられる下壁欠損は，心室中隔と下壁の接合部に，心尖部から心基部にかけて一様に出現するため，欠損は下壁から若干中隔側へシフトしていることが多い．また，拡張型心筋症では前壁と中隔の接合部にも血流低下が出現することが多い．右冠動脈による心筋梗塞は純粋な下壁から後側壁へ進展する傾向があり，心基部の欠損が心尖部よりも強い．

提示した症例1と2でも血流低下部は下壁と前壁にみられており，この欠損は冠動脈の支配では説明がつかず，拡張型心筋症に特有の欠損を呈している．

ポイント

多くの拡張型心筋症は血流SEPCTで局所欠損がみられる．血流欠損は心筋fibrosisの存在と広がりを示す重症な所見である．拡張型心筋症でみられる血流欠損の出現部位は下壁および前壁の中隔接合部が多く，欠損の程度は虚血性心筋症に比べると軽い．

●参考文献●

1) De Maria R et al. : Morphological bases for thallium-201 uptake in cardiac imaging and correlates with myocardial blood flow distribution.Eur Heart J 17 : 951-961, 1996
2) Mihailovic J et al. Myocardial perfusion imaging using 99m Tc-MIBI in patients with dilated cardiomyopathy: methodology and its clinical use.Med Pregl 46 suppl 1:14-16, 1993
3) Tian Y et al. : Radionuclide techniques for evaluatin dilated cardiomyopathy and ischemic cardiomyopathy. Chin Med J 13 : 392-95, 2000
4) Boff GM et al. : Positron emission tomography is a useful tool in differentiating idiopathic from ischemic cardiomyopathy.Int J Cardil 74:67-74, 2000

短軸心基部　　　　　　　　　　短軸心尖部

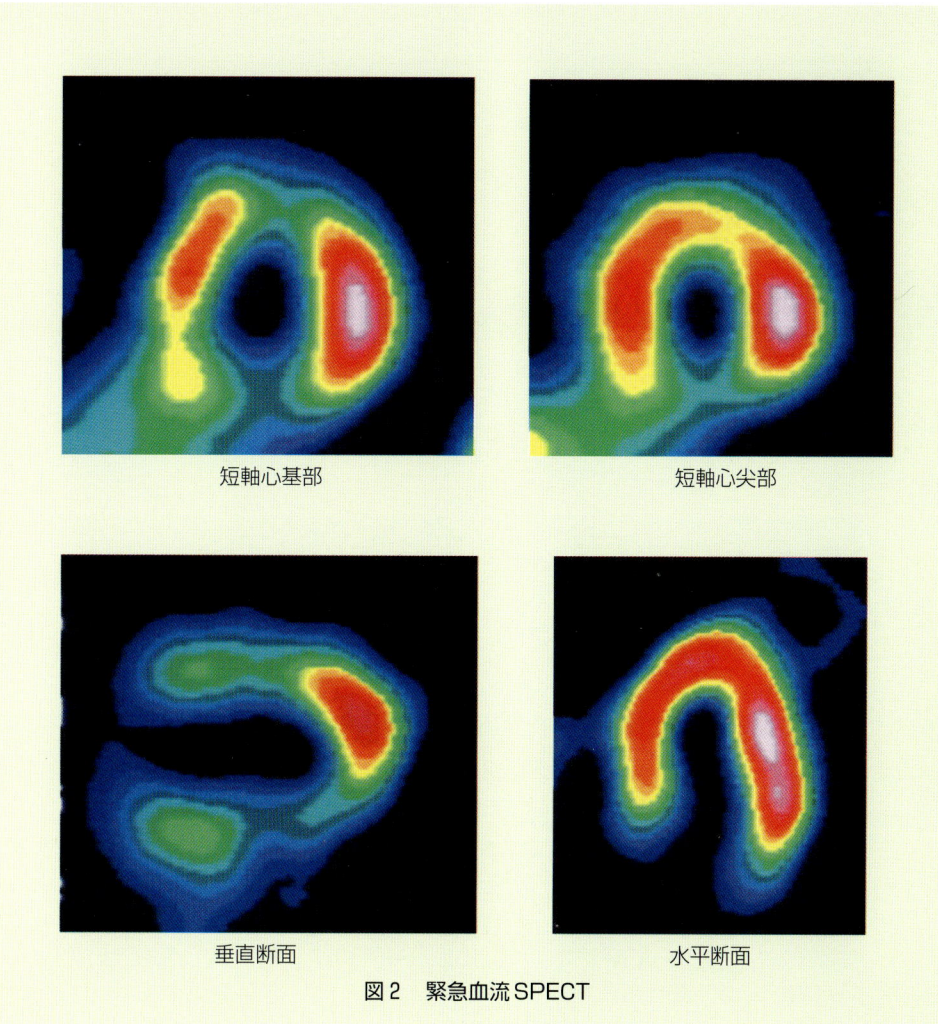

垂直断面　　　　　　　　　　　水平断面

図2　緊急血流SPECT

（5）急性冠症候群と鑑別を要する非虚血性胸痛

症例：胃潰瘍

病歴
63歳，男性．約10年前より高血圧と高脂血症を指摘されており，近医で投薬治療を受けていた．7日前より労作に関係なく時々胸痛が出現していたが，心臓の精査を受けてはいなかった．昨夜睡眠中に胸痛で覚醒し，胸痛が持続するため，近医受診し，心電図で狭心症を疑われたため当センターを救急受診した．

経過
心電図は胸部誘導V_4からV_6のSTの上昇が低下がみられた（図1）．心エコーは明らかな壁運動異常はなく，トロポニンTも陰性であった．

核医学検査所見
緊急血流SPECT垂直断層像（図2上）では，心基部の下壁に小範囲の血流低下が認められた．短軸断層像（図2下）では，心基部の下壁から中隔にかけて軽度血流低下がみられた．心電図ゲートSPECTの三次元表示およびシネ表示では壁運動は正常であり，下壁の壁厚増加率や局所壁運動も正常であった（図3）．

解説
急性冠症候群は重篤な症候群であり，迅速かつ正確な診断は極めて重要である．一方，不要なCCU入院や冠動脈造影を避けるためには，的確な除外診断も大切である．

本症例は，胸痛とST低下があったため，急性冠症候群が疑われてしかるべき症例である．緊急血流SPECTでは心基部下壁に小範囲の血流低下がみられた．この画像は，下壁に小範囲の軽い虚血があるという陽性所見を示しているのではなく，むしろ，強い虚血はないという陰性所見を示している．したがって，血流SPECTの結果からは，緊急の冠動脈造影の必要はないと判断される．さらに，心電図ゲートSPECTの三次元シネ表示では壁運動は正常であり，下壁の壁厚増加率や局所壁運動も正常であった．心電図ゲートSPECTの所見から，下壁の血流低下は偽陽性であると判断される．

本症例は血液検査で貧血がみられたため，上部消化管の内視鏡検査を行い，胃潰瘍からの出血が確認された．

ポイント
心筋虚血と鑑別すべき代表的疾患として上部消化管の疾患がある．通常，心電図で心筋虚血の有無は診断できるが，心肥大や脚ブロックなどが存在すると心電図の診断価値は乏しくなる．心電図ゲート緊急血流SPECTは血流低下の有無だけではなく，局所壁運動も観察できるため，虚血の除外診断に極めて有用である．

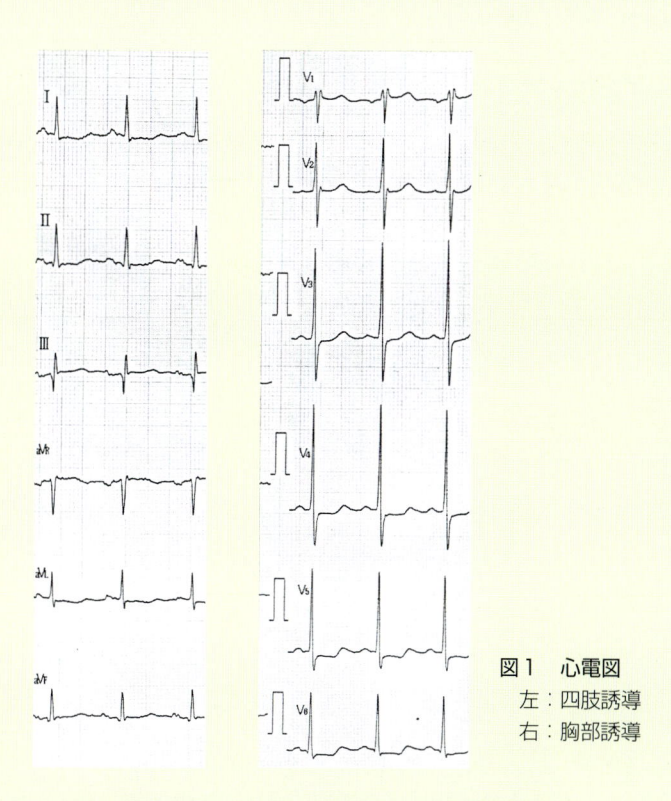

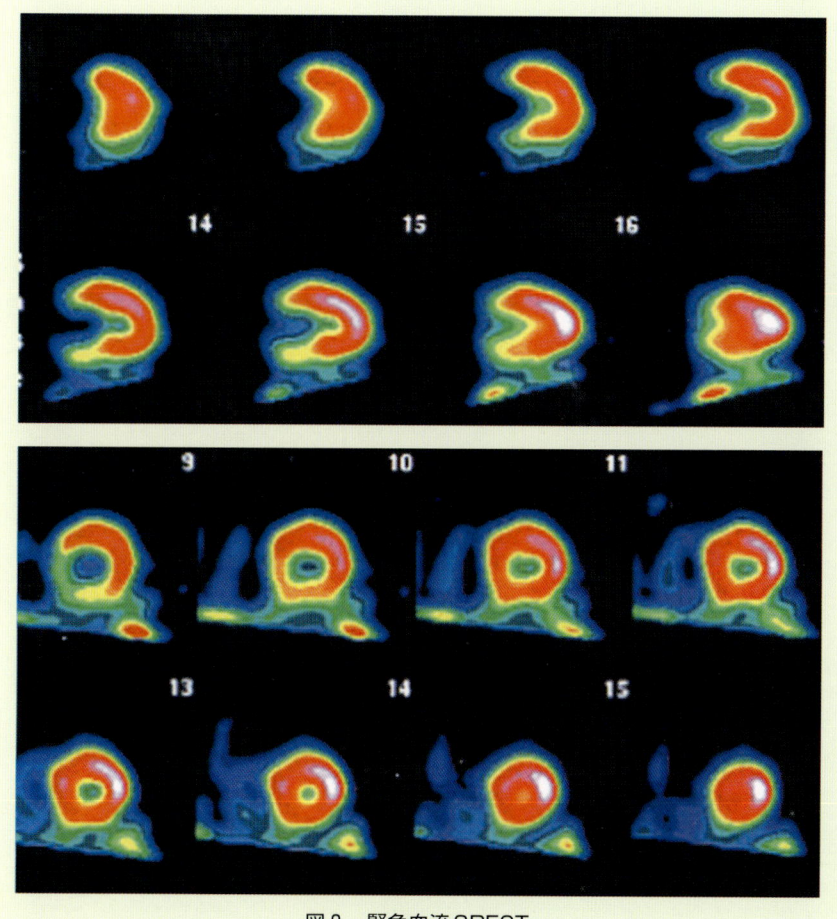

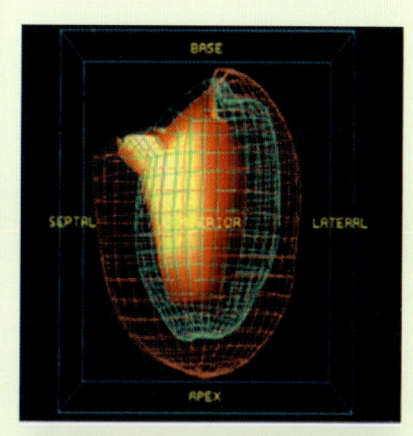

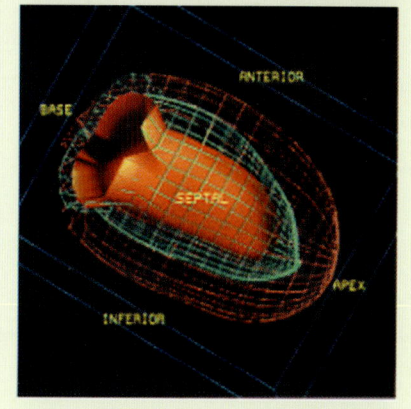

図1　心電図
　　左：四肢誘導
　　右：胸部誘導

図2　緊急血流SPECT
　　上：垂直断層，下：短軸断層

図3　心電図ゲートSPECT三次元表示
　　上：左前表示，下：右前表示

3．緊急血流SPECTによる診断

4）血流SPECTによる再灌流治療効果の判定

　急性心筋梗塞に対する発症早期の再灌流治療は，患者の予後を改善し，心機能を改善する．しかし，個々の症例における再灌流治療効果は一様ではない．再灌流治療前の血流SPECTと慢性期の血流SPECTの比較により，個々の症例における再灌流治療の効果が判定可能である．
　以下に血流SPECTによる様々な再灌流治療効果を示した症例を提示する．

症例1：良好な心筋救出がみられた3枝閉塞症例

病　　歴
　63歳，女性．約10年前よりアジソン病を指摘されており，近医で投薬治療を受けていた．1年前より労作時に時々胸痛が出現していたが，心臓の精査を受けてはいなかった．朝食後のかたづけをしているときに，突然，前胸部痛が出現し，冷汗を伴った．胸痛が消失しないため，近医受診し，心電図でⅡ，Ⅲ，aV$_F$にST上昇があり，心筋梗塞の診断で当センター救急受診した．

経　　過
　冠動脈造影では右冠動脈AHA分類（1）に100％，左前下行枝（7）に100％，左回旋枝（13）100％の3枝閉塞が認められた．直ちに，右冠動脈に対してPCIを行い，1週間後に左前下行枝と左回旋枝に対してPCIを行った．発症から右冠動脈のPCIまでは5時間．Peak CPKは5,776 IU/Lであった．

核医学検査所見
　図1は緊急血流SPECT短軸断層像と垂直断層像である．心基部では下壁の血流は高度に低下し，ほぼbackgroundのレベルである．右冠動脈の閉塞による急性心筋梗塞が強く疑われる所見である．心尖部に近づくと心全周にわたって高度の血流低下がみられる．右冠動脈に加えて左前下行枝および左回旋枝の強い虚血が合併している所見である．最も欠損の強い部位は心基部よりの下壁であり，右冠動脈が本症例における急性虚血の責任血管であろう．
　図2は慢性期血流SPECT短軸断層像と垂直断層像である．心基部では，急性期にみられた下壁の強い血流欠損が改善し，下壁に小さな軽度の血流低下を認めるのみである．心尖部では全周囲にわたって血流の完全がみられる．前壁心尖部の小欠損のみ残存しており，この部位は瘢痕化しているものと考えられる．急性期の冠動脈造影は3枝閉塞を示した重篤な冠動脈病変を有していたが，血流SPECTの結果により治療戦略を決定し，良好な心筋救出を得た症例である．

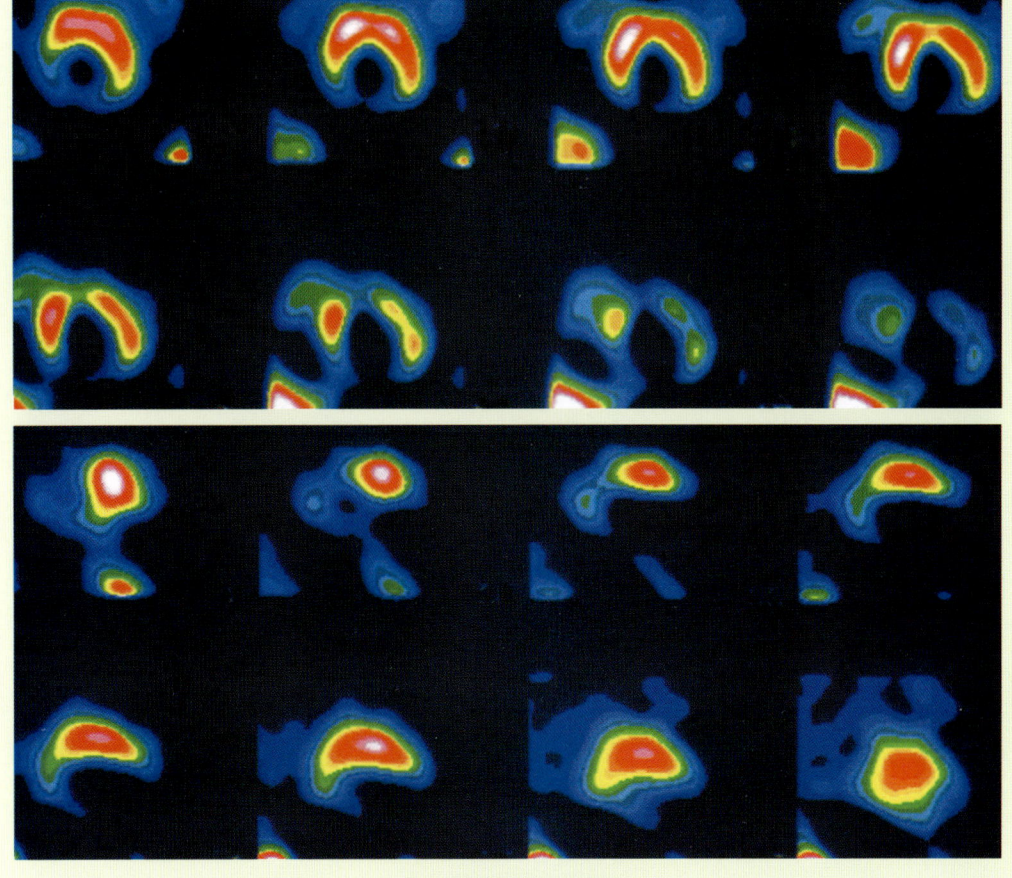

図1 緊急血流SPECT
上：短軸断層，下：垂直断層

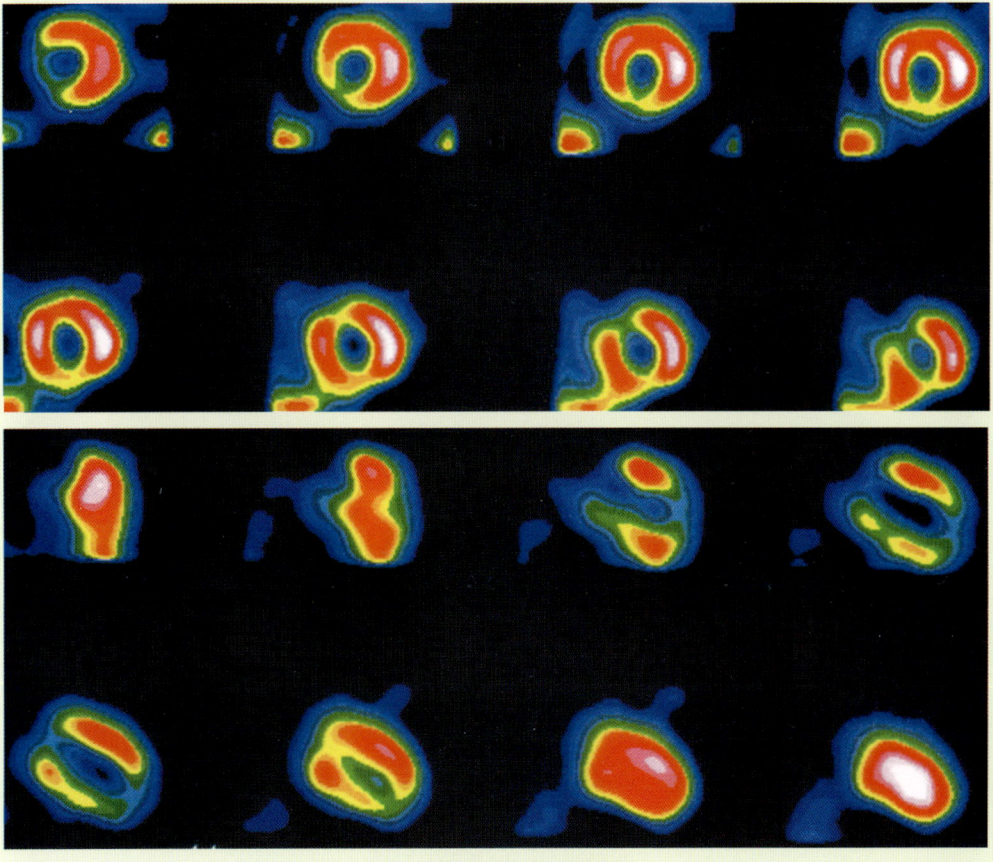

図2 慢性期血流SPECT
上：短軸断層，下：垂直断層

症例2：良好な心筋救出がみられた前壁梗塞症例

病　　歴

65歳，男性．約1週間前より労作にて胸痛が出現していたが数分で軽快するため，放置していた．本日朝，胸痛で覚醒し，胸痛が軽減することなく持続するため，救急車を呼び，当センターを受診した．

タバコ20本，他の冠危険因子はない．

経　　過

冠動脈造影では左前下行枝AHA分類（6）に100％閉塞，TIMI分類grade 0が認められた．直ちに，PCIによる再灌流治療を行った．左室造影では前壁中隔のakinesia，心尖部のdyskinesiaがみられ，EFは40％であった．再灌流までの時間は6時間．Peak CPKは4,375 IU/Lであった．

核医学検査所見

図1は緊急血流SPECT短軸断層像である．心基部から心尖部にかけて前壁，中隔，さらには下壁にかけて血流は高度に低下し，ほぼbackgroundのレベルに近い．左前下行枝の近位の閉塞による広範な虚血が疑われる所見である．虚血は極めて高度であり，残存血流はほとんどない．

図2は慢性期血流SPECT短軸断層像である．心基部から心尖部にかけての前壁中隔の血流は改善している．急性期にみられたbackgroundレベルの血流欠損が改善し，軽度から中等度の低血流まで回復している．

本症例は，急性期の虚血は極めて広範囲で重篤であったが，PCIにより良好な心筋救出を得た．一般的に，急性心筋梗塞ではPCI前の虚血が強く，広範な症例では，心筋救出は不良である．本症例は，発症前に狭心症があったためpreconditioningの状態にあったものと推定され，そのため再灌流による心筋救出が効果的であったものと考えられる．

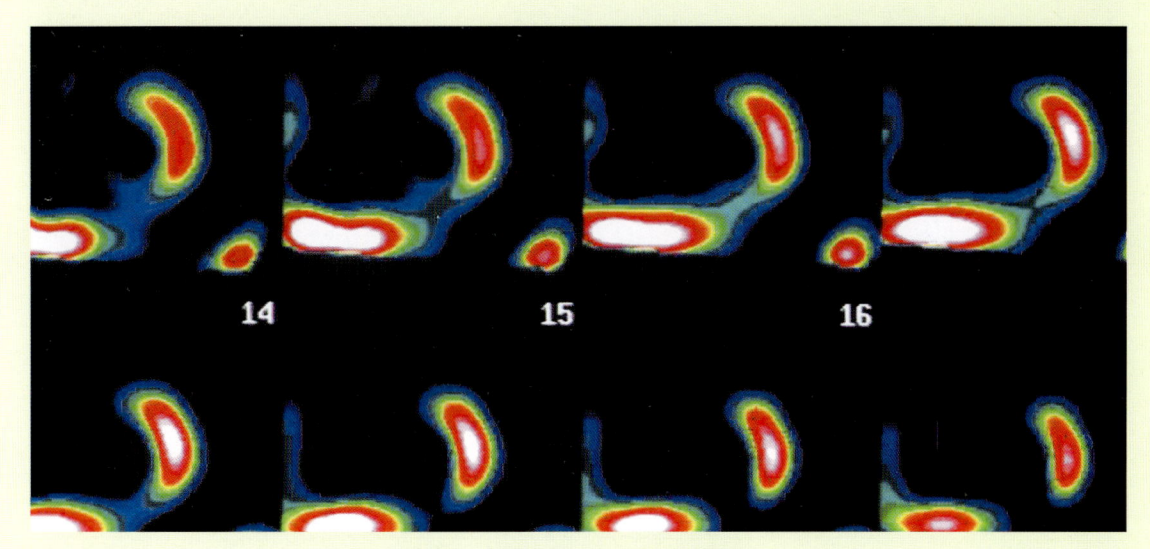

図1　緊急血流SPECT短軸断層

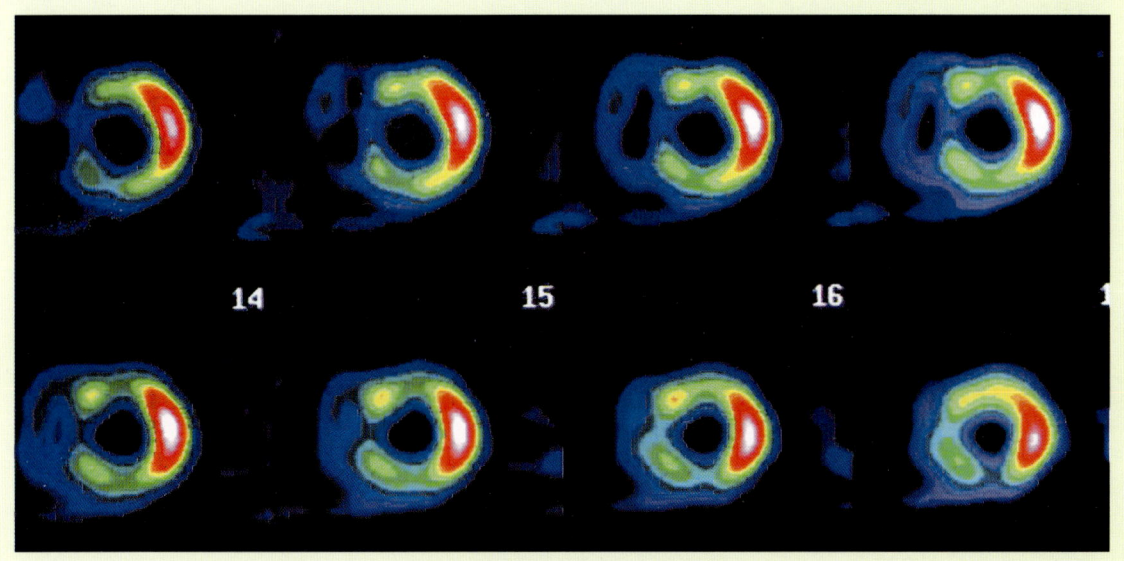

図2　慢性期血流SPECT短軸断層

3. 緊急血流SPECTによる診断　111

症例3：良好な心筋救出がみられた前壁梗塞症例

病　　歴

76歳，女性．約3年前より高血圧，狭心症の診断のもとに投薬治療を受けていた．3日まえより，軽度の労作で胸痛が頻回に出現するようになっていた．朝食後，突然強い胸痛が出現し，近医受診，心電図でST上昇を認められ，当センターを救急受診した．

経　　過

冠動脈造影では左前下行枝AHA分類（6）に閉塞が認められ，TIMI分類はgrade 0であった．直ちに，PCIによる再灌流治療を行った（図1）．左室造影では前壁中隔のakinesia，EFは48％．発症からPCIまでの時間は7時間．Peak CPKは3,645 IU/Lであった．

核医学検査所見

図2は緊急血流SPECTである．前壁，心尖部，中隔の血流は高度に低下している．しかし，症例2と比べると，血流欠損を示す領域は狭く，欠損の程度も軽い．ごくわずかではあるが虚血部に残存血流が観察される．

図3は慢性期血流SPECTである．急性期にみられた高度の血流欠損が改善し，前壁の一部に軽度の低血流が観察されるのみである．

本症例は，冠動脈造影ではAHA分類（6）の閉塞であったが，血流SPECTの虚血は広いものではなく，わずかに残存血流も観察された．また，発症前に狭心症があったためpreconditioningの状態にあったものと推定される．そのため，再灌流による心筋救出がきわめて効果的であったものと考えられる．

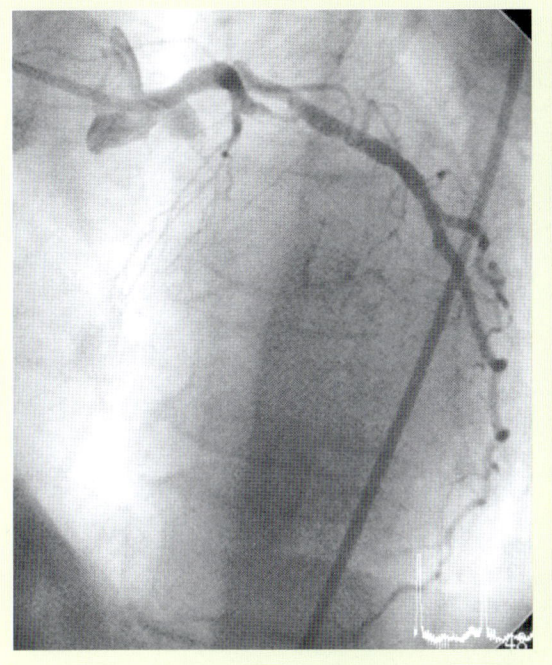

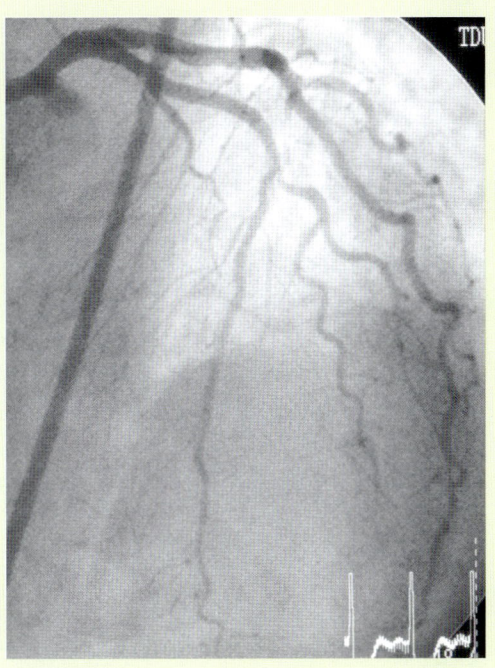

図1　冠動脈造影：左冠動脈
　　　左：PCI前
　　　右：PCI後

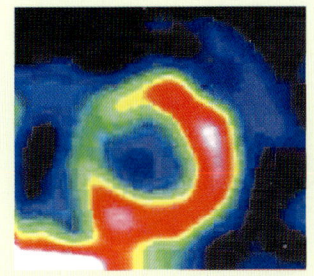

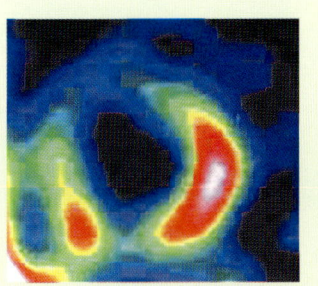

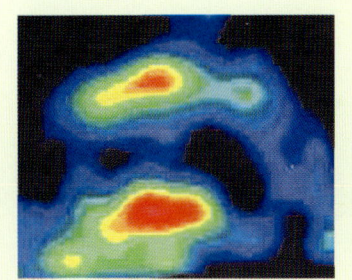

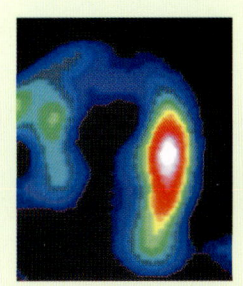

短軸断層心基部　　　短軸断層心尖部　　　垂直断層　　　水平断層

図2　緊急血流SPECT

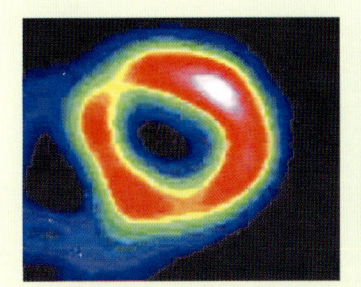

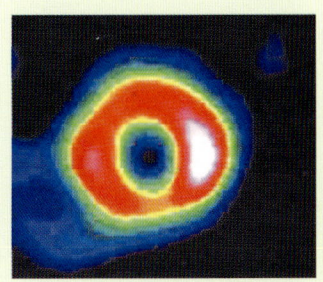

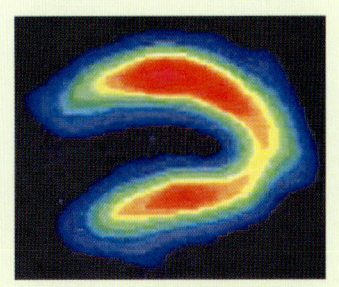

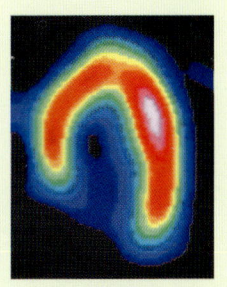

短軸断層心基部　　　短軸断層心尖部　　　垂直断層　　　水平断層

図3　慢性期血流SPECT

症例4：良好な心筋救出がみられた前壁梗塞症例

病　　　歴

72歳，男性．約10年前より糖尿病，高血圧を指摘されており，投薬治療を受けていた．午後1時，読書をしている時，突然強い胸痛が出現し，持続するため，当センターを救急受診した．

経　　　過

冠動脈造影では左前下行枝AHA分類（6）に亜閉塞が認められ，TIMI分類はgrade 2であった．直ちに，PCIによる再灌流治療を行った．左室造影では前壁中隔のakinesia，EFは46%．発症からPCIまでの時間は7時間．Peak CPKは3,030 IU/Lであった．

核医学検査所見

図1は緊急血流SPECTである．前壁，心尖部，中隔の血流は高度に低下している．しかし，症例3と同様に，血流欠損を示す領域は広くはなく，ごくわずかではあるが虚血部に残存血流が観察される．

図2は慢性期血流SPECTである．急性期にみられた高度の血流欠損が改善し，明らかな血流欠損は認めない．

本症例は，冠動脈造影ではAHA分類（6）の亜閉塞であった．わずかではあるが前方向性の血流が観察されている（TIMI grade 2）．

血流SPECTの虚血は広いものではなく，わずかに残存血流も観察された．発症前の狭心症，すなわちpreconditioningはなかったが，PCI時には既に前方向性の血流が回復していたため，虚血のリスク領域が広いものではなく，再灌流による心筋救出がきわめて効果的であったものと考えられる．

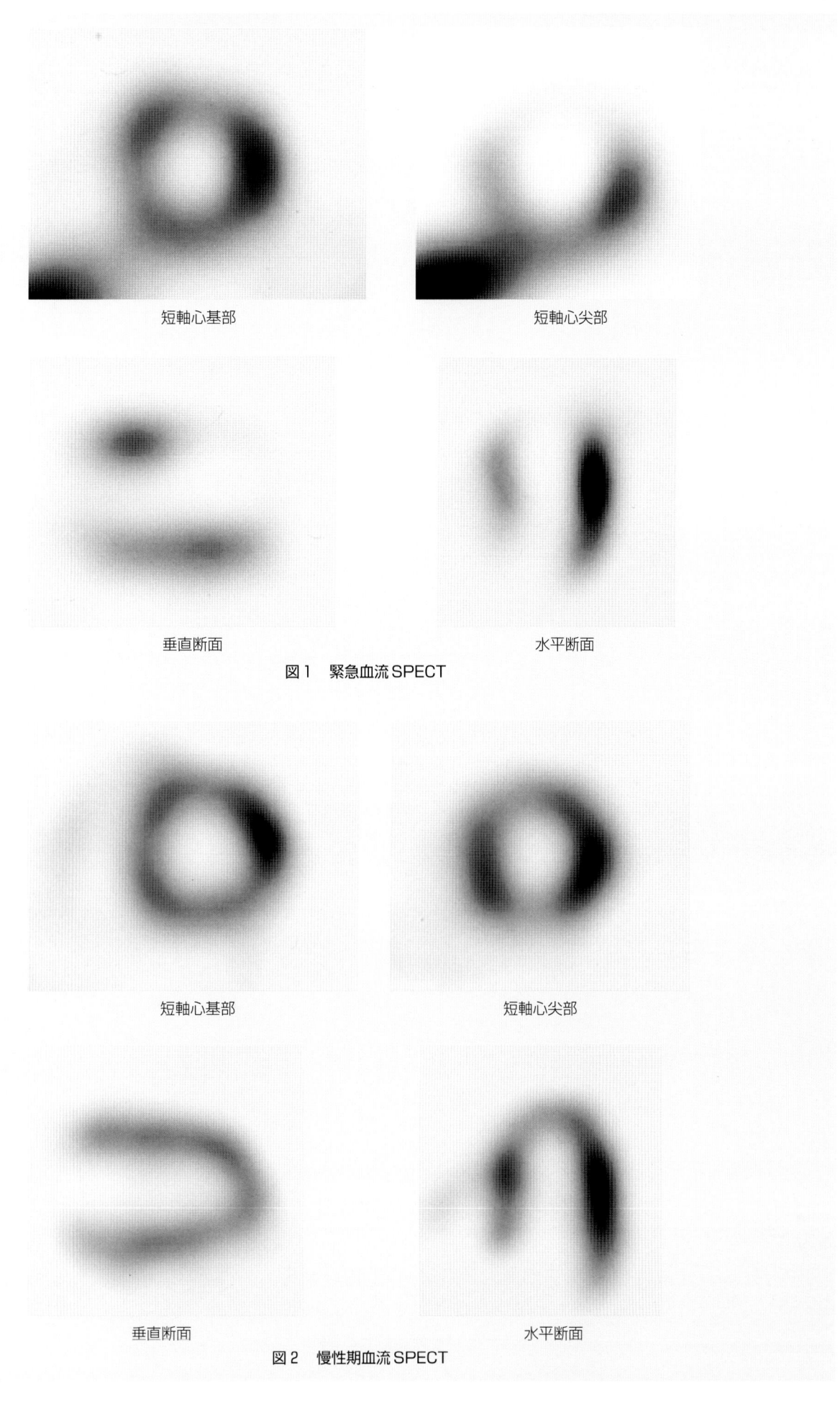

図1　緊急血流SPECT

短軸心基部　　　　　　　短軸心尖部

垂直断面　　　　　　　　水平断面

図2　慢性期血流SPECT

短軸心基部　　　　　　　短軸心尖部

垂直断面　　　　　　　　水平断面

3．緊急血流SPECTによる診断　　115

症例5：良好な心筋救出がみられた遅延再灌流症例

病　　歴

53歳，女性．約10年前より糖尿病を指摘されており，投薬治療を受けていた．3日前，午前1時，就寝中に，突然強い胸痛で覚醒した．胸痛は数時間持続したが，朝には軽快したため放置していた．今朝，食事中に再び胸痛が出現したため，近医受診し，ST上昇を認められ，心筋梗塞の診断で当センターを救急受診した．

経　　過

冠動脈造影では左前下行枝AHA分類（7）に亜閉塞が認められ，TIMI分類はgrade 2であった．直ちに，PCIによる再灌流治療を行った．左室造影では前壁中隔のhypokinesia，心尖部はdyskinesia，EFは42％．発症からPCIまでの時間は54時間．入院後CPKは既に正常化しており，Peak CPKは不明．

核医学検査所見

図1は緊急血流SPECT短軸断層像である．前壁，中隔の血流は高度に低下している．しかし，血流欠損領域は広いものではなく，虚血部には残存血流が確認される．

図2は発症2週間後の血流SPECT短軸断層像である（撮像時間は^{99m}Tc tetrofosmin投与後30分）．急性期にみられた高度の血流欠損が改善し，ほぼ正常の血流を示している．明らかな血流欠損はなく，極めて良好な心筋救出が示されている．

図3は図2から3時間を経過したSPECT画像である．30分後の画像では血流欠損はなかったが，3時間後の画像では前壁の集積低下が出現しており，いわゆる，逆再分布現象が認められる．

実験的に冠動脈を閉塞すると，心筋梗塞は6時間で完成する．そのため，臨床的にも，発症後6時間以降の再灌流は遅延再灌流とよばれ，心筋救出効果は疑問視されてきた．

しかし，本症例は，冠動脈造影では左前下行枝の近位部AHA分類（7）にTIMI grade 2の亜閉塞が認められ，症状発現からPCIまでは54時間を経過していたにもかかわらず，再灌流治療による心筋救出は極めて良好であった．急性期の血流SPECTでみられた血流欠損はPCI後2週間で消失し，ほぼ正常血流まで回復していた．

再灌流治療による心筋救出効果を規定する要素はいくつか提唱されている．

第1は，発症から再灌流までの時間であり，一般的には，これが短ければ心筋救出は良好であるものと想像されている．

第2の要素は，再灌流前の虚血リスク領域の広がりおよび虚血の強さである．これには副血行路やpreconditioningが関連する．本症例は再灌流までの時間は既に54時間を経過していたが，虚血リスク領域が広くはなかったために有効な心筋救出が得られたものと考えられる．

発症から6時間以降を経過した急性心筋梗塞では，血流SPECTでリスク領域と虚血の程度を確認する必要がある．虚血リスク領域が広くない症例では，再灌流による心筋救出が期待できるため，躊躇せずPCIを施行すべきである．

^{99m}Tc tetrofosminやMIBIは心筋に分布した後は再分布しないとされてきたが，PCIによる再灌流治療を受けた急性心筋梗塞では，逆再分布は稀ではない．^{99m}Tc tetrofosminやMIBIの心筋内の存在部位はミトコンドリア膜である．まず，細胞膜の電気勾配により細胞質内へ集積し，その後，ミトコンドリア膜内外の電気勾配によりミトコンドリア膜に接着すると考えられている．再灌流された心筋のミトコドリアではカルシウム負荷がかかり，ミトコドリア膜内外の電位差が軽減する．したがって，^{99m}Tc tetrofosminやMIBIの逆再分布現象は再灌流心筋におけるミトコドリアのカルシウム負荷を反映する所見である．

心筋梗塞亜急性期の^{99m}Tc tetrofosminやMIBI逆再分布像は急性期のリスク領域を間接的に示す画像である．

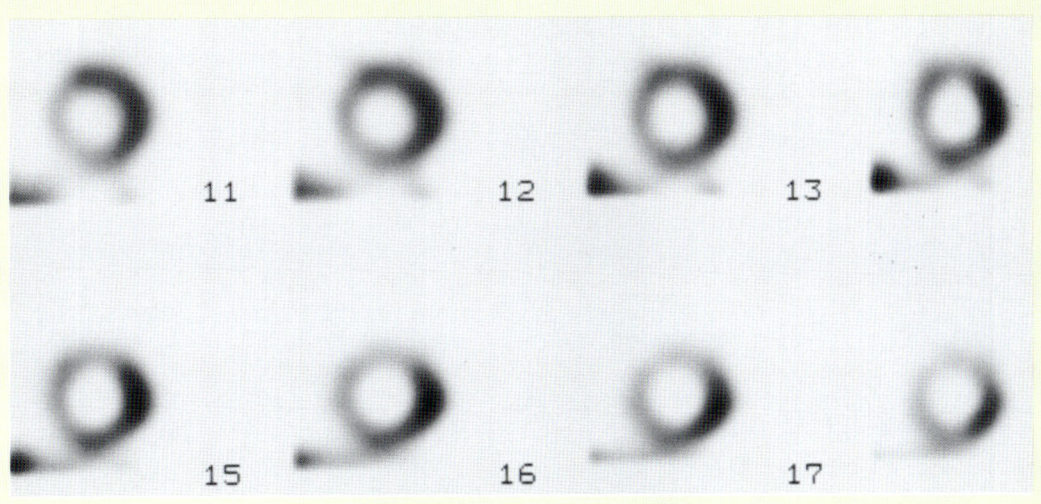

図1　緊急血流SPECT短軸断層

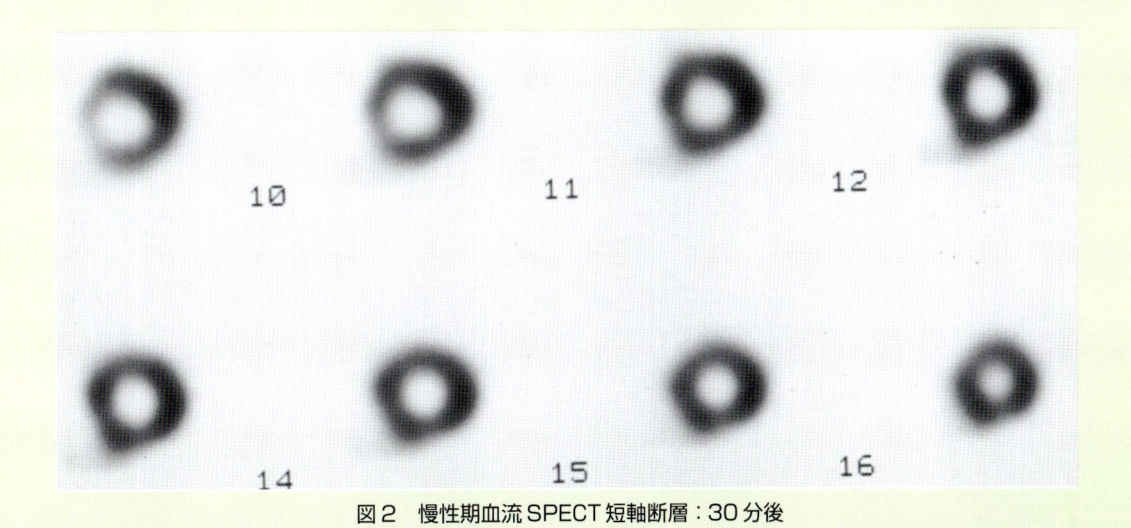

図2　慢性期血流SPECT短軸断層：30分後

図3　慢性期血流SPECT短軸断層：3時間後再分布像

3．緊急血流SPECTによる診断　117

症例6：不十分な心筋救出に終わった前壁梗塞症例

病　　　歴

64歳，男性．約10年より，健康診断で高脂血症を指摘されていたが，放置していた．午前10時，ゴルフプレイ中に突然胸痛が出現，嘔気と冷汗を伴った．症状が消失しないため，救急車で当センターを受診した．タバコ20本．

経　　　過

冠動脈造影では左前下行枝AHA分類（7）に完全閉塞が認められ，TIMI分類はgrade 0であった．直ちに，PCIによる再灌流治療を行った．左室造影では前壁，中隔，心尖部のakinesia，EFは43％．発症からPCIまでの時間は3時間．Peak CPKは5074 IU/Lであった．

核医学検査所見

図1は緊急血流SPECTである．前壁，心尖部，中隔の血流に完全欠損が認められる．虚血のリスク領域は広く，残存血流は全くみられない．

図2は慢性期血流SPECTである．心基部中隔や心基部前壁では急性期にみられた高度の血流欠損が改善している．この領域ではPCIによる心筋救出が明らかである．しかし，心尖部に近い前壁と中隔の血流は高度に低下しており，PCIによる心筋救出が不完全である．

本症例は症状の発現からPCIによる再灌流まで3時間であった．PCI時の造影でno reflowもなく，早期再灌流に成功した代表的症例である．良好な心筋救出が期待されたが，心基部の血流は改善したものの，心尖部に近い前壁と中隔は瘢痕化が完成し，救出はされなかった．

早期再灌流に成功したにもかかわらず心筋救出が十分でない原因は，再灌流障害の可能性を考慮しなければならない．PCIによる再灌流は急激に血流が再開するため，再灌流障害が生じやすいとの指摘もなされており，臨床的な再灌流障害（no reflow）の発生率は約30％であると報告されている．再灌流障害の予測は極めて困難であるが，血流SPECTの所見で極めて強い虚血や広いリスク領域を示す症例では発生率が高いため，これらの症例ではPCI時にできるだけゆっくり血流を再開させるか，再灌流障害を予防ための薬剤治療をする必要があるだろう．

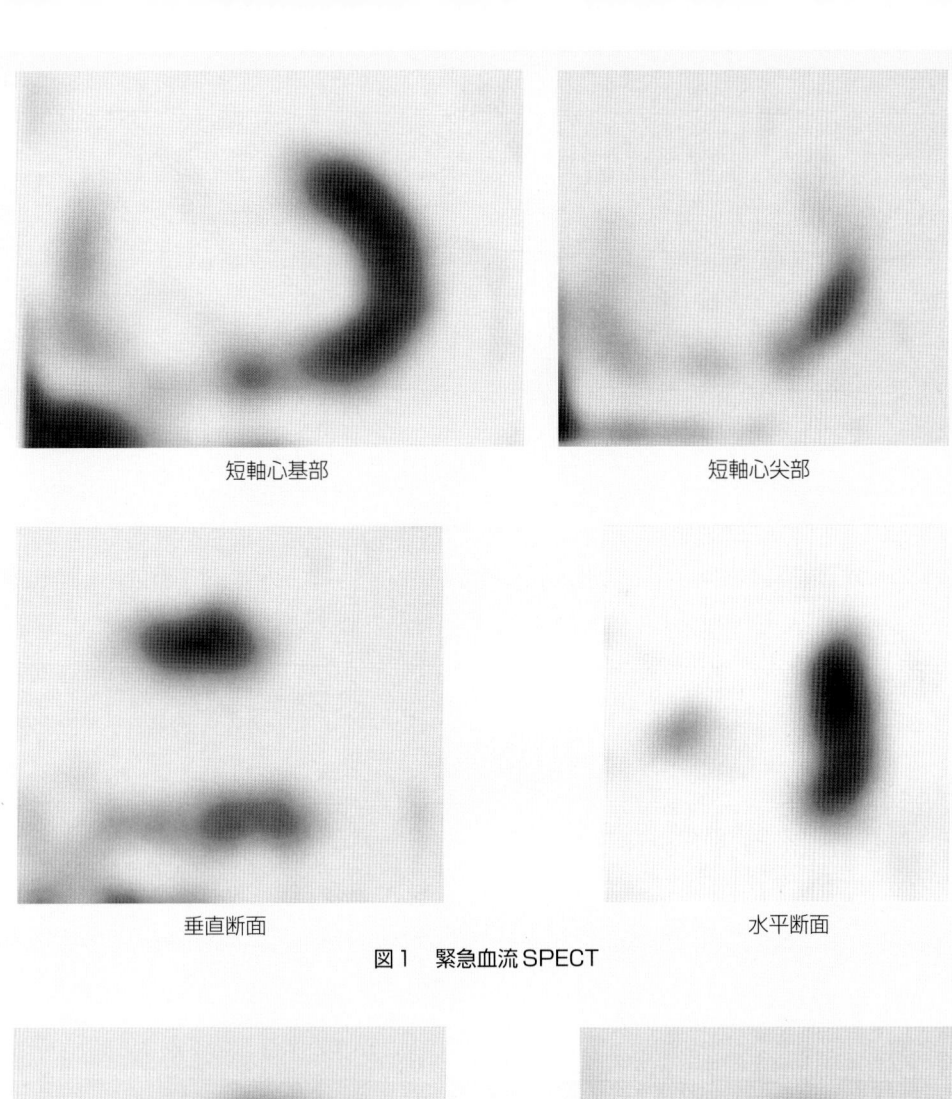

短軸心基部　　　　　　　　　短軸心尖部

垂直断面　　　　　　　　　水平断面

図1　緊急血流SPECT

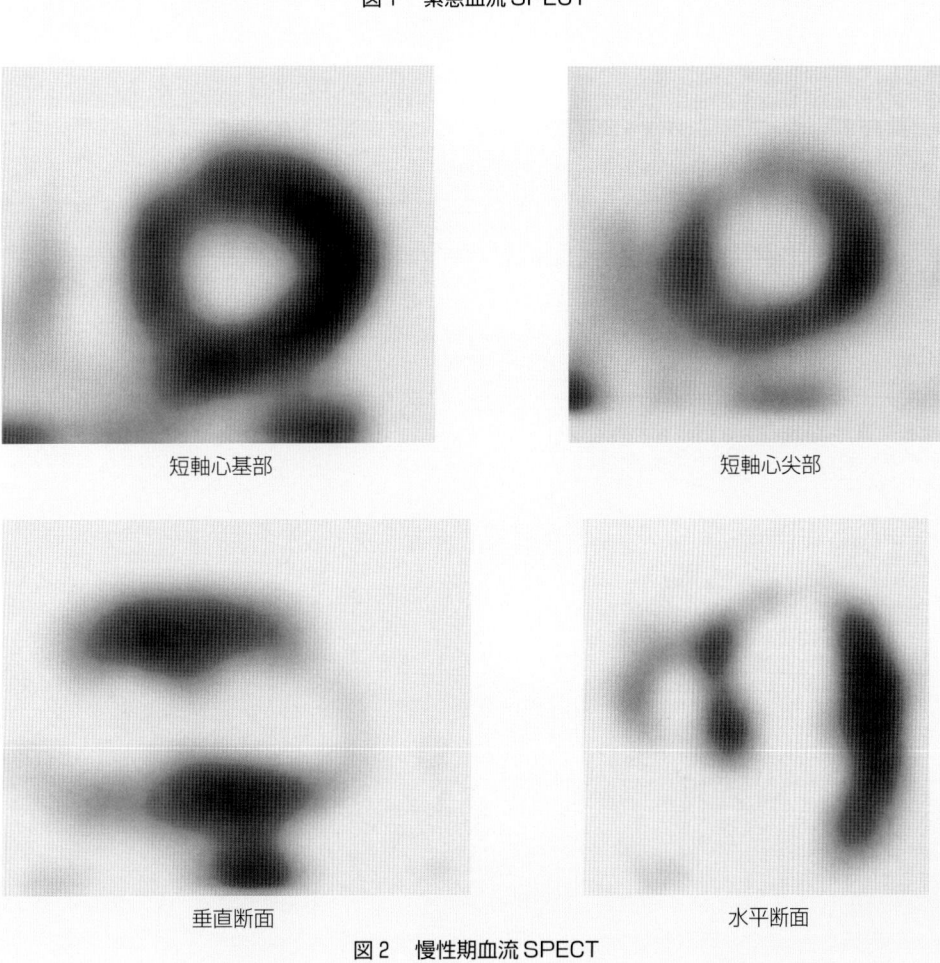

短軸心基部　　　　　　　　　短軸心尖部

垂直断面　　　　　　　　　水平断面

図2　慢性期血流SPECT

症例7：良好な心筋救出がみられた下壁梗塞症例

病　　　歴

64歳，男性．約5年前より，狭心症を指摘されており，薬剤治療を受けていた．数日前より軽度の労作で胸痛が出現するようになっていた．午後4時，テレビを観ていて突然強い胸痛が出現した．胸痛が消退しないため，近医受診しST上昇を認められたため，当センターを受診した．
タバコ10本．

経　　　過

冠動脈造影では左前下行枝AHA分類（2）に完全閉塞が認められ，TIMI分類はgrade 0であった．直ちに，PCIによる再灌流治療を行った．左室造影では下壁のakinesia，EFは53%．発症からPCIまでの時間は5時間．Peak CPKは3,030 IU/Lであった．

核医学検査所見

図1は緊急血流SPECT短軸断層像である．下壁の血流は高度に低下しているが，よく観察すると，僅かではあるが虚血部には血流が認められる．

図2は慢性期血流SPECT短軸断層像である．急性期SPECTに比べると血流は明らかに改善している．しかし，小範囲ではあるが心基部下壁の血流低下は残存しており，瘢痕化が完成していることが解る．

右冠動脈による下壁梗塞の代表例である．急性期には心基部から心尖部にかけての広い下壁欠損が，慢性期には心基部下壁のみの欠損へと縮小している．完全な心筋救出ではないものの，PCIの効果は満足のいくものである．慢性期のEFは56%であった．

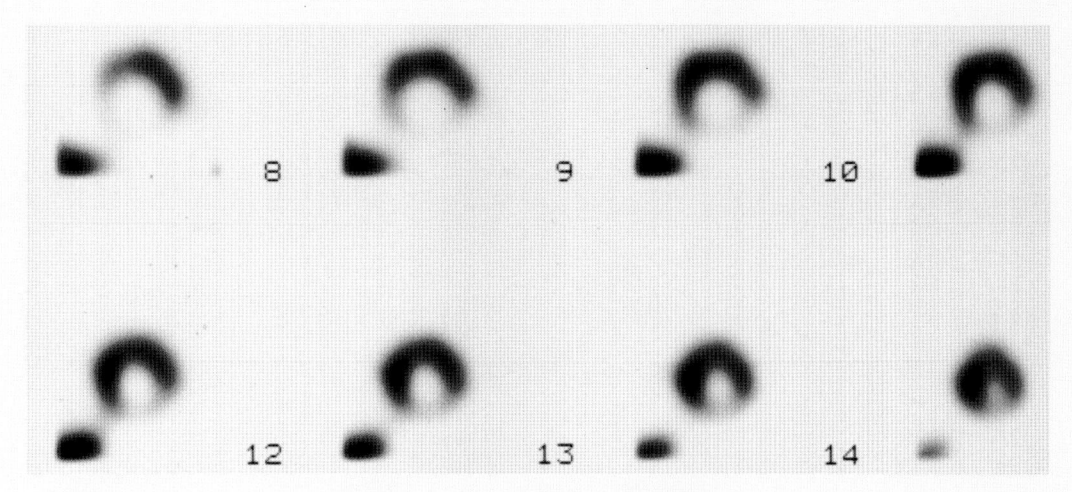

図1 緊急血流SPECT短軸断層

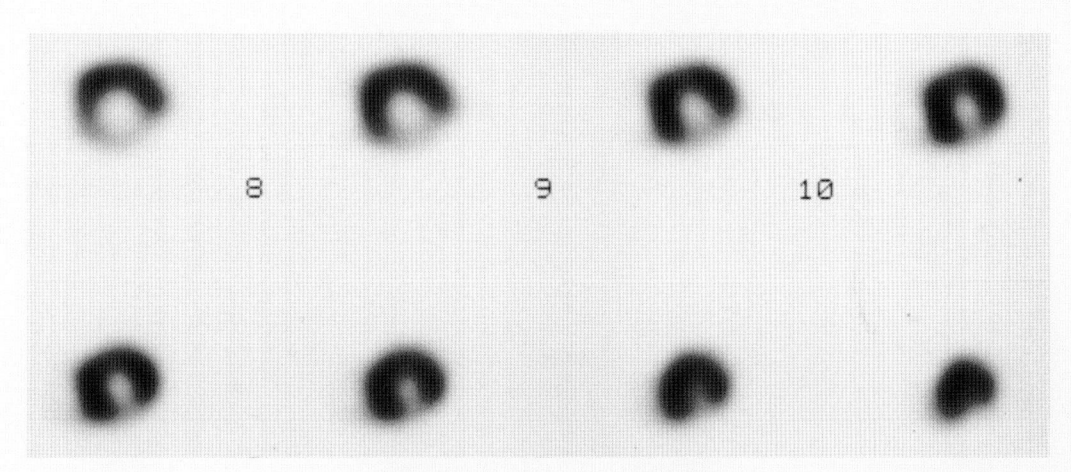

図2 慢性期血流SPECT短軸断層

3. 緊急血流SPECTによる診断

症例8：心筋救出が認められない下壁梗塞症例

病　　歴

69歳，男性．3日前の夕食後に胸痛が出現したが，自制内であり，放置していた．胸痛は翌朝には軽快していたが，朝食後ふたたび強い胸痛が出現し，軽快しないため，当センターを受診した．

タバコ20本．

経　　過

冠動脈造影では左前下行枝AHA分類（2）に亜閉塞が認められ，TIMI分類はgrade 2～3であった．直ちに，PCIによる再灌流治療を行った．左室造影では下壁のhypokinesia，EFは44％．発症からPCIまでの時間は50時間．来院時CPKは3,000 IU/Lであったが，その後は低下した．

核医学検査所見

図1は緊急血流SPECT短軸断層像である．広範な下壁の血流欠損が認められる．症例7と比べると，欠損の範囲は明らかに大きく，欠損の程度も強い．残存血流は認められず，backgroundのレベルである．

図2は慢性期血流SPECT短軸断層像である．急性期SPECTでみられた下壁の血流欠損は残存しており，改善は認められない．急性期の虚血リスク領域は瘢痕化しており，PCIによる心筋救出効果はなかったものと判定される．

再灌流治療にもかかわらず心筋救出が不良に終わった下壁梗塞の代表例である．再灌流治療による心筋救出が不調に終わった理由としては，以下の二点が考えられる．冠動脈造影の所見では，右冠動脈のTIMI grade 2～3の前方向性の血流が認められたにもかかわらず，血流SPECTでは下壁の完全欠損が示されており，有効な心筋血流がなかった．症状の発現からPCIまでの時間に50時間を要していた．

再灌流までの時間が長く，虚血部の血流低下が極めて強い，二つの悪条件が重なったため心筋救出が不調に終わったものと考えられる．来院時には梗塞は完成していたのかもしれない．

図1　緊急血流SPECT短軸断層

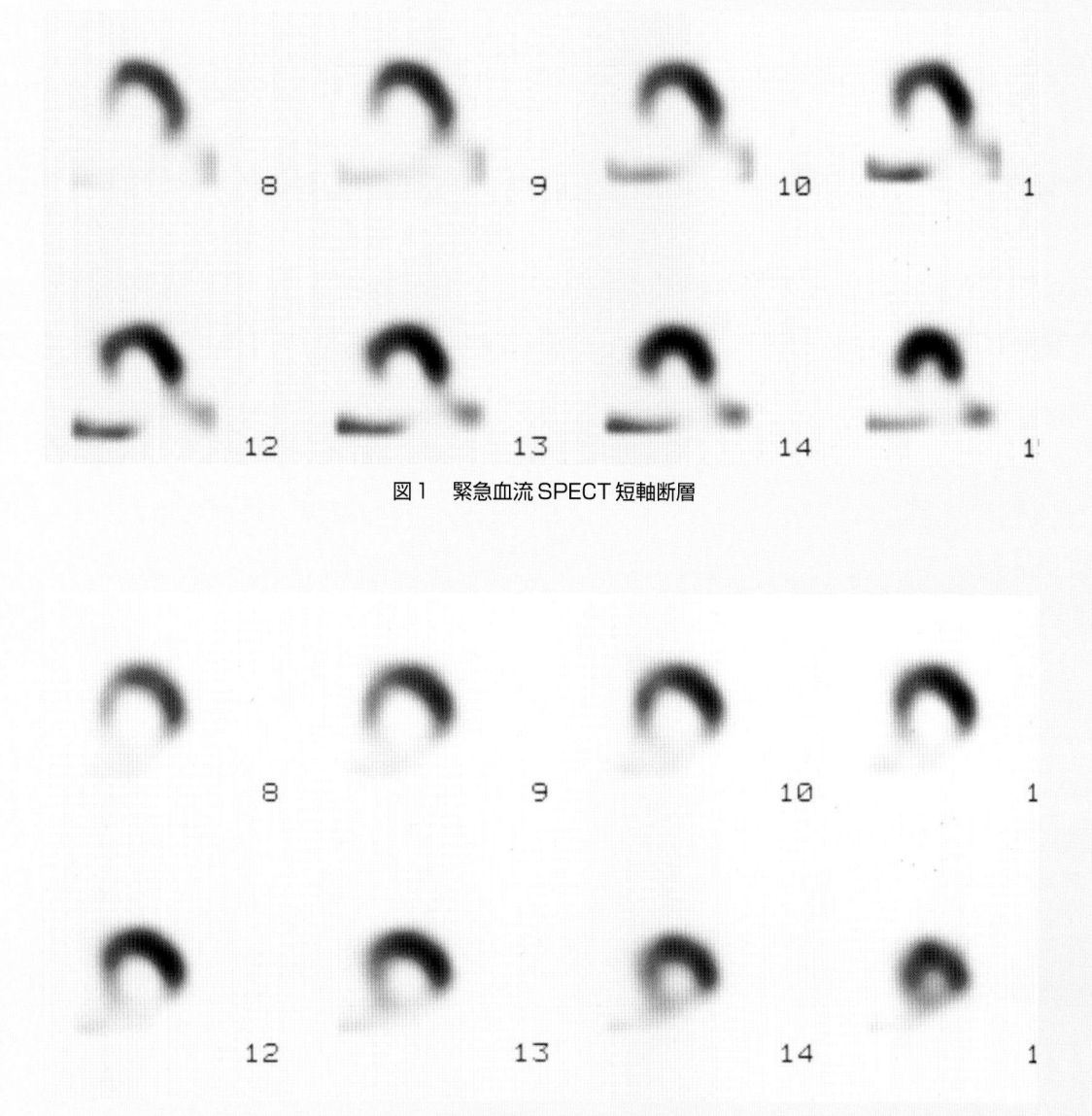

図2　慢性期血流SPECT短軸断層

3．緊急血流SPECTによる診断　　123

症例9：不安定狭心症

病　　歴

　　66歳，女性．約5年前より高脂血症，高血圧の診断のもとに投薬治療を受けていた．10日前より，労作時の胸痛が出現するようになった．胸痛は次第に頻度を増し，安静にても出現するようになったため，当センターを受診した．
　　タバコ20本．

経　　過

　　来院時の心電図では胸部誘導V_4からV_6でST低下を示した．トロポニンは陰性，CPKは正常であった．冠動脈造影（図1）では右冠動脈は正常であったが，左前下行枝AHA分類（7）に99％の亜閉塞が認められ，TIMI分類はgrade 3であった．左室造影では前壁中隔のhypokinesiaがあり，EFは56％であった．直ちに，PCIによる再灌流治療を行った．

核医学検査所見

　　図2は緊急血流SPECT短軸断層像を示す．左前下行枝領域である前壁と中隔の血流が低下している．しかし，残存心筋血流は十分保たれている．
　　図3は慢性期血流SPECT短軸断層像を示す．急性期にみられた血流の低下は消失しており，心筋梗塞による瘢痕もない．血行再建術の効果は極めて良好である．
　　冠動脈造影では左前下行枝の近位部に亜閉塞所見が認められていたが，血流SPECTでの虚血は比較的軽度に留まっている．一般的に，心筋壊死を伴う急性心筋梗塞では同程度の冠狭窄病変においても，血流SPECTの欠損ははるかに高度となる．冠動脈の狭窄度と心筋レベルの虚血は全く異なることも多いため，血流SPECTの情報は極めて有用である．

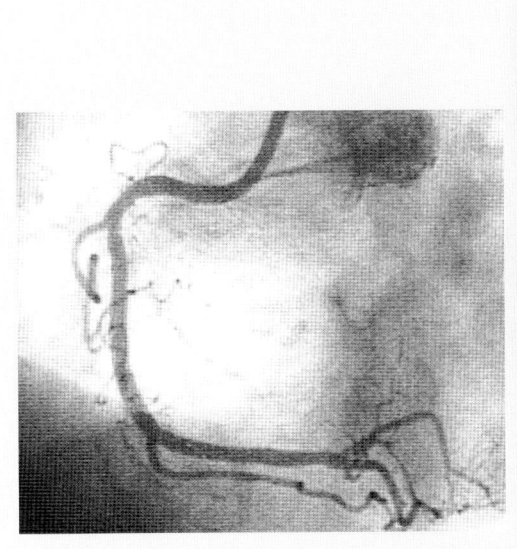

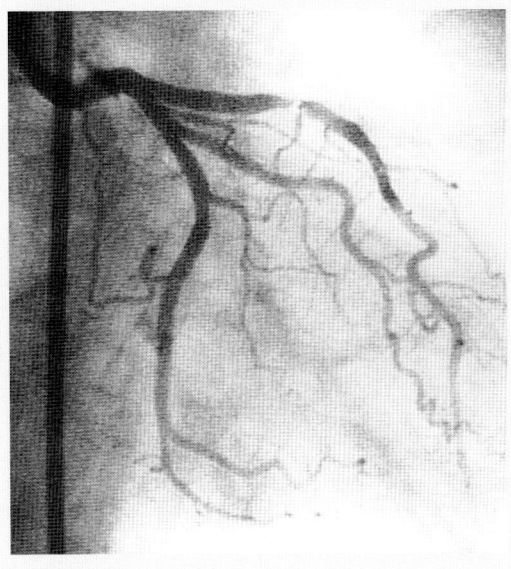

図1　冠動脈造影
左：左冠動脈　　右：右冠動脈

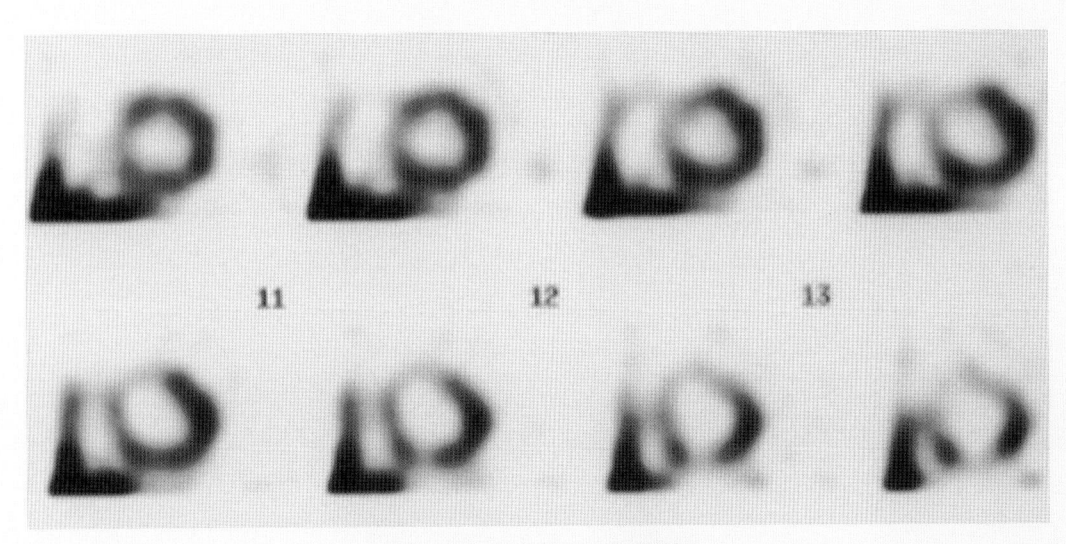

図2　緊急血流SPECT短軸断層

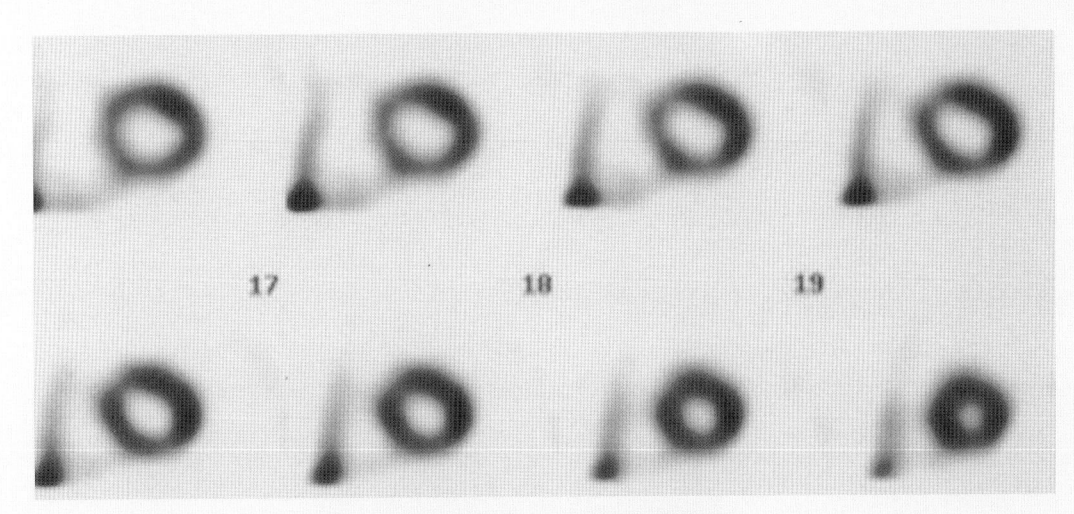

図3　慢性期血流SPECT短軸断層

症例10：不安定狭心症

病　　歴

　　49歳，男性．5年前より糖尿病の治療を受けていた．1週間まえより時々胸痛があったが，数分で軽快していた．午前10時デスクワークをしていた時，強い胸痛が生じた．胸痛は約10分で軽快したが，その後も胸部の違和感が続いたため，当センターを受診した．
　　タバコ20本．

経　　過

　　冠動脈造影では左前下行枝AHA分類（7）に亜閉塞が認められ，TIMI分類はgrade 3であった．直ちに，PCIによる再灌流治療を行った．左室造影では前壁と中隔のhypokinesia，EFは54％．来院時CPKは正常，トロポニンも陰性．

核医学検査所見

　　図1は緊急血流SPECT短軸断層像を示す．前壁，中隔から下壁にかけて血流の低下所見が明らかである．しかし，急性心筋梗塞の血流SPECTと比べると血流の低下は軽度であり，残存血流が十分に存在する．心筋が壊死に陥ってはおらず，viabilityが保たれている重要な所見である．
　　図2は緊急血流SPECTの心電図同期三次元像を示す．心室中隔と心尖部の壁運動障害が観察され，機能的側面から虚血の存在が確認できる画像である．EFは52％と比較的良好である．
　　図3は慢性期血流像を示す．急性期にみられた左前下行枝の血流低下所見は消失しており，正常まで回復している．PCIによる効果は良好であると判定される．
　　心電図ゲートSPECTは血流と同時に心筋機能が評価できる便利な方法である．急性心筋梗塞では，血流SPECT上の欠損出現率は100％であり，壁運動障害の有無は診断的には必ずしも重要ではない．一方，心筋壊死を伴わない不安定狭心症の血流欠損は軽度であり，血流SPECT単独では，虚血の診断に迷うことも多い．この時には，心電図ゲートSPECTによる壁運動の評価は診断の向上につながるため，有用な方法となる．

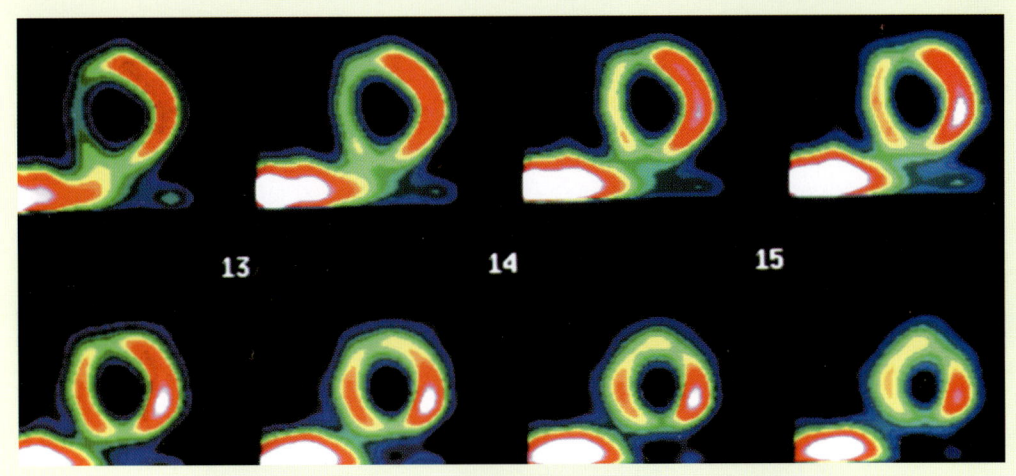

図1　緊急血流SPECT短軸断層

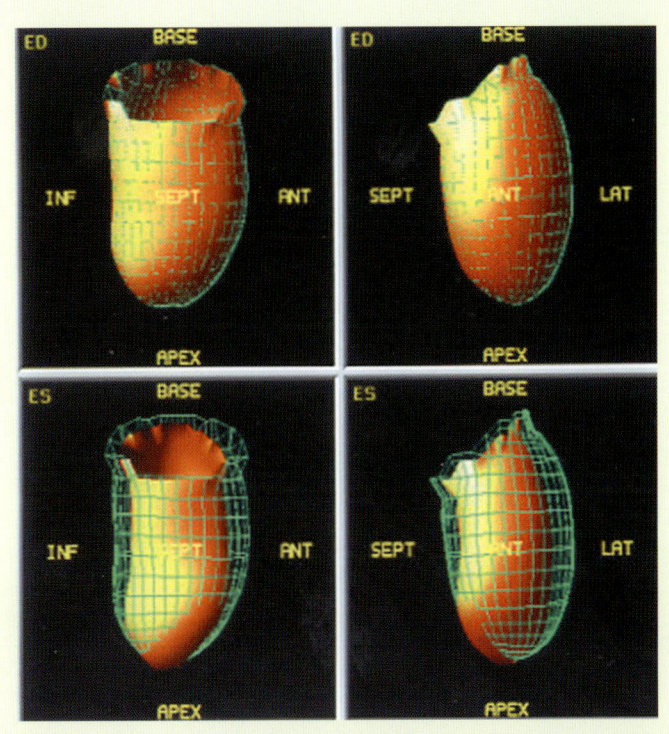

図2　緊急血流SPECTの心電図ゲート三次元表示

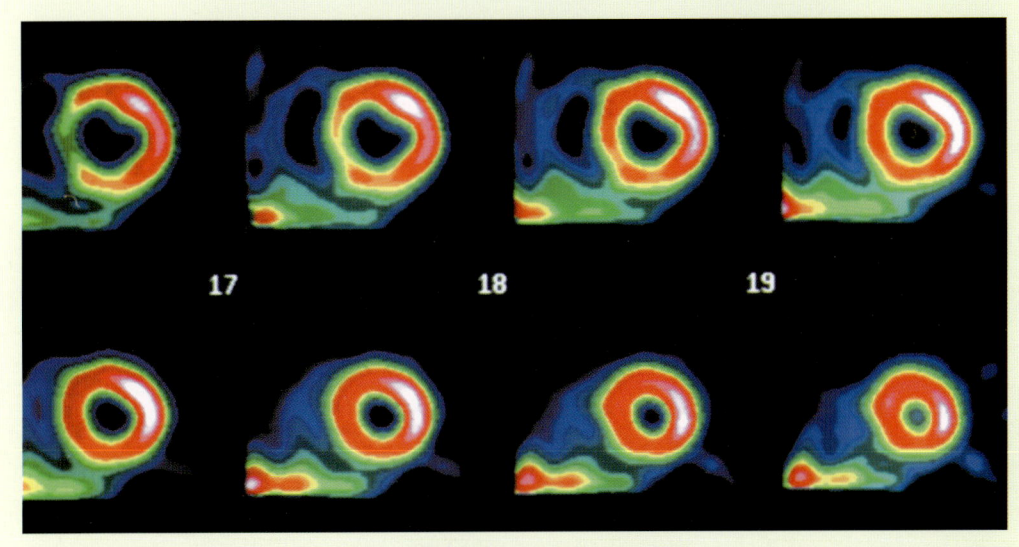

図3　慢性期血流SPECT短軸断層

3．緊急血流SPECTによる診断　127

●●解　　説●●

　再灌流治療による心筋サルベージの定量化には再灌流治療前のリスク領域を正確に知る必要がある．現在その目的には心筋血流イメージングによる核医学的診断法が最も正確な方法である．われわれは再灌流治療前に撮像を完了する^{99m}Tc tetrofosmin緊急心筋血流SPECTを行っているが，この方法はラベリングの開始から撮像終了まで約30分を要するに過ぎず，リスク領域を得るだけではなく急性虚血の初期手段法としても有用である．この方法を用いると，心筋梗塞患者で明瞭な局所血流欠損が100%診断できる．慢性期に再度心筋血流SPECTを行い，急性期との比較で得られた血流の改善が心筋サルベージである．

　再灌流治療による心筋救出効果は，個々の症例で大きく異なり，それには種々の要因が関連する[1〜4]．われわれ再灌流治療によって得られる平均的な血流改善量を，定量的方法により検討した（図1）．その結果，急性心筋梗塞に対するPCIにより虚血部の血流は平均で23%ユニット改善する．しかし左前下行枝（LAD）梗塞（改善量27%ユニット）は非LAD梗塞（改善量18%ユニット）に比べて改善量が大であり，両者にはPCIの心筋救出効果に差異が存在する可能性が示唆された．慢性期の心筋血流量はPCI前の虚血部残存血流に強く相関し（図2），さらに慢性期左室機能は急性期のリスク領域の広がりと相関した．

　一方，われわれの検討結果では2〜24時間での再灌流時間と心筋サルベージ量には明らかな相関はみられなかった．これらの結果はdirect PCIによる心筋サルベージ量は基本的にほぼ一定であり，治療前の虚血の強さと広がりが慢性期の血流や心機能を規定する事実を示している．すなわち臨床的急性心筋梗塞を含む急性冠症候群では，慢性期に良好

図1　再灌流治療による虚血部血流量の改善度

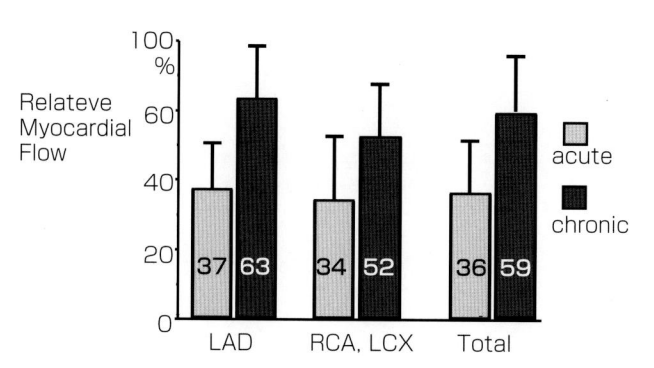

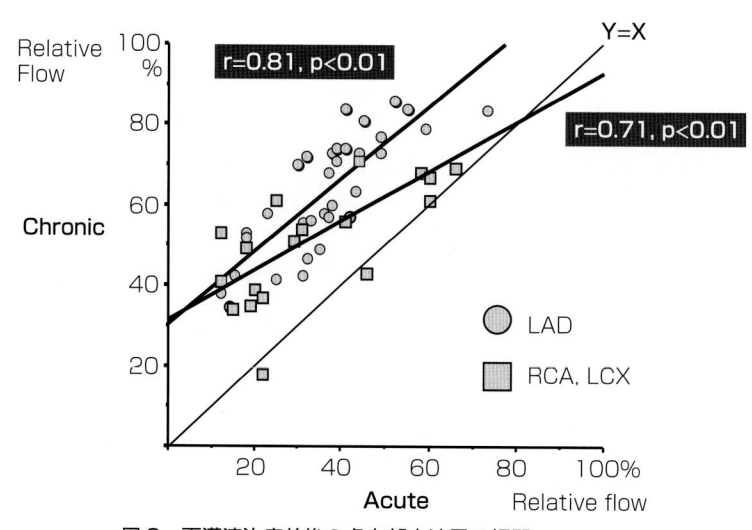

図2　再灌流治療前後の虚血部血流量の相関

な心筋血流や心機能を得るためには再灌流治療前の残存心筋血流量が最も大切な要素であるものと考えられる．

●●ポイント●●

　急性心筋梗塞や不安定狭心症に対する緊急PCIによる心筋救出量の判定は，治療前後の血流SPECTにより定量的評価が可能である．血流SPECTにより評価される治療前の虚血リスク領域の広がりと虚血の程度（残存心筋血流の有無）は，PCIによる心筋救出効果を予測する重要な指標である．

●参考文献●

1) Reimer KA et al. : The wavefront phenomenon of myocardial ischemic cell death II. Transmural progression of necrosis within the framework of ischemic bed size (myocardial at risk) and collateral flow. Lab Invest 40 : 633-44, 1979
2) Reimer KA et al. Effect of coronary occlusion site on ischemic bed size and collateral blood flow in dogs. Cardiovasc Res 15 : 668-74. 1981
3) Christian TF et al. : Determinant of infarct size in reperfusion therapy for acute myocardial infarction. Circulation 86 : 81-90, 1992
4) Murry C, et al. : Preconditioning with ischemia: a delay of lethal cell injury in ischemic myocardium. Circulation 74 : 1124-36, 1986

第2章　慢性心筋虚血

1．労作性狭心症

1）労作性狭心症とは

　心臓は安静時動脈中の酸素を多く摂取し，酸素消費量が増加した場合，心筋血流量を増加させることで対応している．労作性狭心症とは安静時に心筋虚血は生じず，労作時に心筋酸素の供給が消費に対して相対的に不足し，心筋酸素の消費と供給のバランスが崩れ心筋虚血が生じる病態である．労作により血流の不足が増大するに従い，代謝障害，局所壁運動障害，電気的障害（心電図上のST変化），自覚症状の順に出現してくる．この労作時に不足する血流を血流トレーサーである^{201}Tl，^{99m}Tc血流製剤（^{99m}Tc-MIBI，^{99m}Tc-tetrofosmin)を用いて検出するのが負荷心筋血流イメージングである．心筋虚血は血流不足により生じ，虚血指標のうち最も早く捉えられるのが血流不足であることから血流そのものを画像でみる心筋シンチグラムは労作性狭心症の診断，評価に適している．

（1）運動負荷心筋血流イメージング
　心筋酸素消費量はrate pressure products（収縮期圧×心拍数）と相関するので，日常生活でrate pressure productsを増加させる運動は心筋虚血を誘発する負荷として生理的であり，負荷法として優れている．冠動脈狭窄度と心筋血流量の検討[1)2)]から冠血流予備能は冠動脈狭窄が50％以上で低下しはじめ，約75％以上で負荷時に心筋虚血が生じるとされ，安静時心筋虚血は冠動脈狭窄が90％以上でないとおこらないとされている．しかし冠動脈造影上の解剖学的な狭窄度の意義は個々の症例において必ずしも画一的なものではない．負荷血流イメージでは運動負荷時に血流トレーサーを投与し心筋虚血が運動で誘発されるかどうかを描出する．生理的な運動負荷にて誘発される心筋虚血の有無，重症度が評価できるので血行再建術を含めた治療の適応や評価に重要である．

（2）運動負荷血流イメージプロトコール
　運動負荷方法としては自転車エルゴメータまたはトレッドミルが汎用されている．エルゴメータでは25W 3分毎に増加する多段階漸増法が用いられ，トレッドミルではBruceのプロトコルが用いられることが多い．運動負荷終了の目安は，1）心電図上のST変化，2）胸痛の出現，3）rate pressure products 25,000以上が基準とされている．最大運動負荷時に心筋血流製剤を投与し，30～60秒後に負荷を中止する．^{201}Tlでは5～10分後30分以内に，^{99m}Tc血流製剤では15～60分後に撮像し負荷像とする．^{201}Tlでは3～4時間後に再度撮像し再分布像（遅延像）とし負荷像と比較する．^{99m}Tc血流製剤では^{99m}Tc-MIBI，^{99m}Tc-tetrofosminいずれも再分布しないため，負荷像撮像の前か後（一日法）あるいは別日（別日法）に安静時に^{99m}Tc血流製剤を投与し30～60分後に安静像を撮像

する必要がある．^{99m}Tc血流製剤ではこの安静像と負荷像を比較して読影する．

いずれのプロトコールでも負荷像と安静像（再分布像）を比較することで虚血の有無，広がり，心筋梗塞の合併の有無を判定する．負荷^{99m}Tc血流製剤イメージのプロトコールでは負荷像が正常なら安静血流イメージを省くことが可能である．

（3）薬剤負荷心筋イメージング

運動負荷をできない種々の病態（下肢関節疾患，下肢血管障害，脳血管障害後，肺疾患，心不全，他の全身疾患等）の場合に運動負荷の代用として薬剤負荷心筋血流イメージングが利用されることが多い．使用される薬剤は第1に冠動脈拡張薬，第2に心筋酸素消費量増加にて虚血を誘発する薬剤である．第1の冠動脈拡張薬にはdipyridamole，adenosine，ATPがあり，第2の薬剤にはdobutamineがある．これらを用いたプロトコールにて運動負荷心筋イメージングとほぼ同等の冠動脈病変の検出能が得られている．

症例1：労作性狭心症一枝病変 PTCA前後

病　歴

51歳，男性，高脂血症，高血圧症，高尿酸血症にて近医で投薬加療中であった．2カ月前から労作時前胸部痛を自覚するようになり，労作性狭心症の精査加療目的に本院紹介入院となる．安静時心電図は異常を認めなかった．入院後負荷^{201}Tl SPECTを施行され，2日後に心臓カテーテル検査を施行された．冠動脈造影ではLAD #6 90%狭窄を認めた．左室造影では seg. 2, 3, 6 に mild hypokinesis を認め，EF 57%であった．

核医学検査所見

（1）PTCA前負荷^{201}Tl SPECT（図1-1）

負荷は75W，6'30"で胸痛，V$_3$～V$_5$のST低下で中止．心拍数50～94/分，血圧140/80～148/90mmHg．図1-1の^{201}Tl SPECTでは前壁，中核，心尖部に灌流欠損を認め，遅延像でほぼ完全な再分布を認めている．LAD病変による虚血と診断できる．

（2）PTCA 6カ月後負荷^{201}Tl SPECT（図1-2）

125W，10'で下肢疲労感のため中止．心拍数58～128/分，血圧145/78～208/118mmHg，ST変化はなし．^{201}Tl 上灌流欠損は認めず，虚血は誘発されなかった．

経　過

冠動脈造影検査の1週間後にPTCAを行った．LAD#6 90%に対しPOBAの後Nir Stentにて0%に開大した．6カ月後に核医学検査後に冠動脈造影も施行した．冠動脈造影ではLAD #6 25%で再狭窄は認めなかった．

解　説

心筋血流イメージをみる場合，まず運動負荷量が十分かどうか確認しておく必要がある．負荷量が不十分な場合負荷がさらにかけられrate pressure productsが十分上昇した場合に誘発されたはずの虚血をみのがされている可能性がある．通常，負荷像と安静像（再分布像）を比較することで一過性灌流欠損の有無，広がりから心筋虚血の有無，広がりを検出することができる．本例はLAD病変による典型的な労作性狭心症で，PTCA後虚血は誘発されず，改善した．

ポイント

労作性狭心症において負荷時と安静時（再分布時）の心筋血流イメージを比較することで冠動脈支配領域に合致した一過性灌流欠損から冠動脈病変を診断することができる．

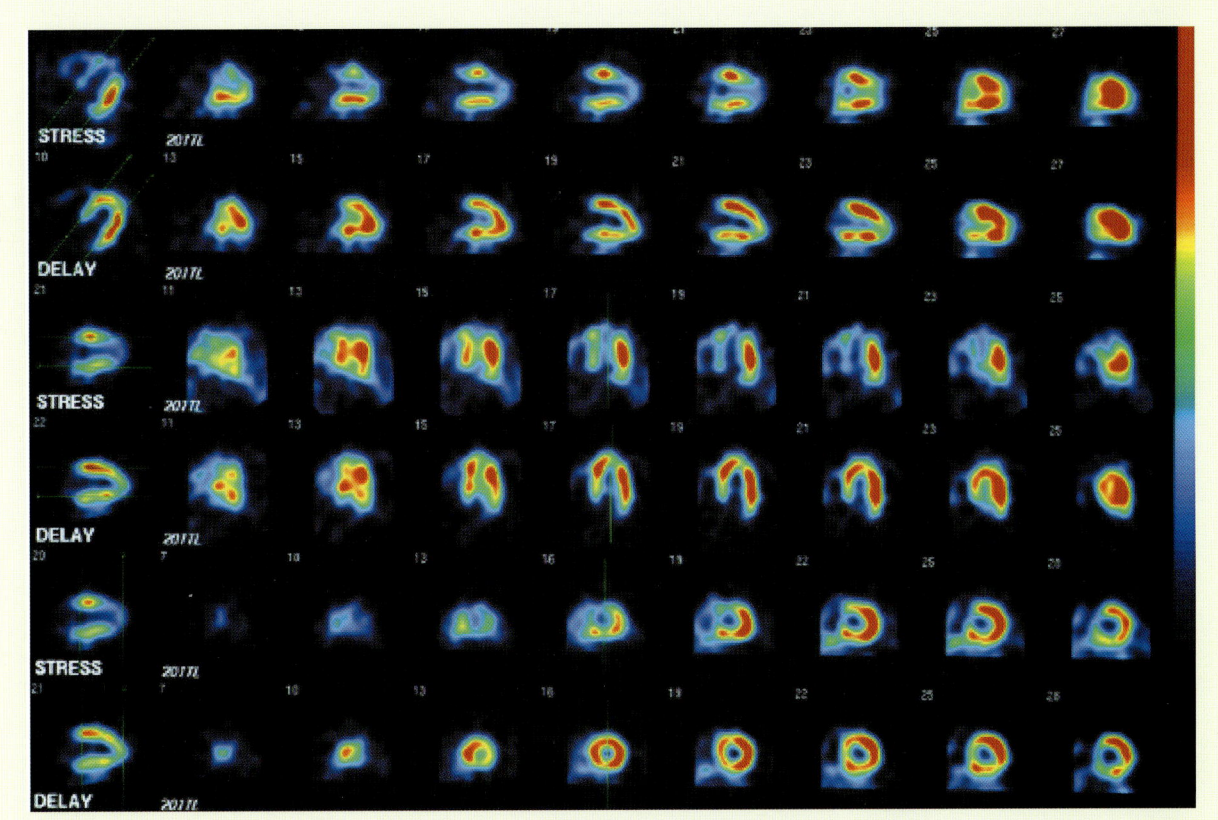

図1-1 51歳,男性,労作性狭心症,運動負荷^{201}Tl SPECT

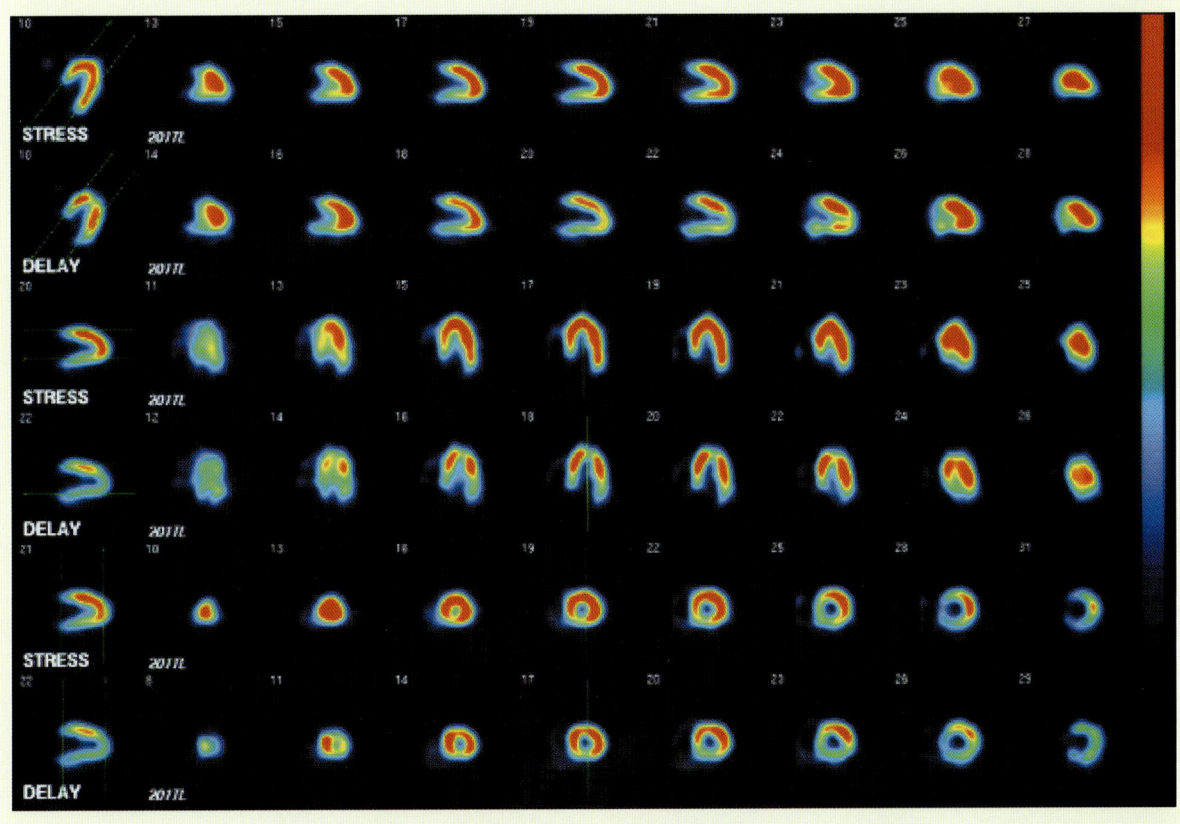

図1-2 図1-1症例のPTCA 6カ月後の運動負荷^{201}Tl SPECT

1. 労作性狭心症

症例2：多枝病変による重症心筋虚血症例

病　　歴

　　　　69歳，男性．1年前に検診にて糖尿病を指摘され，以降本院にて糖尿病の加療を受けていた．安静時心電図にてQ波は認めなかったが，I，II，aV$_F$，V$_4$〜V$_6$でT波逆転を認めた．合併症検査のためのトレッドミルにおいてBruce　2°で胸痛はなかったが，ST低下を認めたため，精査目的で入院となる．

核医学検査所見

（1）負荷^{201}Tl SPECTとplanar像（図2-1）

　　　65W，5'でII，III，aV$_F$の2mm ST低下と心室性期外収縮増加で中止．自覚症状は胸痛なく，下肢疲労感のみであった．心拍数72〜108/分，血圧132/78〜135/84mmHgと上昇せず．^{201}Tl SPECT上心尖部，側壁，下壁に灌流欠損を認めている．遅延像でいずれの部位にも不完全再分布を認め，多枝病変が示唆される．右のplanar像では肺野の^{201}Tl取り込み増強を認め，さらに負荷像，遅延像いずれでも左室拡大を認めるが，視覚的に負荷像の方が左室拡大は著明で，一過性左室拡大を示している．灌流欠損で多枝病変が示唆されるうえに肺野の^{201}Tl取り込み増強と一過性左室拡大という重症虚血の指標を認めた．

（2）心電図同期SPECTのQGS処理による心機能評価（図2-2）

　　　後述する本症例の^{201}Tl gated SPECTのQGSによる心機能評価を示す．赤茶色格子，緑色格子はおのおのの拡張期心外膜面，拡張期心内膜面，黄白色の内腔面はその時相の心内膜面である．上段が負荷10分後像，下段が遅延像（負荷後3時間）である．Volumeは負荷直後EDV 181ml，ESV 149ml，3時間後EDV 165ml，ESV 118mlで一過性左室拡大がQGSを用いることで定量的にとらえることが可能となっている．右の収縮末期像で左室壁運動はび漫性に低下していることがわかる．左室壁運動障害は負荷直後像で3時間後像よりも高度で，虚血により左室機能障害が増悪したことが示されている．

経　　過

　　　心エコー図ではLVDd 60mm，LVDs 50mm，FS 17%，IVST 8mm，PWT 8mmで左室はび漫性にhypokinesisを呈し，MRは1度であった．翌日行った冠動脈造影ではLAD #7 90%，#9 100%，LCx #13 100%，RCA #1 50%，#4PD 75%の三枝病変であった．左室造影ではseg. 1，2，3，6 hypokinesis，4，7 severe hypokinesis，3 akinesisであった．EDVI 99.7 ml/m^2，ESVI 67.5 ml/m^2，EF 32%であった．MR 1度．LAD領域，LCx領域いずれにもSilent ischemiaを認めたため，まずLCx #13 100%に対しPTCA（Nir stent）を行い0%に開大した後，LAD #7 90%に対しPTCA（ML stent）を行っている．

解　　説

　　　重症の労作性狭心症を評価するうえでの問題点には第1に多枝病変時に一過性灌流欠損が必ずしも罹患病変領域全体に描出されないこと，第2に重症冠動脈病変で通常の負荷^{201}Tlイメージングで再分布を認めない場合で，これには負荷時の虚血が重症による場合と安静時にても血流低下を示す高度冠動脈狭窄病変による場合があり，陳旧性心筋梗塞症との鑑別が困難な点があげられる．本例は第一の場合に相当する．心筋血流イメージは相対的な心筋血流分布から読影を行うため，多枝病変において必ずしも罹患冠動脈支配領域すべてに欠損が出現するとは限らない．このため一過性灌流欠損以外の虚血指標にも注意する必要がある．第1に負荷時の一過性左室拡大[3]，第2に^{201}Tlの場合washout rateの低下[4]，第3に^{201}Tlや^{99m}Tc血流製剤の肺野集積の増加[5,6]が多枝病変による重症の虚血の指標となる．一過性灌流欠損に加えこれらの指標を総合的に評価し，虚血の有無，重症度を診断していくことが重要である．本例ではLCx領域と心尖部の灌流欠損は明瞭であったが，LAD近位部病変を示す灌流欠損は明らかではなかった．多枝病変例において重症冠動脈病変を示唆する所見として，一過性左室拡大，^{201}Tlでのslow washout rate，肺野取り込み増加に注意する必要がある．一過性左室拡大は重症虚血時の左室心内膜側の灌流低下が著しいことのあらわれとされており，その結果として高度な壁運動障害が誘発されたと考えられる．QGSを用いることで従来の重症の虚血をあらわす一過性左室拡大が定量的にとらえられ，視覚的にも高度な壁運動障害としてとらえることが可能となっている．

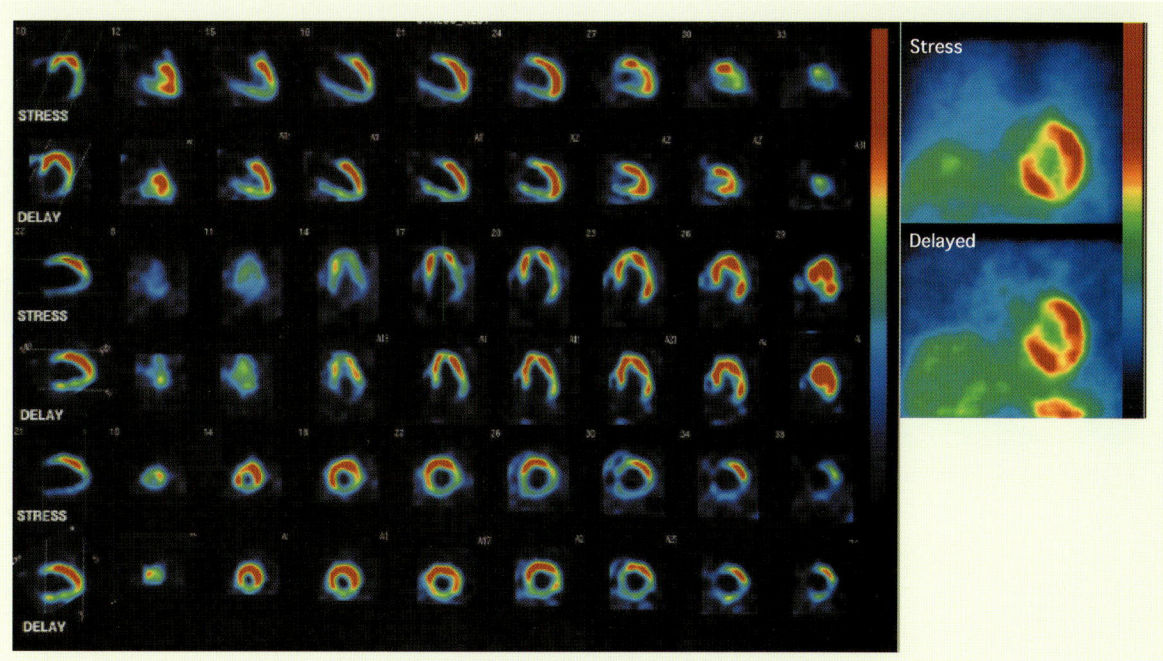

図2-1　67歳，男性，重症狭心症　運動負荷^{201}Tl SPECTとPlanar像

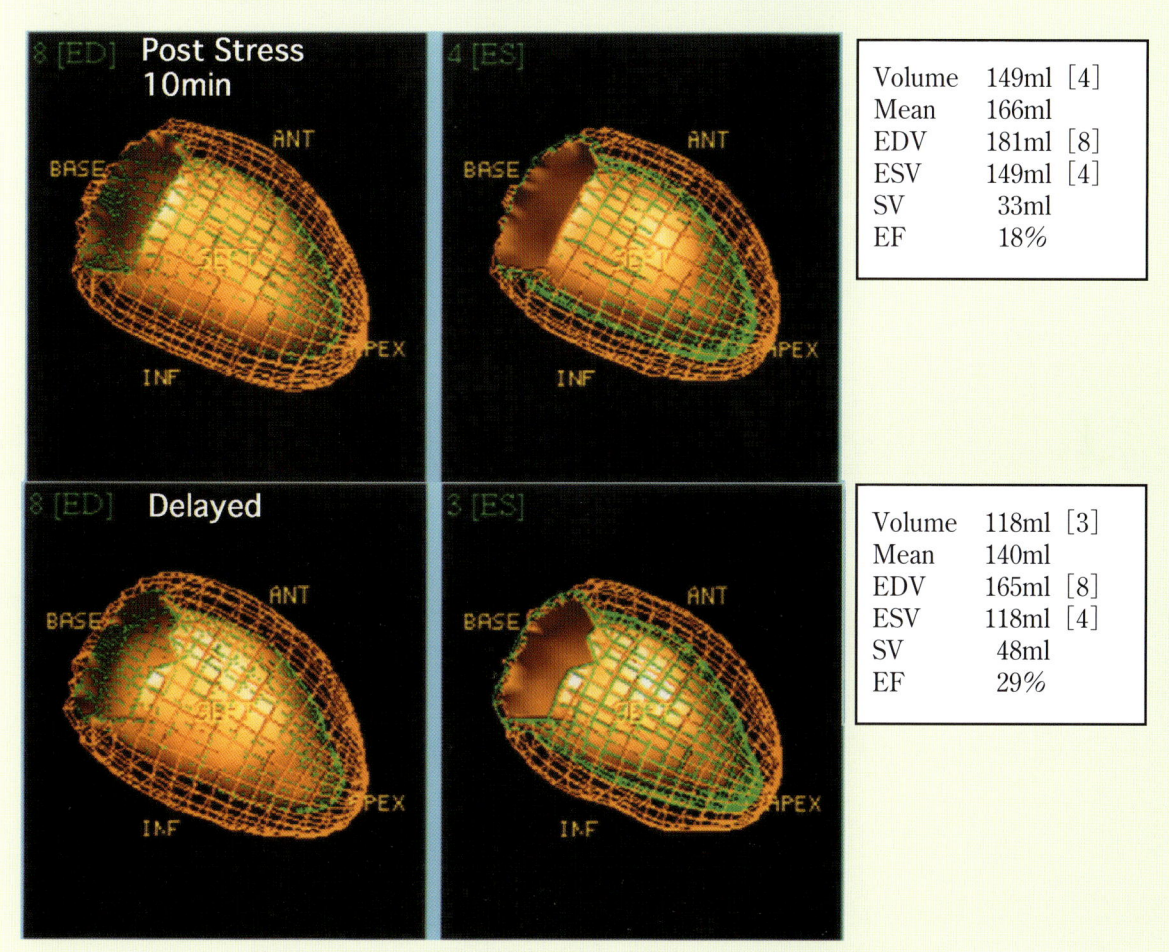

Volume	149ml [4]
Mean	166ml
EDV	181ml [8]
ESV	149ml [4]
SV	33ml
EF	18%

Volume	118ml [3]
Mean	140ml
EDV	165ml [8]
ESV	118ml [4]
SV	48ml
EF	29%

図2-2　図2-1症例の^{201}Tl gated SPECTのQGSによる評価

ポイント

重症虚血の指標
一過性左室拡大
^{201}Tlの場合washout rateの低下
肺野取り込みの増加

1．労作性狭心症

症例3：再静注法が有用であった狭心症例

病歴

71歳，男性．糖尿病，高血圧で近医にて加療を受けていた．約2カ月前から坂道をあがると胸痛を自覚するようになった．胸痛は約10分程度で安静にて軽快する．胸痛の精査加療のため本院紹介され受診した．核医学検査にて異常を認め入院となった．

核医学検査所見（図3）

75W, 5'30" で胸痛，II, III, aV_F の1mm ST低下で中止．心拍数50〜98/分，血圧144/70〜188/86mmHg．負荷 201Tl SPECTで後下壁，側壁に灌流欠損を認め，3時間後の遅延像で側壁の一部で不完全再分布を示しているが，後下壁の再分布は不明瞭である．遅延像撮像後 201Tl を再静注し1時間後に再度撮像したのが下段の Re-injection像である．下部中隔から下後壁および側壁にほぼ完全な再分布を認め，LCxとRCA病変が示唆された．

経過

核医学検査2週間後の冠動脈造影ではRCA #2 90%, #3 90%, LCx #14 100%, #15 100%であった．左室造影では壁運動は正常であった．その後RCAにPOBA+Stent (ML)を，LCxにPOBAを行っている．

解説

通常の負荷 201Tl 血流イメージングの3〜4時間後の再分布像で再分布が不明瞭な場合には以下の2つの機序がある．第1に冠動脈狭窄が高度で負荷時の心筋虚血が重症であった場合，第2に高度冠動脈狭窄で安静時でさえ冠血流の低下がある場合である．いずれの場合も陳旧性心筋梗塞との鑑別を要する．安静時に30％以上冠血流の低下がある場合，201Tl や 99mTc 血流製剤いずれの安静血流イメージでも灌流欠損がみられ陳旧性心筋梗塞との鑑別が困難である．負荷 201Tl 血流イメージングで再分布が不明瞭な場合，再静注法[7)8)]，24時間後撮像法[9)]，安静再分布法[10)]が有用である．これらの方法で通常の3〜4時間後像でみられなかった 201Tl の取り込みの増加がみられる場合，心筋虚血による灌流欠損と判定できる．99mTc 血流製剤による血流イメージングでの安静時取り込み改善の方法としてニトログリセリン舌下時の 99mTc 血流製剤投与があげられている．これらの方法のうち再静注法が再分布不明瞭な場合にひき続いて一日で行うことが可能で最も便利である．本症例では再静注法追加することでLCxとRCA病変による狭心症であることが診断できた．

ポイント

負荷時の虚血が高度で通常の遅延像で再分布が不明瞭な場合 201Tl 再静注法が陳旧性心筋梗塞か狭心症かの鑑別に有効である．

高度虚血で 201Tl 再分布が不明瞭な場合の改良法
- 再静注法
- 24時間後撮像法
- 安静時イメージの再検（安静再分布）

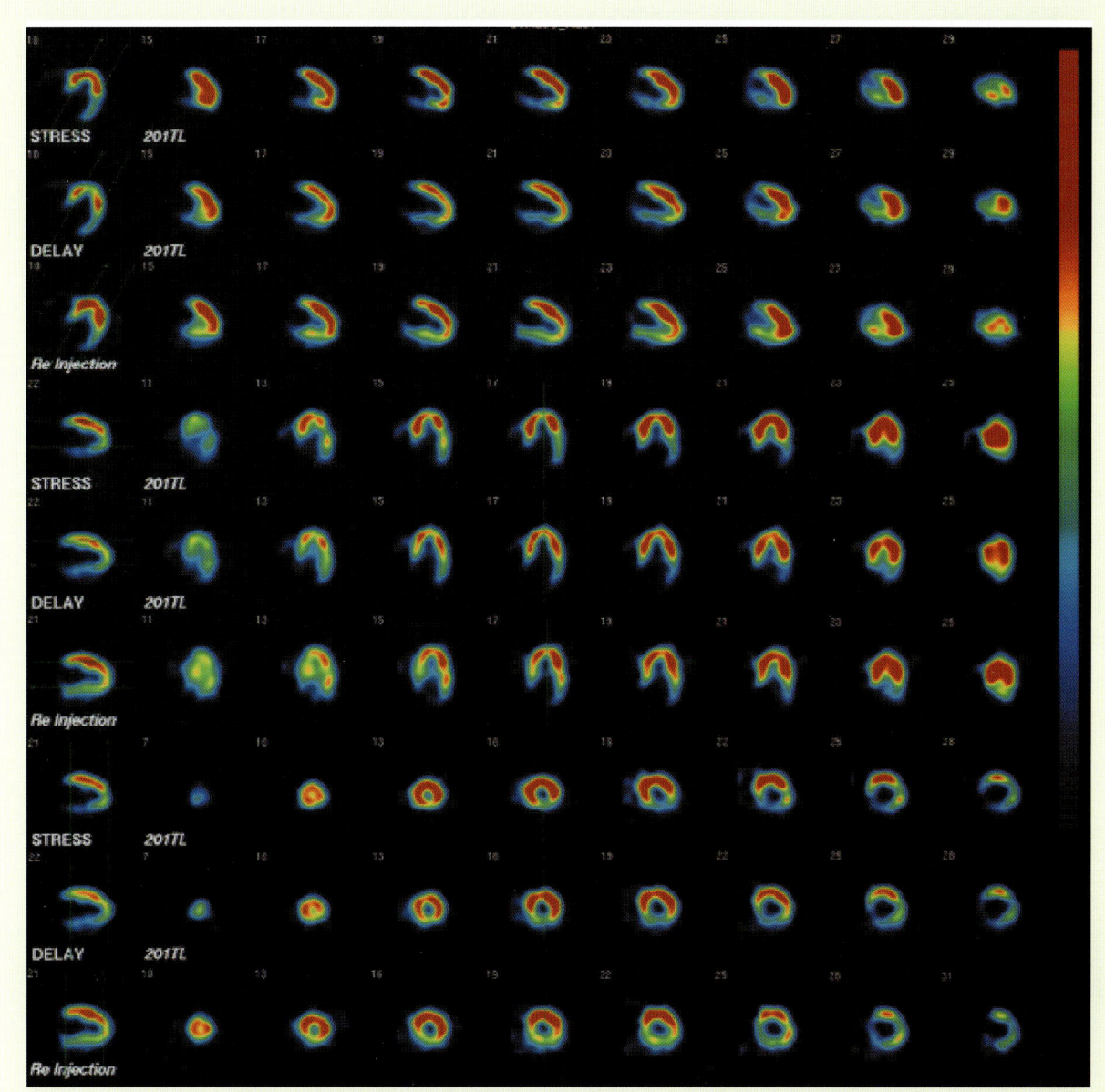

図3 75歳，男性，労作性狭心症　運動負荷 ²⁰¹Tl SPECT re-injection 像

2）運動負荷心筋血流イメージの検出能と予後予測

（1）心筋虚血の検出能

冠動脈病変の検出能としては冠動脈造影をリファレンススタンダードとすると^{201}Tlと^{99m}Tc血流製剤はほぼ同程度に良好とされている．負荷^{201}Tl SPECTの感度は約92％，特異度は約73％であり[11]，負荷^{99m}Tc MIBI SPECTの感度は約90％，特異度は約74％と報告されている[12]．^{99m}Tc血流製剤はimage qualityがよく特異度がよいと考えられるが，報告では有意差はない．最近普及している心電図同期SPECTでのQGSを用いた心機能評価を加えることで境界的灌流低下での偽陽性を減らすことができるので，今後QGSを併用することでさらに精度が改善すると考えられる[13][14]．

（2）^{201}Tlと^{99m}Tc血流製剤の利点と欠点

物理学的特性は半減期^{99m}Tc 6時間，^{201}Tl 73時間，放射線は^{99m}Tcでは140keVのγ線，^{201}Tlでは69〜83keVのHgX線を利用する．半減期，エネルギーともに^{99m}Tcが優れている．^{99m}Tc血流製剤は^{201}Tlに比べ大量に投与でき，attenuationによるカウントの低下が少なくImage qualityに優れた画像を得ることができる．集積機序は^{201}TlではNa-K ATPaseを介した能動輸送に対し[15]，^{99m}Tc血流製剤はミトコンドリア膜電位による受動拡散で取り込まれる[16]．初回摂取率（extraction fraction）は^{201}Tlで約88％に対し[17]，^{99m}Tc血流製剤では60〜70％にとどまる[18]．洗い出し（washout）は^{201}Tlで虚血部と非虚血部で差があるため再分布現象がみられるが[19]，^{99m}Tc血流製剤では差はなく再分布現象はほとんどみられない[20]．^{201}Tlでは投与早期から心筋外集積が少なく，静注5〜10分で撮像可能なのに対し，^{99m}Tc血流製剤では初期に心筋外集積が多く，胆嚢等からの排泄を脂肪食でうながし静注後30〜60分撮像まで待つ必要がある．^{201}Tl，^{99m}Tc血流製剤ともに血流が2.5倍以上に増加すると取り込みが血流に平行にならず，extraction fractionが低下する．これをroll-off現象というが，このroll-offは^{99m}Tc血流製剤の方が大である．物理学的特性は劣るものの^{201}Tlでは^{99m}Tc血流製剤でみられない再分布現象がみられるため，多くの場合負荷像と再分布像の比較で虚血，viabilityの判定が可能である．

（3）予後予測

冠動脈疾患の予後推定においては虚血の危険の有無や程度，心機能低下の程度，不整脈発生の有無などが重要な推定因子となる．Brownら[21]は運動負荷^{201}Tlイメージ上の可逆性欠損の程度が投薬治療をうけている冠動脈疾患患者の最もよい予後推定因子であると最初に報告している．Iskandrianら[22]は運動負荷^{201}Tl SPECTの灌流欠損の大きさが心臓カテーテル検査で得られるデータとは独立した重要な予後予測因子であると報告している．重症病変の指標として述べた負荷時一過性左室拡大は広範な心内膜側の血流低下を反映するものと考えられ，予後を左右する重要な因子である．さらに負荷時^{201}Tl肺野取り込み増加も独立した予後不良を示す因子であると報告されている．逆に負荷^{201}Tlイメージングが正常であれば心事故率は0.5％/年程度と極めて低く経過中予後良好の指標となる[23]．^{99m}Tc血流製剤を用いた負荷血流イメージングでも予後に対する報告が最近なされている．^{99m}Tc血流製剤は心電図同期SPECTでのQGSによる心機能評価に適しているので，灌流欠損と心機能，volumeを組み合わせた報告がなされている．Sharirら[24]は負荷後のEFの低下とESVの増大が灌流欠損に加えて予後不良を示す重要な因子であると報告している．

症例4：ATP負荷にて心筋虚血が診断された腹部大動脈瘤例

病歴

74歳，男性．高血圧で本院外来で加療中であった．腹部エコーにて約6cmの腹部大動脈瘤がみつかった．以前胸痛を自覚したことがあったので手術前のスクリーニング検査としてATP負荷^{201}Tlイメージングが施行された．

核医学検査所見（図4）

ATP 140μg/kg/分を6分間静注．心拍数57〜62/分，血圧144/70〜124/66 mmHg．自覚症状はなく，ST変化も認めなかった．^{201}Tl SPECT上負荷像で下壁に灌流欠損を認め，遅延像でほぼ完全な再分布を示した．RCA病変の存在が示唆された．運動負荷が危険な患者において

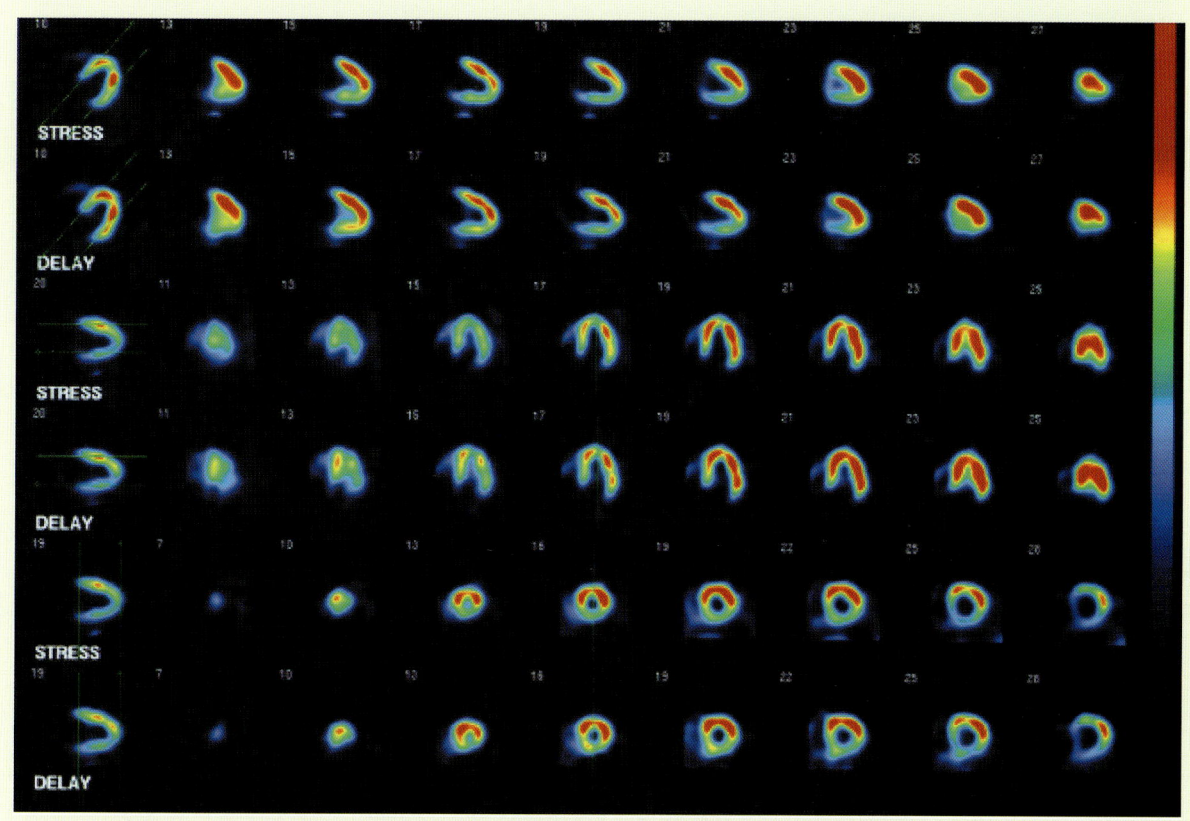

図4　74歳，男性，腹部大動脈瘤　ATP負荷^{201}Tl SPECT像

薬剤負荷により冠動脈病変が検出できた．

経　　過

1週間後に行った冠動脈造影では＃3 90％，＃15 100％であった．左室造影は正常であった．腹部大動脈瘤術前にRCAにPOBAを行った．

解　　説

薬剤負荷心筋血流イメージングについて

（1）冠動脈拡張薬による心筋血流イメージング

3種類の冠動脈拡張薬dipyridamole, adenosine, ATPいずれも血管平滑筋においてA2受容体を介して冠拡張をおこす．その拡張能は正常の4.5倍で運動時よりも大である．冠動脈狭窄領域ではsteal現象がおこり，相対的に冠予備能の差が誘発され，これを血流製剤でとらえてイメージとして描出できる．いずれもアデノシンの平滑筋に対する作用であるので気管支喘息患者では発作を誘発することがあるので注意を要する．拮抗剤はA2受容体を阻害するアミノフィリンである．

（2）dipyridamole

dipyridamoleはアデノシンの再吸収と輸送（A2受容体）を阻害することで細胞外アデノシン濃度を高め冠拡張をもたらす．dipyridamole 0.56mg/kgを4分間で静注し，静注終了後3～4分後に心筋血流製剤を投与する．作用のピークは静注後2～4分で，持続時間は約30分と長い．胸痛が誘発され持続する場合は拮抗剤であるアミノフィリンを静注すると消失させることがで

1．労作性狭心症

きる．血流製剤に^{201}Tlを用いた場合は運動負荷に準じて負荷直後（負荷像）および3～4時間後（再分布像）に撮像する．^{99m}Tc血流製剤を用いた場合は30～60分後に撮像し負荷像とする．運動負荷血流イメージングと同様に安静時に再度^{99m}Tc血流製剤を投与し安静像の追加撮像が必要である．

（3）adenosine

adenosineは血管平滑筋でA2受容体を活性化しadenylate cyclaseを活性しCa摂取を減少させ血管を拡張させる．50μg/kg/分から開始し1分毎に増量し，3分で140μg/kg/分に増量し，4分めに血流製剤を投与し2分間静注を続ける[25]．作用のピークは10秒で達し，約2分間持続する．撮像はdipyridamole負荷時と同様である．

（4）ATP

ATPは静注後内皮細胞ですみやかに分解されADP，AMP，adenosineへと変換され，そのおのおのが血管拡張作用を有する．日本ではadenosineが認可されていないため，ATPが広く用いられている．140μg/kg/分～180μg/kg/分を5～6分間静注し，投与開始3～4分後に血流製剤を投与する．作用持続は3～4分間で投与中止によりすみやかにコントロール時に回復するため安全である．撮像はdipyridamole負荷時と同様である．

（5）冠拡張薬による負荷血流イメージングの検出能

dipyridamole負荷^{201}Tl SPECTの感度は約89％，特異度は約78％と運動負荷^{201}Tl SPECTとほぼ同等である[26]．adenosine負荷^{201}Tl SPECTの感度は約88％，特異度は約85％と良好である[27]．^{99m}Tc血流製剤の^{99m}Tc-MIBI，^{99m}Tc-tetrofosminいずれも^{201}Tlと同等の検出能と報告されている[28]．冠動脈拡張作用は冠拡張薬の方が運動負荷よりも大きく心筋血流の不均衡を生じる刺激としては強いにもかかわらず，精度は運動負荷に比べ優れてはいない．冠拡張薬では血流は正常の4.5倍に増加するが，^{201}Tlも^{99m}Tc血流製剤も冠血流が約2.5倍以上になると，extraction fractionが低下しroll-off現象が生じる．このroll-offは^{99m}Tc血流製剤の方がhigh flowで大きい．このroll-offのため冠拡張剤による負荷の場合，軽度から中等度の冠動脈狭窄の検出が運動負荷に比べ不利になる．おそらくこのため冠拡張薬による負荷血流イメージングの精度が運動負荷血流イメージングに比べ優れてはいないのであろう．

（6）dobutamine負荷血流イメージング

dobutamineは主としてβ₁とα受容体に作用し，心筋収縮能と心拍数を増すことで心筋虚血を誘発する薬剤である．作用は静注後1～2分で現れ，血中半減期は約2分である．dobutamine 5μg/kg/分から開始し，3分毎に10，20，30，40μg/kg/分と増加させ負荷終了1分前に血流製剤を投与する[29]．撮像は運動負荷に準じて行う．低血圧や気管支喘息で冠拡張薬による負荷を行えない患者で有用である．ただし，胸痛誘発や心室性不整脈誘発の頻度が高く注意を要する．dobutamine負荷血流イメージングの精度は，^{201}Tlを用いた場合感度86～97％，特異度80～90％であり，^{99m}Tc-MIBI用いた場合感度76～83％，特異度67～75％といずれも良好である．

> **ポイント**
>
> 薬剤負荷心筋血流イメージングにて運動負荷ができない患者においても同等に冠動脈病変の検出が可能である．

3）心電図同期心筋SPECTの応用（気絶心筋評価を含めて）

心電図同期心筋SPECTは1995年Germanoら[30]が開発した心機能解析ソフトquantitative gated SPECT(QGS)の利用により急速に広まっている．データ収集は心電図を同期させ，R-R間隔を8～16分割して行う．通常血流製剤は大量に投与できる^{99m}Tc血流製剤（^{99m}Tc-MIBI，^{99m}Tc-tetrofosmin）が適している．得られた心電図同期SPECT画像からQGSを用いて左室輪郭抽出し，三次元的中心点から左室輪郭を作成する．QGSでは左室中心点から心筋中心点を結ぶprofileの最大カウントの65%SDを心外膜面，心内膜面と定義している．これより得られるvolume curveからEDV，ESV，EFが算出される．精度，再現性ともにQGSが他の心機能解析ソフトよりも最も優れている．EDV，ESV，EFに関して^{99m}Tc-MIBI，^{99m}Tc-tetrofosminいずれも他検査と比較して高い相関が証明され，臨床的評価がほぼ確立されている[31]．局所心機能評価については三次元表示による視角的評価に加えて，定量的指標としてwall motion mapとthickening mapがある．Wall motionについては健常者

でも中隔の値が低く表示され，単独で用いるには注意を要する．Thickeningはカウントの増加率と心外膜心内膜の距離の増加率との両方を加味した方法で算出され，健常例で心尖部ほど高い．Thickeningの判定には正常パターンを把握したうえで評価する必要がある．

最近^{201}Tlを用いた心電図同期SPECTのQGS解析結果も他検査法と比較されている[32]．輪郭抽出における65%SDを変更できないため，EDV，ESVは必ずしも正しいとは言えず，局所心機能評価は^{99m}Tc血流製剤に劣るが，EFは他の検査法と良好な相関が示されており，臨床的に有用と言える．^{99m}Tc血流製剤では撮像まで投与後15〜60分待つ必要があるのに対し，^{201}Tlでは運動負荷にて投与後約10分以内で撮像を開始できる利点がある．このため，負荷後早期の虚血を反映した左室機能の評価が可能である[33]．

労作性狭心症における心電図同期SPECTの有用性として以下の3点があげられる．
1）心機能が正常の場合，安静血流イメージの省略[34]
2）Attenuationによるカウントの低下の鑑別[35]
3）負荷後気絶心筋の評価[36][37]

（1）安静^{99m}Tc血流イメージの省略

Chuaらは心筋梗塞の既往のない患者では負荷^{99m}Tc-sestamibi gated SPECTで灌流欠損があっても局所壁運動障害が良好であれば可逆性と診断した場合に安静血流イメージの追加で可逆性と診断する場合と98%で一致したと報告している．心筋梗塞の既往のない場合，QGSで局所壁運動が正常なら安静血流イメージを省ける可能性を示唆している[34]．

（2）Attenuationによるカウントの低下と虚血や梗塞との鑑別

^{201}Tlに比べ^{99m}Tc血流製剤はエネルギーが高くattenuationによるカウントの低下は少ないが，後下壁の低下はいずれの製剤でも問題となる．大きな胸郭の患者や肥満により横隔膜が挙上した水平心では後下壁がattenuationでカウントが低下し，乳房の大きな女性では前壁がattenuationでカウントが低下する．attenuationによるカウントの低下では壁運動は正常であり，thickeningは正常にみられることが梗塞との鑑別となる．

Dogrucaら[35]はQGSを追加することで後下壁のattenuationによるカウントの低下を鑑別でき精度が向上すると報告している．

（3）負荷後気絶心筋の評価

心筋stunning（気絶）とは強い虚血にさらされたあと血流が回復し虚血が解消されても心筋収縮能の障害が残存している状態である．運動負荷にて虚血が誘発される場合，まず血流の相対的不足から代謝障害，収縮障害，電気的障害の順に誘発される．誘発された虚血が強い場合，負荷が中止され安静時血流が回復しても虚血にさらされた部位の壁運動障害が遷延する．

負荷^{99m}Tc血流イメージを15〜60分後心電図同期SPECTで収集しQGSを用いて心機能評価し，安静^{99m}Tc血流イメージでのQGSによる心機能と比較することで，負荷後遷延する壁運動障害を捉えられる場合がある[37]．

症例5：安静 99mTc 血流イメージを QGS により省略できた労作性狭心症例

病　　歴

64歳，男性．糖尿病，高脂血症で本院にて加療をうけていた．1カ月前より通勤で階段を昇ると胸痛を自覚するようになった．安静時心電図に異常なく，胸痛時心電図でST低下を認めたため，核医学的検査を施行された．

核医学検査所見

（1）負荷 99mTc-tetrofosmin SPECT（図5-1）

75W，6'30"で胸部不快感，V_2～V_5の2～3mm ST低下で中止．心拍数70～120/分，血圧146/82～165/92mmHg．負荷 99mTc-tetrofosmin SPECTにて心尖部，中隔，前壁の一部のLAD領域に灌流低下を認めた．

（2）負荷イメージのGated SPECTのQGSによる心機能評価（図5-2）

Gated SPECTのQGSによる心機能評価が図5-2である．データ収集は 99mTc-tetrofosmin 静注1時間後に行っている．赤茶色の格子は拡張期心外膜面，緑色の格子は拡張期心内膜面，黄白色の内腔面はその時相の心内膜面である．左が拡張末期，右が収縮末期にあたる．右の収縮末期でみると心内膜面は緑の拡張末期に比べ黄白色内腔面の収縮末期で良好に収縮しており壁運動異常は認めていない．左室volumeはEDV 74ml，ESV 31mlで，左室EFは58％と良好であった．負荷後1時間のデータ収集なのでほぼ安静時の心機能をあらわすと考えられ，QGS上陳旧性心筋梗塞を示唆する壁運動障害は認めないので狭心症と診断できる．

経　　過

3週間後に施行した冠動脈造影ではLAD＃7　90％狭窄を認めた．左室造影で壁運動は正常で，EDVI 59.7ml/m²，ESVI 16.4 ml/m²，EF 73％であった．その後，LAD＃7に対しPTCA（POBA＋Nir　stent）で0％に開大している．

解　　説

労作性狭心症では通常，安静時血流は正常で収縮機能は正常である．負荷 99mTc 血流イメージの撮像は負荷後15～60分後に開始されるので，この時心電図同期SPECTで撮像しQGSで心機能評価した場合，負荷時虚血による壁運動障害が遷延する例を除いてほぼ安静時の心機能を反映していると言える．運動負荷 99mTc 血流イメージにて灌流欠損を冠動脈支配領域に認めた場合に，QGSによる心機能評価で灌流欠損部の壁運動が正常であれば，その欠損は陳旧性心筋梗塞でなく狭心症と診断できる．この場合，安静 99mTc 血流イメージを省略できる．本症例では左前下行枝領域に灌流欠損を認めたがQGSでの壁運動は正常であった．負荷 99mTc 血流イメージだけでQGSを併用することで狭心症と診断できた．

しかし，負荷時の虚血が高度で虚血による収縮機能障害が遷延する場合，狭心症でも負荷後15～60分後の心電図同期SPECTでのQGS心機能評価で壁運動障害が認められるので安静 99mTc 血流イメージを省略できない．Snapperら[38]は負荷像で壁運動が正常なら狭心症，異常なら心筋梗塞と診断した場合の狭心症診断の特異度は60％と低く，虚血による機能障害が含まれることが示唆されている．

ポイント

負荷 99mTc 血流イメージでgated SPECTのQGSによる心機能評価が正常なら安静 99mTc 血流イメージを省略できる．ただし，QGSで壁運動異常がある場合，陳旧性心筋梗塞とは言えない．

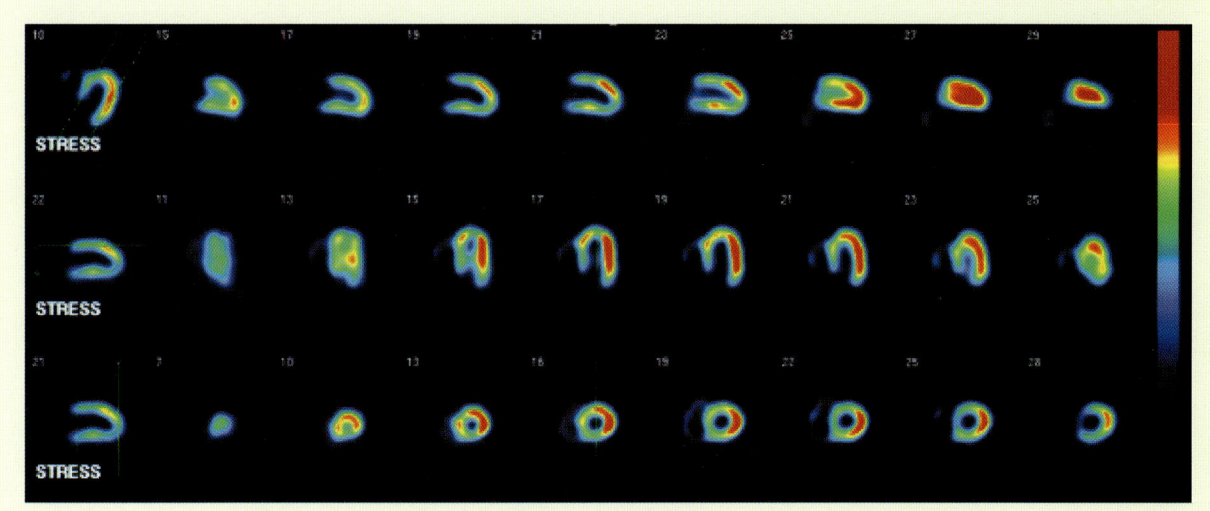

図5-1　64歳，男性，労作性狭心症の運動負荷 99mTc-tetrofosmin SPECT

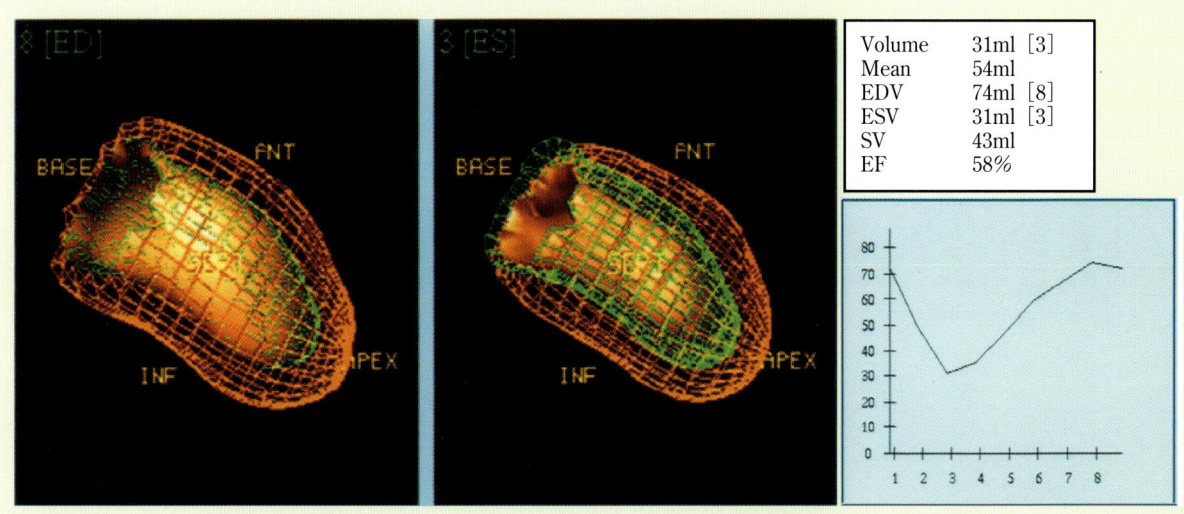

図5-2　図5-1症例の 99mTc-tetrofosmin gated SPECT のQGSによる評価

1．労作性狭心症　　143

症例6：後壁のカウント低下が陳旧性心筋梗塞とまぎらわしい労作性狭心症例

病　　歴

55歳，男性．糖尿病，高脂血症で近医にて外来加療中であった．陳旧性心筋梗塞症の既往はない．6カ月前より労作時に胸痛を自覚するようになったため，本院を紹介され受診した．安静時心電図にQ波，ST変化は認めていない．外来にて負荷心筋血流イメージ検査が施行された．

核医学検査

（1）運動負荷 201Tl SPECT（図6-1）

100W，8'で胸部不快感，II，III，aV$_F$の1mm ST低下で中止．心拍数90〜127/分，血圧146/90〜210/102mmHg．負荷 201Tlイメージでは後下壁に灌流欠損を認め，遅延像で不完全再分布を認めた．後下壁の灌流低下が遅延像でもみられ，陳旧性心筋梗塞の合併が疑われる所見である．

（2）201Tl負荷直後像でのQGSによる心機能評価（図6-2）

赤茶色格子，緑色格子はおのおの拡張期心外膜面，拡張期心内膜面，黄白色の内腔面はその時相の心内膜面である．左は拡張末期像，右は収縮末期像である．右の収縮末期像で後下壁の壁運動は良好であり，EFも60％と良好で，陳旧性心筋梗塞の合併はないことが示唆される．

経　　過

3週間後に施行された冠動脈造影ではRCAはsmallで，LCx #13 100％慢性完全閉塞でLADからgood collateralを認めた．左室造影では壁運動は正常であった．EDVI 55.8ml/m^2，ESVI 20.1ml/m^2，EF 64％であった．その後#13 100％に対しPOBA + ML stentで0％に開大した．

解　　説

attenuationによるカウントの低下では壁運動は正常であり，thickeningは正常にみられることが梗塞との鑑別となる．本症例では後下壁は不完全再分布であったが，QGSでみた壁運動は正常であったため陳旧性心筋梗塞の合併はないと判定した．後下壁はattenuationによるカウントの低下が 201Tlでは最もみられる部位であり，本症例での遅延像の後下壁のカウント低下にはattenuationが寄与していることが考えられる．冠動脈造影ではLCx #13 100％慢性完全閉塞でLADからgood collateralを認めた．負荷時の虚血が高度であったか，安静時にもLCx領域の血流が低下しているため遅延像で再分布が不十分であったことも後下壁のカウント低下に寄与したと考えられる．後下壁でカウント低下を認める場合，QGSによる心機能評価は陳旧性心筋梗塞による低下かattenuationや再分布が不十分なための低下かの鑑別に有効である．

ポイント

QGSを追加し，壁運動を評価することでattenuationによるカウントの低下や再分布不充分なためのカウントの低下を陳旧性心筋梗塞と鑑別ことができる．

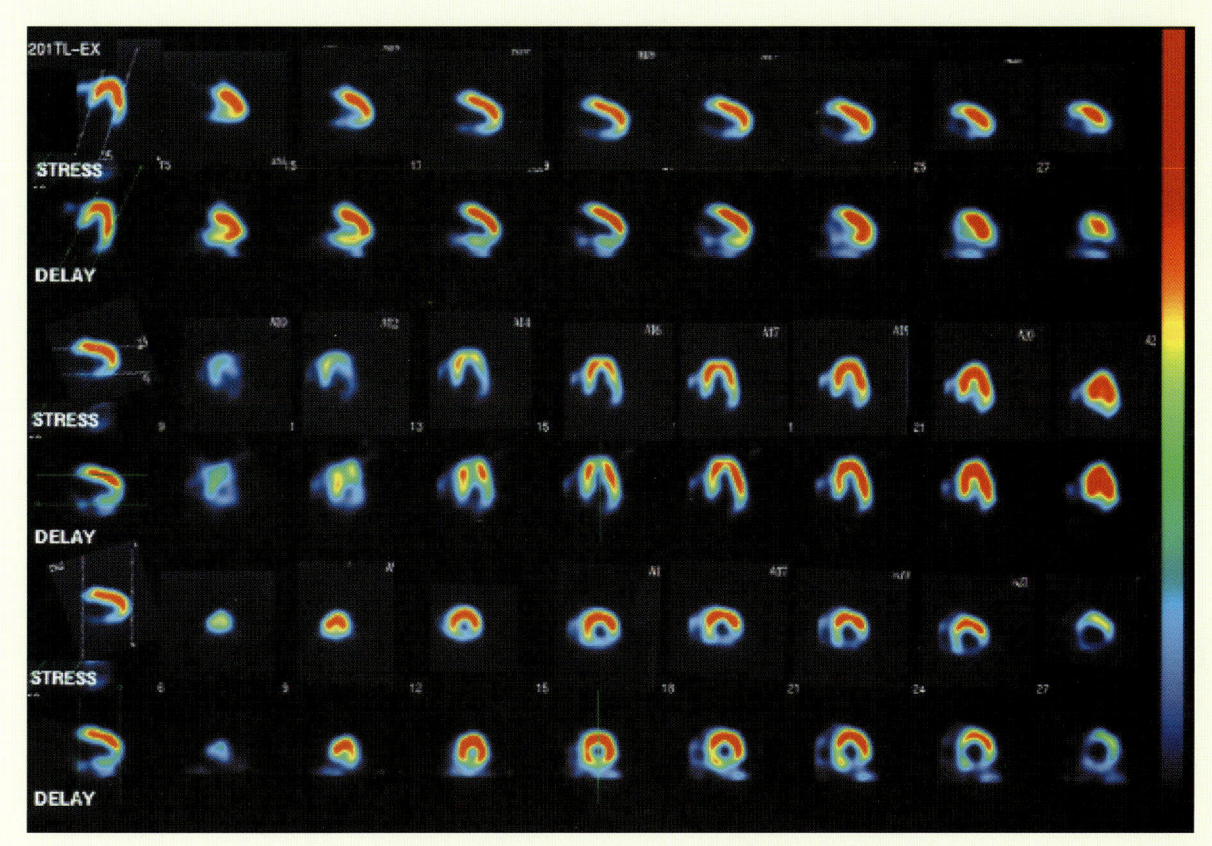

図6-1　55歳，男性　労作性狭心症の運動負荷 ²⁰¹Tl SPECT

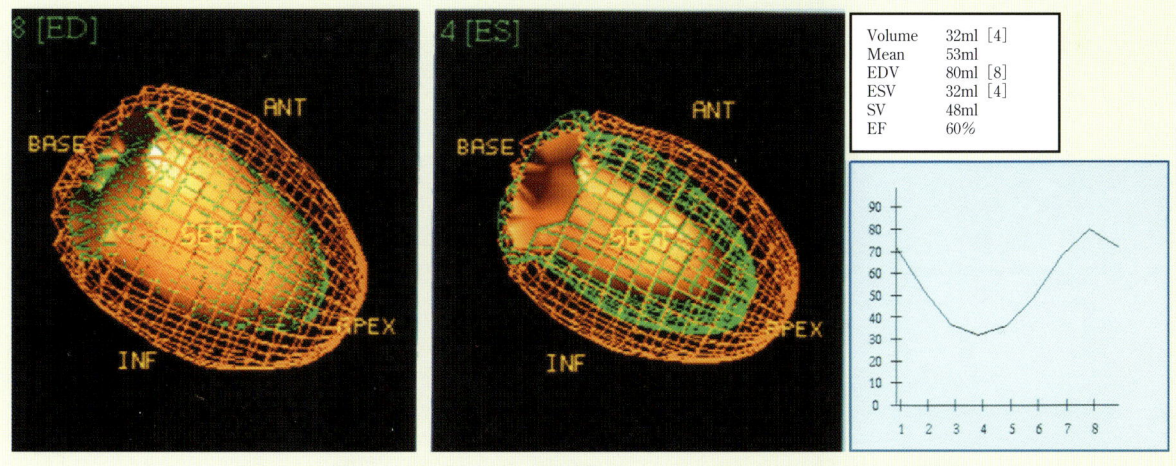

図6-2　図6-1症例の ²⁰¹Tl 初期像での gated SPECT の QGS による評価

1．労作性狭心症　145

症例 7：運動負荷 ^{99m}Tc-tetrofosmin SPECT で遷延する一過性壁運動障害が検出された狭心症例

病　　歴

67歳，男性．高血圧で本院にて外来加療中であった．3カ月前から歩行時に胸痛を自覚するようになった．外来で施行されたトレッドミル検査にてBruce 2°で胸部不快感とST低下を認めたため，精査加療目的に入院となった．

核医学的検査

（1）安静 ^{201}Tl SPECTと運動負荷 ^{99m}Tc-tetrofosmin SPECT（図7-1）

安静 ^{201}Tl SPECT撮像後，同日に運動負荷 ^{99m}Tc-tetrofosmin SPECTを撮像した．60W，5'で胸部不快感，II，III，aV$_F$，V$_5$，V$_6$の2mm ST低下で中止．ST低下は5分後も遷延した．心拍数54から96/分，血圧156/90〜208/102mmHg．負荷 ^{99m}Tc-tetrofosmin SPECTの撮像は ^{99m}Tc-tetrofosmin 静注1時間後にgated SPECTで行っている． ^{99m}Tc-tetrofosmin SPECTで心尖部から前壁，中隔のLAD領域に灌流欠損を認めている．安静 ^{201}Tl SPECTでは ^{99m}Tc-tetrofosmin SPECTより軽度な灌流低下を心尖部，中隔に認め，再分布像で同部にほぼ完全な再分布を認めている．LAD病変による負荷時の高度な虚血が示唆された．

（2）安静 ^{201}Tl，負荷 ^{99m}Tc-tetrofosmin gated SPECTのQGSによる心機能評価（図7-2）

安静 ^{201}Tlと負荷 ^{99m}Tc-tetrofosminのQGSによる心機能評価を示す．赤茶色格子，緑色格子はおのおの拡張期心外膜面，拡張期心内膜面，黄白色の内腔面はその時相の心内膜面である．上段の安静 ^{201}Tl gated SPECTのQGS評価からは壁運動はほぼ正常といえる．EF 55%であった．下段は ^{99m}Tc-tetrofosminでの負荷後1時間のgated SPECTのQGS評価である．右の収縮末期像で心尖部から前壁心尖部側で壁運動障害が残存しているのが示されている．EFは49%であった．負荷前の安静時の ^{201}TlでのQGS評価では認められなかった壁運動障害が負荷後1時間での ^{99m}Tc-tetrofosminのQGS評価でとらえられている．

経　　過

核医学的検査の3日後の心臓カテーテル検査で冠動脈造影上LAD#6 90%狭窄を認めた．左室造影では壁運動は正常であった．EDVI 79.4ml/m^2，ESVI 10.1ml/m^2，EF 76%であった．その後#6 90%に対しDCAを行い，0%に開大した．

解　　説

負荷 ^{99m}Tc血流イメージでは灌流は負荷時の評価であるが，心機能は負荷後15〜60分後の評価であるため心機能はすでに虚血から回復している場合が多い．しかし，負荷時の虚血が非常に高度な場合は一過性の壁運動障害が遷延し，負荷後1時間のgated SPECTでとらえられる場合がある．本症例では安静 ^{201}Tl gated SPECTのQGS評価から安静時心機能が正常であることが示されており，負荷後1時間での ^{99m}Tc-tetrofosminのQGS評価で遷延する壁運動障害をとらえることができた． ^{99m}Tc血流製剤では撮像まで15〜60分待つ必要があるため， ^{99m}Tc血流製剤によるgated SPECTで一過性の壁運動障害がとらえられる場合は負荷時の虚血が高度で遷延したといえるので，重症の虚血の指標となり得る．

ポイント

運動負荷 ^{99m}Tc血流製剤によるgated SPECTをQGSで評価することで遷延する一過性壁運動障害が検出できる場合がある．この場合，負荷時の虚血が高度で遷延したといえるので，重症の虚血が誘発されたと言える．

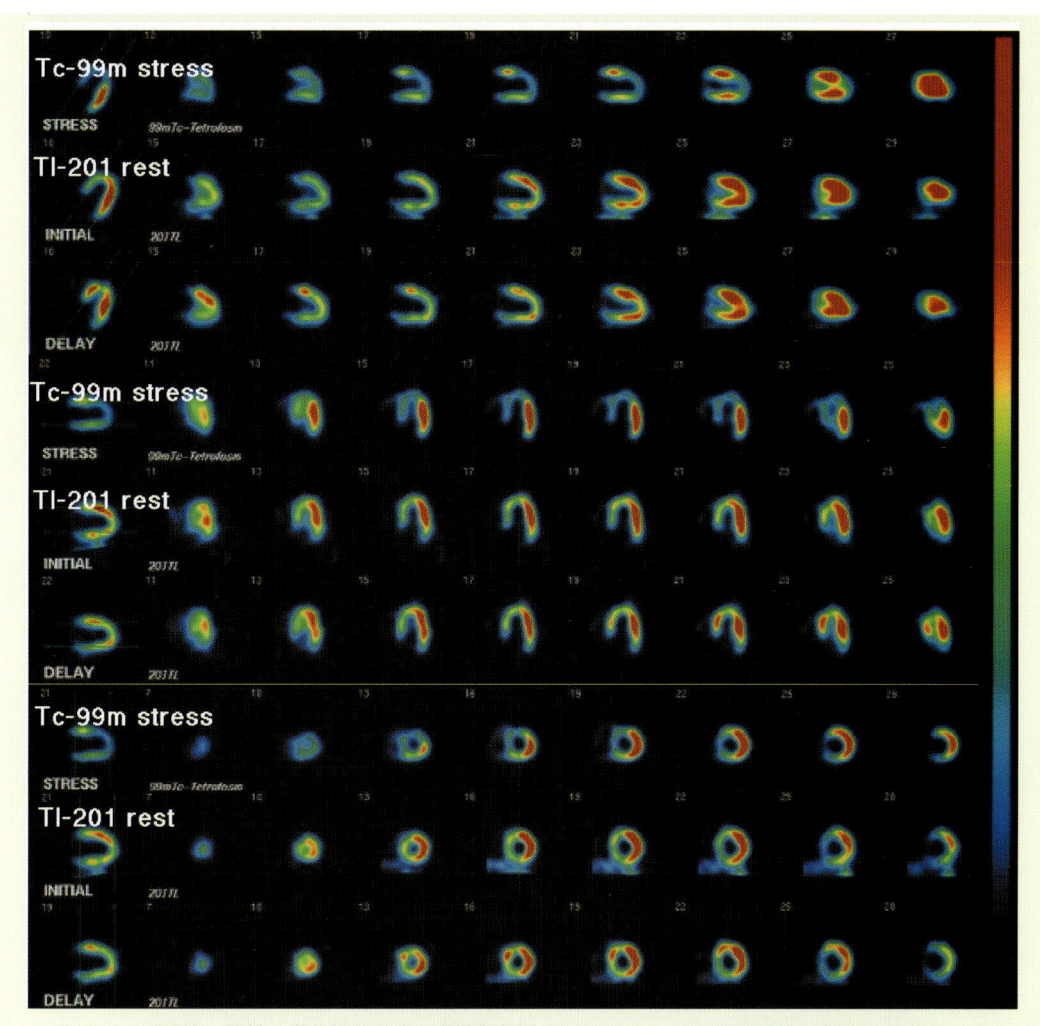

図7-1 67歳,男性.労作性狭心症の運動負荷 ⁹⁹ᵐTc-tetrofosmin SPECT と安静 ²⁰¹Tl SPECT

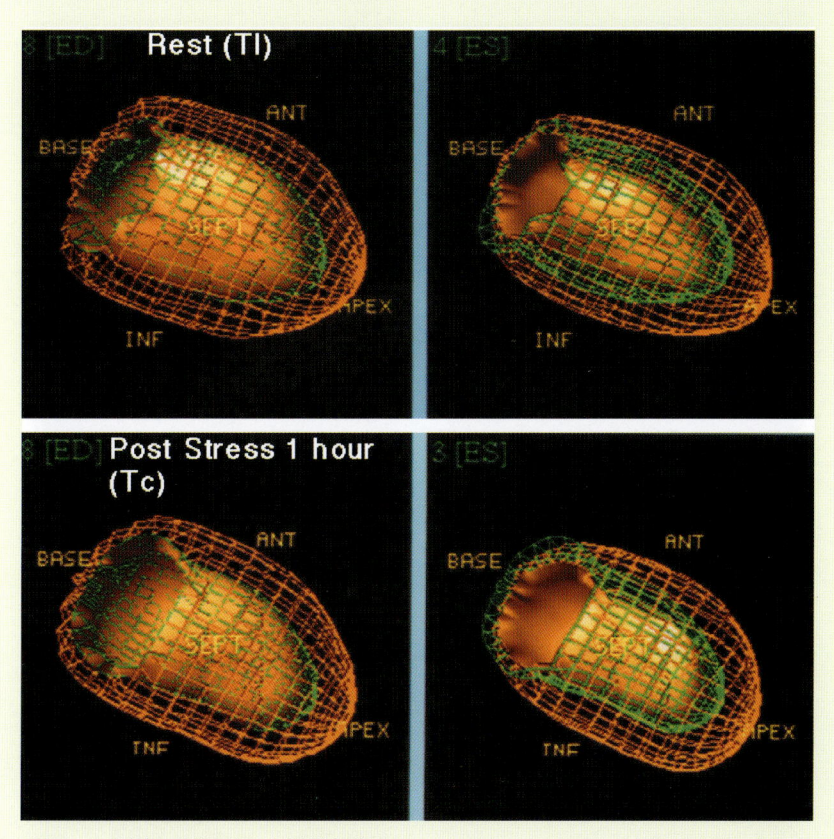

図7-2 図7-1症例の安静 ²⁰¹Tl と運動負荷 ⁹⁹ᵐTc-tetrofosmin gated SPECT の QGS による評価

1. 労作性狭心症　**147**

症例8：負荷 ²⁰¹Tl 心電図同期 SPECT イメージングにて高度な壁運動障害が検出された狭心症例

病　　歴

　61歳，男性　糖尿病，高血圧，高脂血症にて近医で加療をうけていた．1カ月前から軽労作で胸痛を自覚するようになり，本院紹介され入院となる．心筋梗塞の既往はない．安静時心電図ではQ波はなく，I，II，V_4～V_6でT波逆転を認めた．心エコー図検査では左室壁運動障害はなく，Dd 52mm，Ds 30mm，FS 42％と良好で，IVST 12mm，PWT 12mmでびまん性の軽度の左室肥大を認めた．

核医学的検査

（1）運動負荷 ²⁰¹Tl SPECT（図8-1）

　75W，7'で胸痛，II，III，aV_F，V_5，V_6の1mm ST低下で中止．ST低下は5分で回復した．心拍数69～105/分，血圧154/67～204/94mmHg．²⁰¹Tl上心尖部，中隔，前壁のLAD領域で灌流欠損をみとめ，遅延像で完全に近い再分布をみとめるが，心尖部，前壁の一部で灌流低下が遅延像でもみられる．

（2）²⁰¹Tlでの負荷10分後と3～4時間後のgated SPECTでのQGS処理による心機能評価（図8-2）

　上段が負荷直後，下段の遅延像の3時間後である．赤茶色格子，緑色格子はおのおの拡張期心外膜面，拡張期心内膜面，黄白色の内腔面はその時相の心内膜面である．左にRAO収縮末期，右に心尖部からの短軸収縮末期である．負荷直後では前壁から心尖部に広範囲に壁運動障害を認めている．下段の遅延像の3時間後では前壁で回復しているが，心尖部，心尖部側前壁で壁運動障害が残存している．Volumeは負荷直後EDV 122ml，ESV 81ml，3時間後EDV 101ml，ESV 60mlと一過性左室拡大を示している．EFは負荷直後34％に低下し，3時間後の回復は40％にとどまっている．

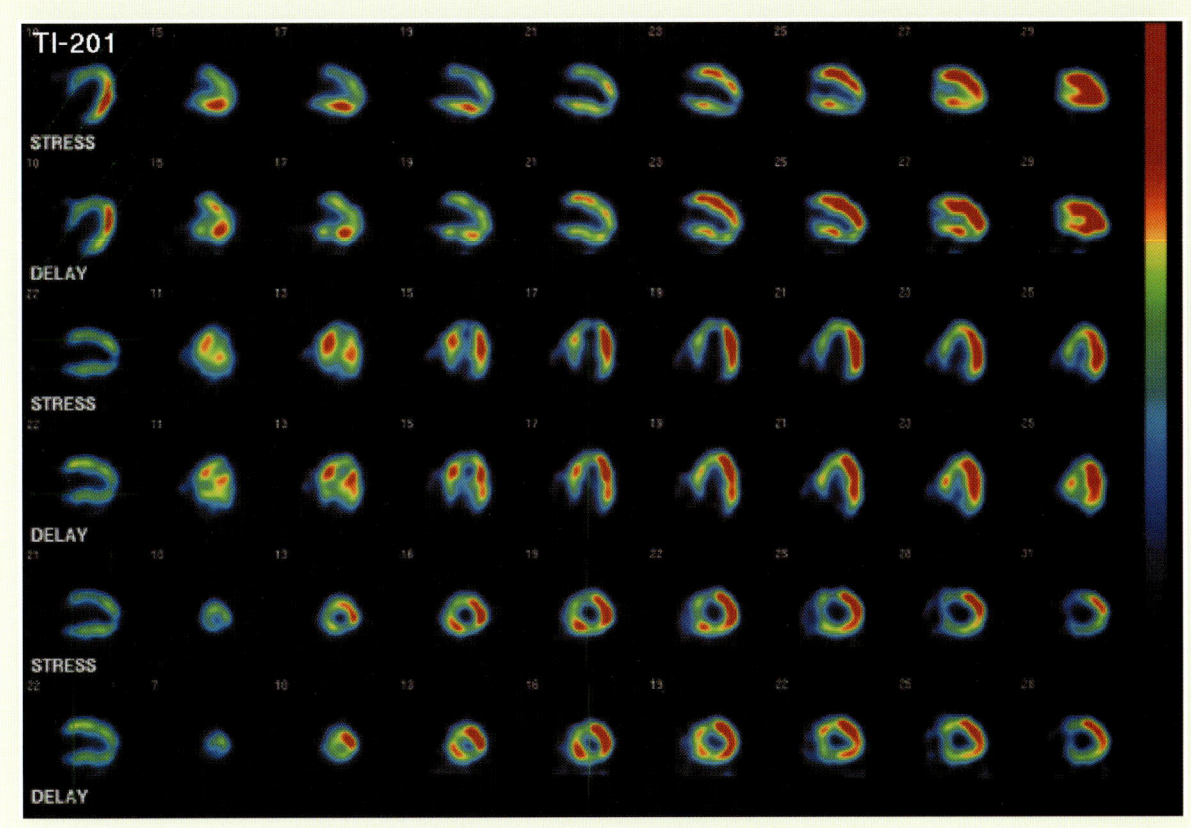

図8-1 61歳，男性　労作性狭心症　運動負荷 ²⁰¹Tl SPECT

Volume	81ml [4]
Mean	100ml
EDV	122ml [8]
ESV	81ml [4]
SV	41ml
EF	34%

Volume	60ml [4]
Mean	79ml
EDV	101ml [8]
ESV	60ml [4]
SV	40ml
EF	40%

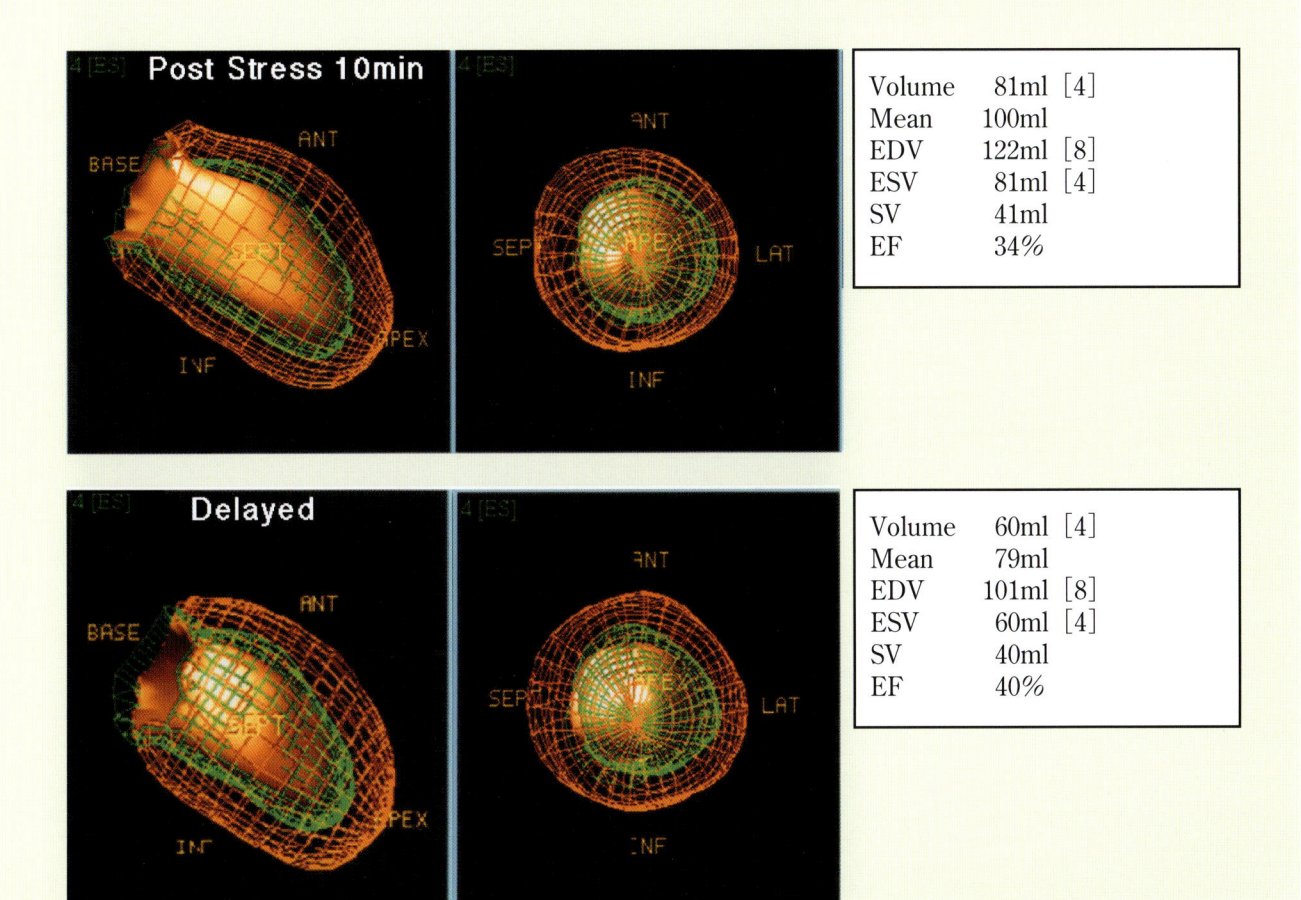

図8-2　図8-1症例の負荷 ²⁰¹Tl　負荷直後と遅延像での gated SPECT の QGS による評価

1．労作性狭心症

経　　過

1週間後に心臓カテーテル検査を行った．左室造影では壁運動は正常であった．EDVI 71.6ml/m², ESVI 16.1 ml/m², EF 77%であった．冠動脈造影でLAD#6 90% long lesionを認め，その後 Rotablator + Nir stent でPCI(PTCA)を行っている．

解　　説

99mTc血流製剤では撮像まで投与後15～60分待つ必要があるのに対し，201Tlでは運動負荷にて投与後約10分以内で撮像を開始できる利点がある．このため，負荷後早期の虚血を反映した左室機能の評価が可能で負荷後stunningをとらえる上で有用である[33]．さらに再分布像を心電図同期SPECTで収集することで負荷後3～4時間後の安静時の心機能評価ができる．ただし，再分布像の心電図同期SPECTのImage qualityに問題が残る．本例では負荷により高度な虚血による機能障害がLAD領域に誘発され，負荷直後に壁運動障害としてとらえられ，3時間後に回復するが，なお壁運動障害が遷延していると考えられる．

負荷後早期と負荷後3～4時間後のQGSによる心機能評価を比較することで負荷により誘発された一過性の壁運動障害やLVEF, volumeの変化を検出することが可能である．負荷による一過性の壁運動障害の程度と広がりやLVEF, volumeの変化から虚血の重症度を評価し，虚血の重症度を細かく層別化できる可能性がある．

ポイント

負荷201Tl血流イメージングを心電図同期SPECTで収集しQGS解析を行うと，負荷後早期の壁運動異常をとらえることができる．負荷後早期と負荷後3～4時間後のQGSによる心機能評価を比較することで負荷により誘発された一過性の壁運動障害の検出が可能である．

●参考文献●

1) Klocke FJ : Congnition in the era of technology "seeing the shades of gray". J Am Coll Cardiol 16 : 763-769, 1990
2) Areni BT, Greene DG, Bunnel et al ; Reduction in coronary flow under resting conditions in collateral-dependent myocardium of patients with complete occlusion of the left descending coronary artery. J Am Coll Cardiol 3 : 668-674, 1984
3) Weiss AT, berman DS, Lew AS, et al, : Transient ischimic dilatation of the left ventricule in stress thallium-201 scintigraphy: A marker of severe and extensive coronary artery disease. J Am Coll Cardiol 9 : 752-759, 1987
4) Batemann TM, Maddahi J, Gray RJ, et al. : Diffuse slow washout of myocardial thallium-201; new scintigrapphic indication of extensive coronary artery disease. J Am Coll Cardiol 4 : 55-64, 1984
5) Kushner FG, Okada RD, Kishenbaum HD et al. Lung thallium-201 uptake after stress testing in patients with coronary artery disease. Circulation 63: 341-347, 1981
6) Bacher SC, Sharir, Kavanagh PB et al. : Postexercise lung uptake of 99mTc-sestamibi determined by a new automatic technique: validation and application in detection of severe and extensive coronary artery disease and reduced left ventricularr function. J Nucl Med 41 : 1190-1197, 2000
7) Dilsizian V, Rocco TP, Freedman NMT et al. Enhanced detection of ischemic but viable myocardium by the reinjection of thallium after stress- redistribution image. N Eng J Med 66: 158-163, 1990
8) Tamaki N, Ohtani H, Yonekura et al. : Significance of fill-in after thallium-201 reinjectiom following delayed imagimg ; Comparison with regional wall motion and angiographic findings. J Nucl Med 31 : 1617-1623, 1990
9) Yang LD, Berman DS, Kiat H et al. : The frequency of late reversibility in SPECT thallium-201 stress-redistribution studies. J Am Coll Cardiol 15 : 334-340, 1989
10) Gewirtz H, Beller GA, Strauss FW et al. : Transient defects of resting thallium scans in patients with coronary artery disease. Circulation 59 : 707-713, 1979
11) Nallamothu N. Ghodo M, Heo J et al. : Comparison of thallium-201 single photon emission computed tomography and electrocardiographic response during exercise in patients with normal rest electrocardiographic results. J Am Coll Cardiol 25 : 830-836, 1995
12) Acmpa W, Cuocolo A, Sullo P, et al. : Direct comparison of technetium-99m- sestamibi and technetium-99m- terofosmoin in cardiac single photon emission computed tomography in patients with coronary artery disease. J Nucl Cardiol 5 : 265-274, 1998
13) Taillefer R, DePueyEG, Uderson JE et al. Comparative diagnostic accuracy of Tl-201 and Tc-99m sestamibi SPECT imaging(perfusion and ECG gated SPECT) in detecting coronary artery disease in women. J Am Coll Cardiol 29: 69-77, 1997
14) Bavelaar-Croon CDL, Atsma DE, Vanderwall EE. : The additive value of gated SPET myocardial perfusion imaging in patients with known and suspected coronary artery disease. Nucl Med Commun 22 : 45-55, 2001

15) McCall, Ziemmer CJ and Katz AM : Kinetics of thallium exchange in cultured rat myocardial cells. Circ Res 56 : 370-376, 1985
16) Carvalho PA, Chiu ML, Kronauge JEet al. : Subcellular distribution and analysis of technetium-99m-MIBI in isolated perfused rat hearts. J Nucl Med 33 : 1516-1552, 1992
17) Wetch H, Strauss HW and Pitt B. The extraction of thallium-201 by the myocarium. Circulation 65 : 188-191, 1977
18) Piwnica-Worms D, Kronause J, Chiu H. :Uptake and retension of Hexakis(2-Methoxyisobutyl-Isonitrile) technetium(1) in cultured chick myocardial cells. Circulation 82 : 1826-1838, 1990
19) Grumwald Am, Watson DD, Molzgrafe HH et al. : Myocardial thallium-201 kinetics in normal and ischemic myocardium. Circulation 64 : 610-618, ,1981
20) Okada RD, Glover D, Geffnery T et al. : Myocarial kinetics of technetium-99m- hexakis-2 methoxy-2 methylpropyl- isonitrile. Circulation 77 : 491-498, 1988
21) Brown KA, Boucher CA, Okada RD, et al. : Prognostic value of exercise thallium-201 imaging in patients presenting for evaluation of chest pain. J Am Coll Cardiol 4 : 994-1001, 1983
22) Iskandrian AS, Chae SC, Hes J et al. : Independent and incremental prognostic value of exercise thallium tomographic imaging in coronary artery disease. J Am Coll Cardiol 22 : 665-670, 1993
23) Pavin D, Delonca J, Siegenthaler M et al. : Long-term(10 years) prognostic value of a normal thallium-201 myocardial exercise scintigraphy in patients with coronary artery disease documented by angiography. Eur Heart J 18 : 69-77, 1997
24) Sharir T, Germano G, Kang X, et al. : Prediction of myocardial infarction versus cardiac death by gated myocardial perfusion SPECT ; Risk dtratificatoin by the amount of stress-induced ischemia and the poststress ejection raction. J Nucl Med 42: 831-837, 2001
25) Verani MS, Mahmarian JJ, Hixson B et al. : Diagnosis of coronary artery disease by controlled coronary vasodilatation with adenosine and thallium-201 scintigraphy in patients unable to exercise. Circulation 82 : 80-87, 1990
26) Francisco DA, Collins SM, Go RT : Tomographic thallium-201 myocardial perfusion scintigrams after maximal coronary artery vasodilatation with intravenous dipyridamole ; Comparison of qualitative and quantative approach. Circulation 66 : 370-379, 1982
27) Iskandrian AS, Heo J, Nguyen T et al. Assessment of coronary artery disease using single-photon emission tomography with thallium-201 during adenosine induced coronary hyperemia. Am J Cardiol 67: 1190-1194,1991
28) Shanoudy H, Raggi P, Beller GA, et al. : Comparison of technetium-99m tetrofosmin and thallium-201 single photon emission computed tomographic imaging for detection of myocardial perfusion defects in patients with coronary artery disease. J Am Coll Cardiol 31: 331-337, 1998
29) Hays J, Mahmarine JJ, Cochaam AJ, et al.: Dobutamine thallium-201 tomography for evaluating patients with suspected coronary artery disease unable to undergo exercise or vasodilatory pharmacologic testing. J Am Coll Cardiol 21 : 1583-1590, 1993
30) Germano G, Kiat H, Kavanagh PB, et al.: Automatic quantification of ejection fraction from gated myocardial perfusion SPECT. J Nucl Med 36 : 2138-2147, 1995
31) Manrique A, Faraggi M, Vera P, et al. : 201Tl and 99mTc-MIBI gated SPECT in patients with large perfusion defects and left ventricular dysfunction : comparison with equilibrium radionuclide angiography. J Nucl Med 40: 805-809, 1999
32) Germano G, Erel J, Kiat H, et al. : Quantitative LVEF and qualitative regional function from gated thallium-201 perfusion SPECT. J Nucl Med 38 : 749-754, 1997
33) Cwajg E, Cwajg J, He ZX, et al. : Gated myocardial perfusion tomography for the assessment of left ventricular function and volumes: comparison with schocardiography. J Nucl Med 40 : 1857-1865, 1999
34) Chua T, Kiat H, Germano G et al. : Gated technetium-99m sestamibi for simultanous assessment of stress myocardial perfusion, postexercise regional ventricular function and myocardial viability ; Corelation with echocardiography and rest thallium-201 scintigraphy. J Am Coll Cardiol 23 : 1107-1114, 1994
35) Dogruca Z, Kabasakal L, Yapar F,et al. : Comparison of Tl-201 stress- reinjection-prone SPECT and Tc-99m- sestamibi gated SPECT in the differentiation of inferior wall defects from artifacts. Nucl Med Commun 21 : 719-727, 2000
36) Bestetti A, Triulzi A, DileoC et al. : Myocardial scintigraphy by the gated SPECT method in coronary disease patients with post-ischemic syunning G Ital Cardiol 29 : 143-148, 1999
37) Johnson LL, Verdesca SA, Aude WY, et al. : Postischemic stunning can affect left ventricular ejection fraction and regional wall motion on post-stress gated sestamibi tomograms. J Am Coll Cardiol 30 : 1641-1648,1997
38) Snapper HJ, Shea NL, Konstam MA, et al. : Combined analysis of resting regional wall thickening and stress perfusion with electrocardiographic- gated technetium 99m-labeled sestamibi single-photon emission computed tomography ; prediction of stress defect reversibility J Nucl Cardiol 4 : 3-10, 1997

2．異型狭心症

はじめに

　異型狭心症という呼称はPrinzmetalが提唱した，発作が労作によらず自然に生じ，発作時心電図がST上昇を示す型の狭心症をさす[1]．このような狭心症発作を起こす原因の大部分は冠攣縮である．しかし，冠攣縮が引き起こす狭心症の病型は，必ずしもプリンツメタル型異型狭心症のみではない．自然発作時の心電図所見がST下降である型や[2]，労作でST上昇を伴う発作が誘発される型もある．さらには，労作で発作が生じ，その際の心電図所見がST下降であるという，古典的な労作性狭心症の病像を示す紛らわしい型もある[3]．これらのものをすべてまとめて，冠攣縮性狭心症という言葉で呼ぶことが一般的である（表1）．
　この章で扱うのも一般的な意味での冠攣縮性狭心症である．

表1　冠攣縮性狭心症の諸型

自然発作が生じ心電図変化が	▶ST上昇（プリンツメタル型異型狭心症）
自然発作が生じ心電図変化が	▶ST低下
労作時に発作が生じ心電図変化が	▶ST上昇
労作時に発作が生じ心電図変化が	▶ST低下で発作機序が冠攣縮であるもの

1）冠攣縮性狭心症の診断法

（1）臨床症状

　狭心症診断の第一歩は病歴である．冠攣縮性狭心症に典型的な症状を聴取することから始まる．狭心痛の性状は労作性狭心症と同じで，胸骨下部の圧迫感が典型的である．発作は労作によらず，寒冷環境や早朝で生じ易い．夜間睡眠中にも発作を生じる．短い発作が周期的に生じることもある．発作緩解時に心室性不整脈が生じ，動悸を自覚することもある．右冠動脈の攣縮では徐脈性不整脈によるめまい失神を起こすことがある．
　さらに，背景因子を知ることは重要である．冠攣縮性狭心症の背景因子としては，他の虚血性心疾患に比べて喫煙の重要性が高い[4]．

（2）自然発作の検出

　狭心症をおこす患者の発作機序が冠攣縮であると診断するには，いくつかの検査手段がある（表2）．
　第1は，一過性のST上昇を伴う自然発作を検出することである．ホルター心電図の検査中にST上昇が記録できた患者や，胸痛を訴えて救急来院し胸痛の起こっている最中にST上昇が記録出来た患者，あるいは入院中に発作を訴えてST上昇が記録できた患者がこれに当たる．

（3）ベッドサイドでの誘発

　第2は，冠攣縮誘発試験にて虚血のサインを検出する方法である．
　冠攣縮の誘発試験としてベッドサイドで用いられるものに，過呼吸負荷試験（Hyperventilation），寒冷昇圧試験（Cold pressor），握力負荷試験（Hand grip）がある（表3）．これらのうち過呼吸負荷試験が誘発率が高く43％〜69％と報告されている[5-7]．寒冷昇圧試験がこれに次ぐ[8]．握力負荷試験でのST上昇は9％と低率である[9]．エルゴノビンのような薬剤による誘発は，ベッドサイドでは冠攣縮を解除できない可能性があるため危険である．冠動脈造影との併用で用いる．
　これら誘発試験で生じた発作が冠攣縮によるものと診断するには，心電図のST上昇が検出されることが必須である．ST下降の場合は，冠攣縮である可能性が高いものの，発作閾値の低い労作性狭心症と鑑別できない．ただし，労作では虚血徴候が出ないのに，過呼吸負荷，寒冷昇圧負荷，

表2 冠攣縮性狭心症の診断法

- ST上昇を伴う自然発作を検出する
- 冠攣縮を誘発する負荷試験にて心筋虚血のサインを検出する
- 誘発冠動脈造影にて冠攣縮を確認する

表3 ベッドサイドで行う冠攣縮誘発試験の種類と方法

1 ● 過呼吸負荷試験
1分間30回以上の深い呼吸を5分間行わせ，その後15分間程度心電図を観察する

2 ● 寒冷昇圧試験
氷を入れた水に片方の手を手首まで3分間浸し，その後15分間程度心電図を観察する

3 ● 握力試験
最大握力の30％の握力で3分間握力計を握らせ，その後15分間程度心電図を観察する

握力負荷などでST下降を伴う発作がでる場合は冠攣縮が関与している可能性が極めて高い．

（4）誘発冠動脈造影

第3は，冠動脈造影にて直接冠動脈の攣縮を証明する方法である．

エルゴノビン静脈注射や，アセチルコリンの冠動脈内注入などが使用される．ST上昇が冠血栓や高度の基質的狭窄によって起こっていることを否定するためにも，確定診断には誘発冠動脈造影が必要である．誘発冠動脈造影法での陽性基準は，冠動脈に完全閉塞ないしは亜閉塞（通常90％以上の狭窄）が生じ，かつ心電図上の虚血所見が出現することである[10]．

2）冠攣縮性狭心症の診断における心臓核医学の役割

（1）負荷心筋血流イメージング

冠攣縮狭心症の診断において心臓核医学が果たす役割は少なくない（表4）．

負荷心筋血流イメージングは虚血検出において心電図に比し感受性が高い．冠攣縮性狭心症のための負荷心筋血流イメージングの誘発法として過呼吸試験が用いられる[11)12]．虚血検出を心電図変化でおこなう場合，過呼吸試験の診断感受性は43％～69％と報告される[7)12]．一方，過呼吸試験の虚血診断感受性を，同一症例で比較すると，心電図の49％に対し血流イメージングは68％と高かった[12]．また，過呼吸負荷心筋血流イメージング診断能は運動負荷心筋血流イメージングより高かった[13]．

（2）安静時代謝イメージング

心筋脂肪酸イメージングの[123]I-BMIPPや心臓交感神経イメージングの[123]I-MIBGは，近い過去に生じた心筋虚血を局所的欠損としてメモリする．このことを利用して，[123]I-BMIPPや[123]I-MIBGの心筋集積が心筋血流に比して低下していれば，狭心症発作があったことを診断できる．この方法によれば，虚血のみならず，責任冠枝をも診断できる[13)14)15]．[123]I-BMIPPと[201]Tl-血流イメージ同時収集による冠攣縮性狭心症の陽性率は80％以上と報告されている[15)16]．

表4 冠攣縮性狭心症の診断における心臓核医学の役割

1 ● 負荷心筋血流イメージング
過呼吸負荷心筋血流イメージングによる一過性欠損の検出：検出感度は心電図よりも高い．

2 ● 代謝・交感神経イメージング
^{123}I-BMIPPないし[123]I-MIBGと[201]Tl心筋血流イメージングの安静時の同時収集における代謝・交感神経/血流ミスマッチの検出：非発作時であっても心筋虚血の既往と虚血責任動脈の検出が出来る．

3）症例提示

症例1：異型狭心症

症　　例
　明け方に胸痛で覚醒する患者である．過呼吸負荷99mTc-心筋血流イメージングを行い，下壁と後側壁に広い一過性血流欠損を認めた．誘発冠動脈造影を行い，右冠動脈と回旋枝の2枝に攣縮を証明した．

病　　歴
　50歳，男性．1年前にも睡眠中に胸苦しく目覚めることがあった．今年の冬になって，明け方に1週間に1回程度，同症状が起こるようになった．近医を受診し，ホルター心電図検査を行った．しかし，検査当日は同症状が出現せず，心電図記録も正常であった．更に検査が必要とされ，当院を紹介された．喫煙歴20本／日×30年間．

検査データ
　安静心電図は正常所見であった．図1は過呼吸負荷心筋血流イメージングを行った時の負荷心電図である．当院の本試験のプロトコールは，1分間30回の過呼吸を5分間行い，虚血のサインが出なければ2分後に99mTc-血流製剤を投与する．その50分後に負荷像の撮像を行う．さらに3時間後，NTGを投与した後に99mTc-血流製剤を投与し，50分後に安静像を撮像する．本例は過呼吸負荷終了の3分後に下壁誘導のⅡ・Ⅲ・aV_Fで1mmのST上昇を認めた．しかしすぐにST上昇は正常化し，胸痛も訴えなかった．

核医学検査所見
　図2は99mTc-心筋血流SPECTである．心筋イメージの構成は，上に負荷像，下に安静像を同じ断層面がペアになるよう並べている．上4段は短軸像で，左から右へ心尖部から心基部の順に並ぶ．5・6段は垂直長軸像で，下2段は水平長軸像である．負荷像で下壁と後側壁に広い欠損がみられた．安静像では心筋血流は完全に回復している．図3は誘発冠動脈造影の所見である．右冠動脈#2と左回旋枝#11に攣縮が誘発された．NTG投与後の冠動脈では基質的狭窄は認めなかった．以上より，2枝の攣縮による異型狭心症と診断した．

解　　説
　冠攣縮性狭心症の患者の診断は難しく，慎重な検討を行わなければならない．時として，発作が検出されなかった冠攣縮性狭心症を不定愁訴と診断したり，逆に不定愁訴の患者に不必要な冠動脈造影を行うことがある．検査法としてホルター心電図が行われることが多い．しかし本症例のように，検査日に発作が起こらなければ，異常なしと誤診する．運動負荷心電図は早朝に行うと陽性率が高いとの報告があるが[20]，外来では早朝の検査は実施しにくい．過呼吸負荷試験は心電図の陽性率は高くないが[8]，負荷血流イメージングと組み合わせると高い診断率が得られる[11][12]．これは，臨床的に虚血の徴候が現れない程度の冠攣縮であっても，血流イメージング上は心筋血流の不均一性が検出されるためと考えられる．

ポイント
　冠攣縮性狭心症の患者の診断は難しく，ホルター心電図や負荷心電図の陰性のみで除外してはならない．症状が典型的で，リスク因子のある例（本例では喫煙）は，負荷心筋血流イメージングを行うのがよい．その際の負荷法として過呼吸が有効である．

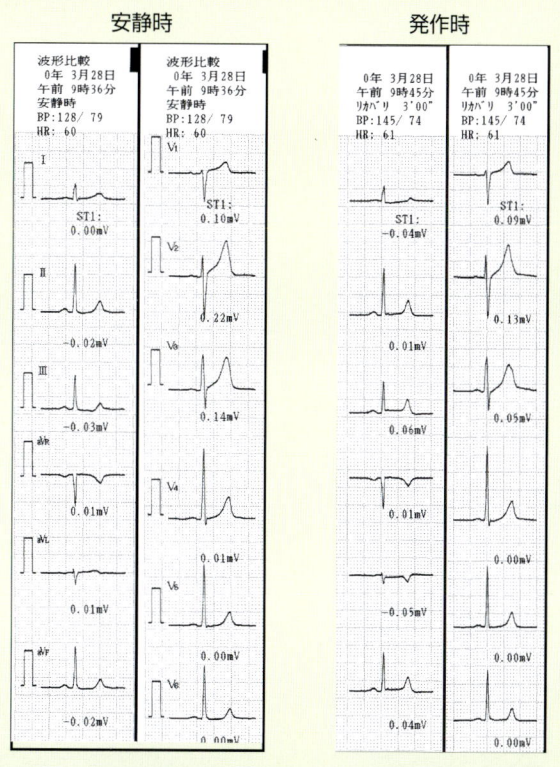

図1　過呼吸負荷心筋血流イメージング時の負荷心電図

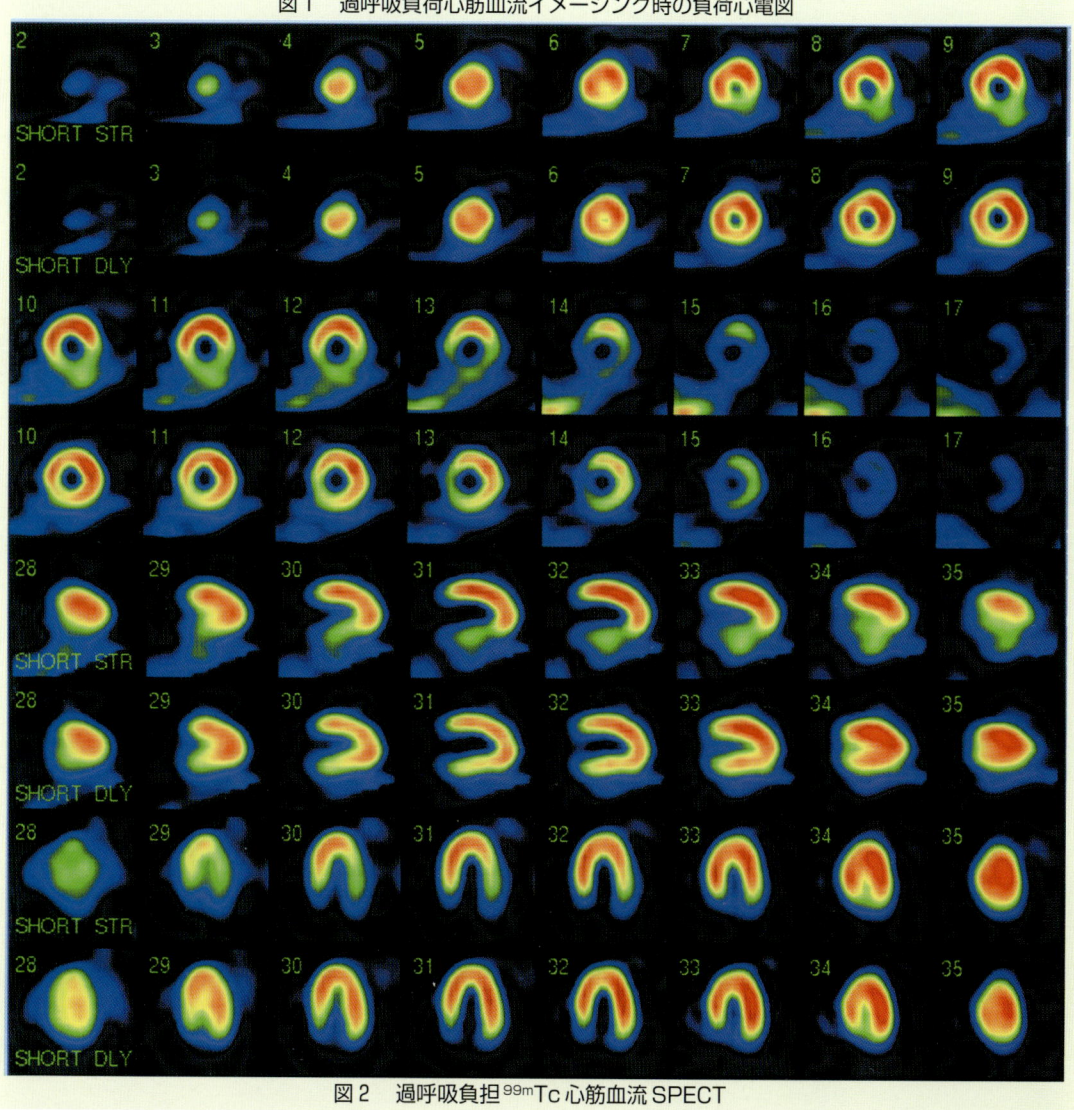

図2　過呼吸負担 ^{99m}Tc 心筋血流 SPECT

2．異型狭心症

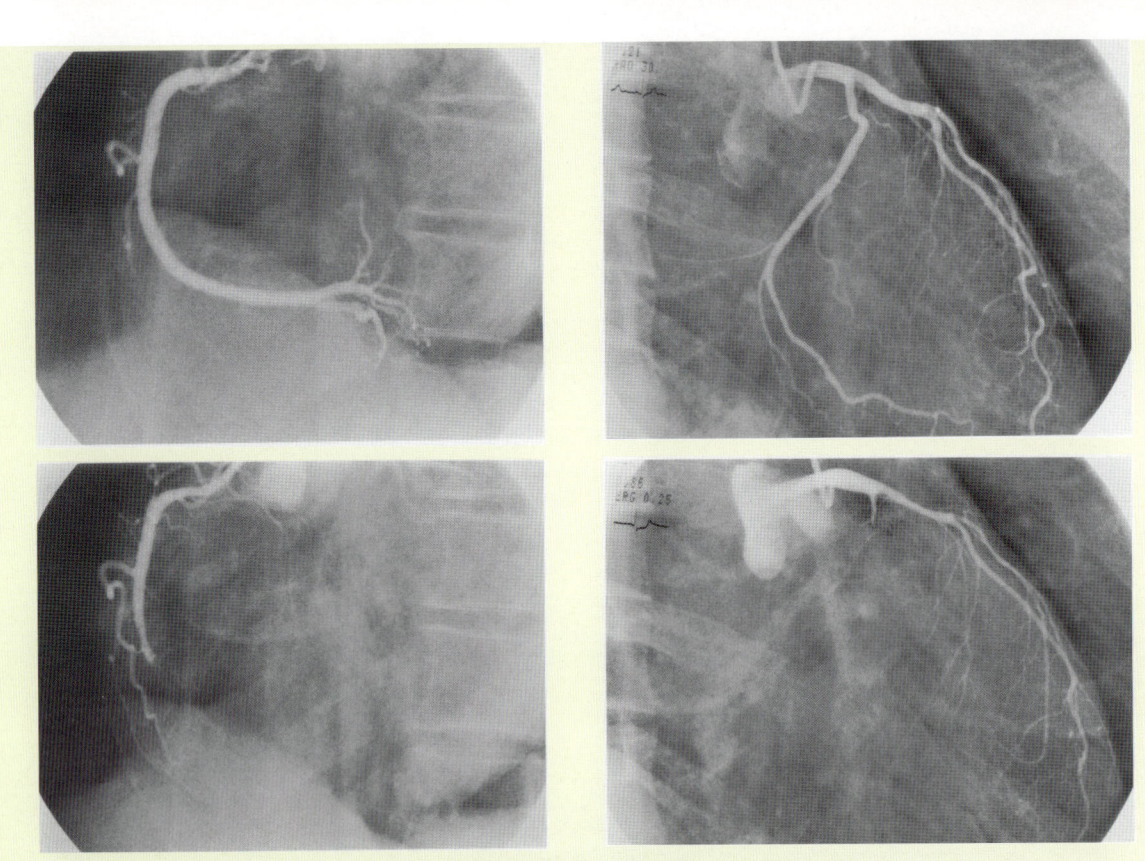

図3　誘発冠動脈造影所見

症例2：冠攣縮性狭心症

症例

労作時に胸部圧迫感を訴える患者である．運動負荷血流イメージングでは心筋虚血陰性であったが，安静[123]I-BMIPP心筋脂肪酸イメージングにて，前壁中隔と下壁に逆再分布現象を認めた．誘発冠動脈造影を行い，多枝の冠攣縮を証明した．

病歴

63歳，女性．徐々に体重が増加してきたため，1年前からウォーキングを始めた．その頃から，月一度くらい歩行時に胸部圧迫感を自覚するようになった．本年初め山登りの際に，いつもより強い胸の圧迫感が生じた．翌日近くの病院を受診し，運動負荷心電図を受けたが陰性所見であった．さらに精査を希望して当院を紹介された．

検査データ

肥満率20.5％，喫煙15本／日，血圧142／90mmHg，血清コレステロール230mg/dl，中性脂肪218mg/dl，HDLコレステロール38mg/dlと冠危険因子を複数もつ．トレッドミル負荷試験ではブルースStage Ⅲにて疲労のため終了，心電図所見は有意でない上向き型ST低下を認めた．ホルター心電図には虚血性変化はなかった．

核医学検査所見

図1は運動負荷[99mTc]-心筋血流SPECTである．心筋画像の配置は前症例と同じである．負荷・安静像とも心筋血流は均一であり，一過性内腔拡大もなく，正常所見である．図2は安静[123]I-BMIPP心筋脂肪酸SPECTである．上が早期像，下が後期像のペアになっている．上4段目までの短軸像でみると，第8〜12断層面の前壁中隔と下壁において，後期像で集積低下をきたしている（逆再分布現象）．図3は誘発冠動脈造影である．右冠動脈と左前下行枝においてび漫性の冠攣縮が誘発され，胸痛とST低下が出現した．NTG投与後は基質的狭窄を認めなかった．

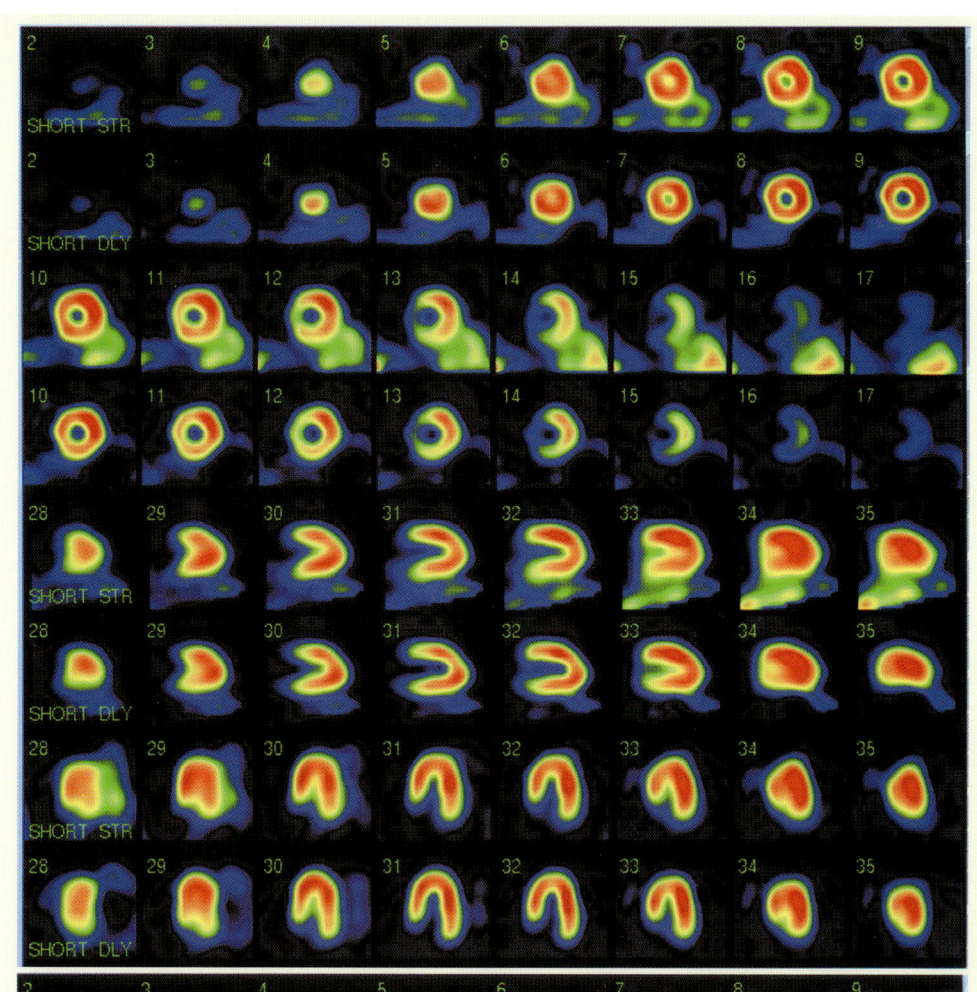

図1 運動負荷 ^{99m}Tc 心筋血流 SPECT

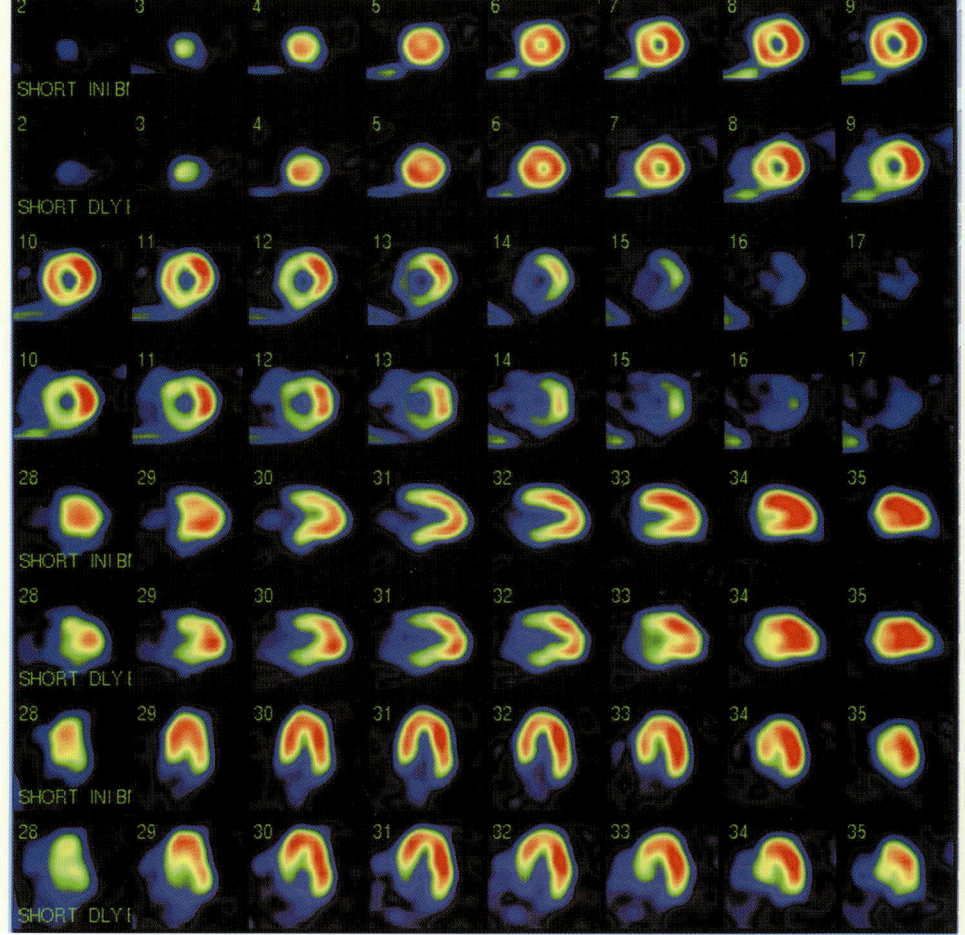

図2 安静 ^{123}I-BMIPP 心筋脂肪酸 SPECT

2. 異型狭心症

解説

　冠攣縮が成因となる狭心症の病像は単一でない．典型的なプリンツメタル型異型狭心症以外に，表1に挙げた諸型がある．労作で狭心症が起こる冠攣縮性狭心症では，基質的な冠狭窄病変が合併しているか否かが問題となる．運動負荷心筋血流イメージングが正常であれば，基質的狭窄を有する率は極めて低い．本例は負荷心筋血流イメージが正常で，安静 ^{123}I-BMIPP心筋脂肪酸イメージングで異常を認めた．安静 ^{123}I-BMIPPは，虚血を被った心筋の脂肪酸代謝異常が遷延することを利用した診断法である．本例のごとく後期像で異常を呈するのは，心筋の ^{123}I-BMIPP保持能力が障害されているためと考えられている[17]．安静 ^{123}I-BMIPPイメージングによる狭心症の診断の問題点は，診断特異性が必ずしも確立されていないことである[18]．主治医は患者の全体像を考え，診断計画と検査結果の意味付けを行う必要がある．

ポイント

　労作で発作が起こる冠攣縮性狭心症がある．負荷心筋血流イメージングが正常なら基質的冠狭窄病変は否定できる．冠攣縮性狭心症を疑わせる病像がある場合，安静 ^{123}I-BMIPP心筋脂肪酸イメージングで冠動脈灌流領域に一致した集積低下の有無をみることは診断の一助になる．

右冠動脈　　　　　　　　　左冠動脈

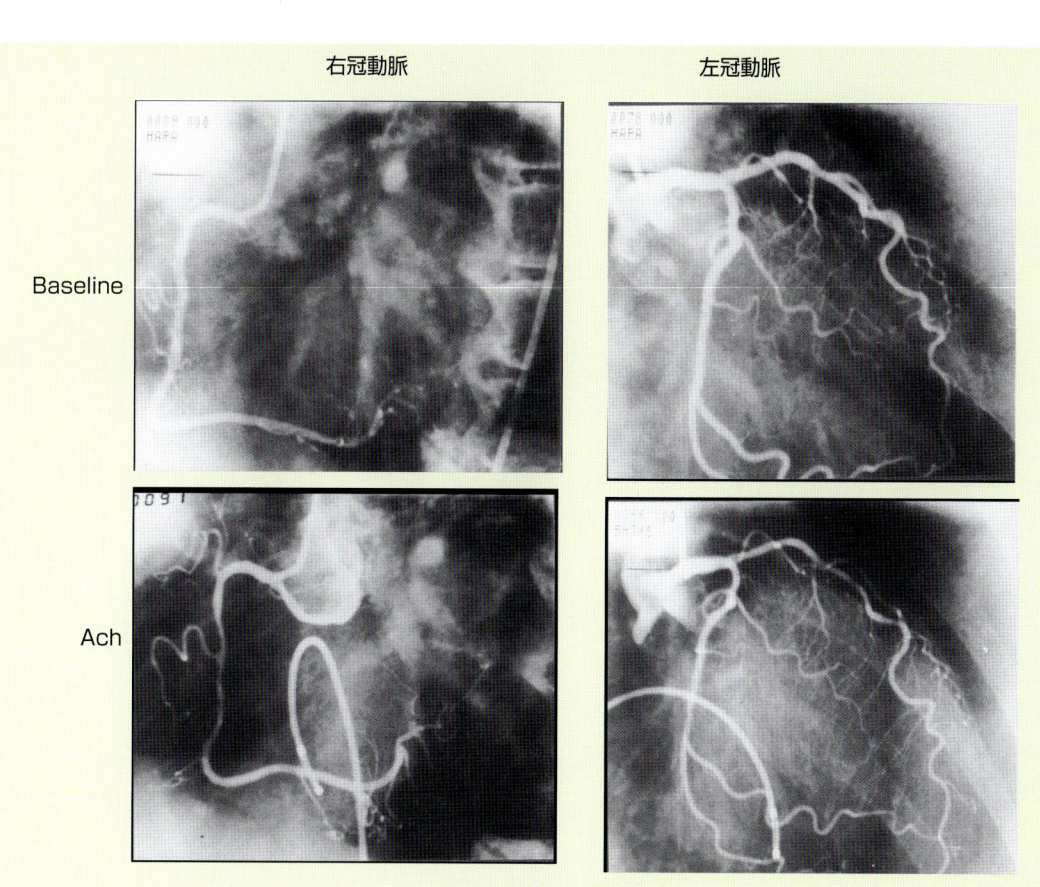

Baseline

Ach

図3　誘発冠動脈造影

● 参 考 文 献 ●

1) Prinzmetal M, Kennamer R, et al. Angina pectoris. I. Variant form of angina pectoris. Am J Med 27:375-88, 1959
2) Maseri A, L'Abbate, et al. Coronary vasospasm in angina pectoris. Lancet April:713-717, 1977
3) Fuller CM, Raizner AE, et al. Exercise induced coronary arteriaal spasm: Angiographic demonstration, documentation of ischemia by myocardial scintigraphy and results of pharmacologic intervention. Am J Cardiol 46:500-506, 1980
4) Sugiishi M, Takatsu F, et al. Cigarette smoking is a major risk factor for coronary spasm. Circulation 7:76-79, 1993
5) Nakao K, Ohgushi M, et al. Hyperventilation as a specific test for diagnosis of coronary artery spasm. Am J Cardiol 80:545-49, 1997
6) 泰江弘文，奥村謙，他：虚血性心疾患の診断と治療　特に病態との関連において‐冠攣縮性狭心症の臨床的病態診断法．日内会誌　79：1188-92 1990
7) Sato I, Tomobuchi Y, et al: Poor responsiveness of heart rate to treadmill exercise in vasospastic angina. Clin Cardiol 8: 206-12, 1985
8) Kaski JC, Crea F, et al: Local coronary supersensitivity to diverse vasoconstrictive stimuli in patients with variant angina. Circulation 74:1255-65, 1986
9) Waters DD, Szlachcic J, et al. Comparative sensitivity of exercise, cold pressor and ergonovine testing in provoking attacks of variant angina in patients with active disease. Circulation 67 : 310-15, 1983
10) 横山光宏，杉下靖郎，他：慢性虚血性心疾患の診断と病態評価のための検査法の選択基準に関するガイドライン．Jap Circ J;Suppl V;1285-1387, 2000.
11) Dicarlo LAJr, Botvinick EH, et al. Value of noninvasive assessment of patients with atypical chest pain and suspected coronary spasm using ergonovine infusion and thallium-201 scintigraphy. Am J Cardiol 54: 744, 1984
12) Shanes JG, Pavel D, et al. Comparition of electrocardiography and thallium-201 myocardial scintigraphy for the detection of ergonovine-induced coronary artery spasm; angiographic correlation. Am Heart J 113: 663, 1987

13) Minoda K, Yasue H, et al. Comparidon of the distribution of mypcardial blood flow between exercise-induced and hyperventilation-induced attaks of coronary spasm: A study with thallium-201 myocardial scintigraphy: Am Heart J 127:1474, 1994
14) Takano H, Nakamura T, et al. Regional myocardial sympathetic dysinnervation in patients with coronary vasospasm. Am J Cardiol 75: 324-29, 1995
15) 伊藤一貴, 杉原洋樹, 他:冠攣縮性狭心症における123I-BMIPP 心筋シンチグラフィの検討. 核医学 1995; 32: 1099-106
16) Nakajima K, Shimizu K, et al. Utility of iodine-123-BMIPP in the diagnosis and follow-up of vasospastic angina. J Nucl Med 36 : 1934-40, 1995;
17) 福光延吉, 河井三恵, 他. 冠攣縮性狭心症におけるI-123BMIPP 洗い出しの意義. 核医学 36 : 369-374, 1999
18) Yamabe H, Abe H, Yokoyama M, et al. Resting I-123BMIPP scintigraphy in diagnosis of effort angina pectoris with reference to subsets of the disease. Ann Nucl Med 12:139-144, 1998

3．陳旧性心筋梗塞

はじめに

　陳旧性心筋梗塞は急性心筋梗塞発症後3カ月くらいより後の状態を言う．この時期，病理的には梗塞部の心筋組織は修復過程が終了している．心機能的にも固定した状態になっている．心臓核医学検査による陳旧性心筋梗塞の診断において重要な評価項目は，（1）梗塞範囲の大きさ，（2）心機能障害の評価（とくに左室リモデリングの有無），（3）梗塞部に生存心筋（viability）が残存しているか否か，（4）心筋虚血が生じるか否か，などである．これらは予後に影響し，また治療指針に関係する[1]．心筋viabilityについては他章で論じるので，この章では，梗塞の大きさと，心機能障害の評価について述べる．

1）心筋梗塞の大きさを決めるもの

　心筋梗塞の大きさはほとんど梗塞発症時に決定されるが，急性期と慢性期に生じる左室リモデリングも重要な修飾因子である．左室リモデリングがおこると，梗塞に陥った心筋領域の表面積が伸長され，心筋表面に占める梗塞領域が本来の広さ以上に拡大する[2,3]．
　急性心筋梗塞発症時に梗塞の大きさに関与する因子として，（1）冠閉塞部位以下の灌流領域の広さ，（2）冠閉塞が完全閉塞か亜閉塞か（TIMI分類）[4]，（3）側副血行の発達程度，（4）プレコンディショニングの有無（急性心筋梗塞の数時間前ないし2，3日前に狭心症発作が有ったか否か）[5,6]などがある．また近年，急性心筋梗塞に対する再灌流療法が盛んになり，（5）冠再灌流療法が成功したか，（6）冠再灌流療法がゴールデンアワー（発症後3時間以内）に行われたか，（7）冠再灌流傷害を起こさなかったか，なども梗塞心筋量を決める要素になる（表1）．

表1　心筋梗塞の大きさの規定因子

急性心筋梗塞発症時の病態
- 1●梗塞責任血管の灌流域が広いか
- 2●急性期の冠閉塞が完全閉塞か亜閉塞か
- 3●完全閉塞の場合、側副血行が発達しているか
- 4●プレコンディショニングの有無

急性心筋梗塞に対する再灌流療法との関係
- 5●冠再灌流療法が成功したか
- 6●冠再灌流療法がゴールデンアワーに行われたか
- 7●冠再灌流傷害を起こさなかったか

梗塞後左室リモデリング
- 1●急性期左室リモデリングの発生
- 2●慢性期左室リモデリングの進展

2）心筋血流イメージングによる心筋梗塞の大きさの評価

　心筋梗塞の大きさを核医学的に評価する際，（1）梗塞領域の広さ，（2）責任血管の灌流域の心筋の何％が壊死したか（程度），の二つの要素がある．一般的には，範囲が広いほど壊死の程

表2 梗塞の大きさの心臓核医学的指標

梗塞の広さ指標
▶Extent score：正常下限の放射活性を示すピクセル数／全ピクセル数
▶視覚的に梗塞と判定される区画数／左室全区画数

梗塞の程度の指標
▶%uptake：梗塞部カウント／左室全体の最高のカウント
▶欠損スコア：左室区画ごとに欠損の程度を0〜3ないし4に分ける.

梗塞の広さと程度を加味した梗塞の大きさの総合的指標
▶Severity score：Extent score内の全カウント／左室の全カウント
▶Total defect score：区画の欠損の強さを視覚的にスコア化し，欠損スコアを加算する指標

度も強い．心筋血流イメージングはトレーサの取り込みが行われない壊死心筋を欠損として心臓全体の三次元構造から判定するので，これら梗塞の二つの要素を評価するのに最適である．また最近，心筋血流イメージの自動解析化が進んだため，定量評価するのに最適の方法となっている[7]．

心筋血流イメージングによる梗塞の大きさの評価法として以下のものがある[8]．

(1) 梗塞の広さの評価法

定量的指標のextent scoreは，心筋血流SPECTを極座標表示して，相対的活性（%uptake）が正常の平均−2×標準偏差（または−2.5×標準偏差）より低い領域を全体の比率として表す．半定量的指標のdefect segment数は，左室を幾つかの分画（8〜22分画くらい）に分け，そのうち何分画が視覚的に梗塞と判定されるかを評価する．

(2) 梗塞の程度の評価法

定量的指標は%uptakeで，梗塞部の放射活性が正常部の何%あるか評価する．半定量的指標は左室の区画毎の欠損の強さを0〜3ないし4にスコア化し，そのスコアの大きさで評価する．

(3) 梗塞の広さと程度の両方を加味した総合的な指標

Severity scoreはextent scoreに含まれる領域の放射活性の低下を加算した梗塞の大きさの定量的な指標である．Total defect scoreは左室の区画毎の欠損の強さを0〜3ないし4にスコア化し，その全スコアを加算して評価する半定量的な指標である．

これらの梗塞の大きさの指標は安静時像ないし再分布像の心筋血流イメージングで評価する．負荷像で評価すると，虚血による血流低下領域を梗塞領域として過大評価するためである．一方，負荷像での評価の利点としては心事故の予測に有用な指標であることである．

3) 心筋血流イメージング以外の検査による梗塞の大きさの評価

陳旧性心筋梗塞における梗塞の大きさの評価には，心筋血流イメージング以外にも幾つかの方法がある．まず，安静12誘導心電図の異常Q波誘導の数が一定の目安になる．もちろん，再灌流療法で大部分の心筋が救助されても異常Q波が広い誘導に起こることがあるし，広範前壁梗塞でも異常Q波を形成せずpoor progression of Rにとどまることもある．さらに下壁梗塞と前壁梗塞の間で比較する場合，Q波誘導の数は比較の対象にならない．したがって異常Q波誘導数はあくまで目安である．

心エコー図法で，異常壁運動の広さや程度から行う梗塞の大きさの評価はポピュラーな手段である[9][10]．しかし，壁運動から梗塞部位を評価することは，急性期には気絶心筋による過大評価があり，慢性期では隣接した健常心筋の収縮に連結する壁運動のため異常範囲を過小評価しやすい[1]などのバイアスがある．壁運動異常による梗塞評価はMRIでも行われる．

核医学的手法では，^{123}I-BMIPP心筋脂肪酸イメージングと心筋血流イメージングを併用すると，心筋梗塞のrisk areaと壊死範囲が判別できる[11]．このような情報は，予後や心機能の回復を予測する上に有用である[12]．

表3 陳旧性心筋梗塞の心機能の悪化と関連する要素

- 梗塞の大きさ
- 梗塞後左室リモデリングの発生
- 虚血性心筋症への移行

4）陳旧性心筋梗塞における心機能障害

陳旧性心筋梗塞の心機能を規定する重要な因子は，（1）梗塞の大きさ，（2）梗塞後リモデリング，（3）虚血性心筋症への移行，である．

（1）梗塞の大きさ

このうち最も重要なものは梗塞の大きさである．急性心筋梗塞の直後は梗塞の大きさと心機能の間に不一致が起こる例がある．これは気絶心筋（スタン）のために心機能が梗塞の大きさ以上に悪くみえる．しかし最終的には心機能は梗塞の大きさで規定され，慢性期では梗塞の大きさと心機能の関係は密接である．

（2）梗塞後リモデリング

梗塞後左室リモデリングは，梗塞に陥った心筋領域の表面積が伸長され，心筋表面に占める梗塞領域が本来の梗塞範囲以上に広げられることをいう[2]．急性心筋梗塞直後の数時間のうちに起こる急性期リモデリングと，梗塞後年余に渡って続く慢性期リモデリングがある[3]．いずれも左室内腔を拡大させ，心機能の低下を生じさせる．結果として，うっ血性心不全，僧帽弁逆流，重症不整脈が生じ，予後を悪化させる要因となる．

（3）虚血性心筋症への移行

虚血性心筋症は多義的な言葉である[13]．通常，虚血が原因となって心機能低下をきたす例を指すが，梗塞後左室リモデリングの果ての心機能低下例を含むこともある．前者の場合では，多枝冠疾患で陳旧性心筋梗塞を伴っていることが少なくない．高度心機能低下した陳旧性心筋梗塞では，心機能の低下に虚血が関与しているかは治療選択に重要である．この意味で，心筋血流と心機能が同時に評価できるgated SPECTは，合理的な病態診断と治療指針の決定に寄与する．

5）心臓核医学的な心機能の評価（表4）

心機能の核医学的評価は，かつてはRIアンギオグラフィが盛んであった．RIアンギオグラフィでは^{99m}Tcの初回心循環時に，右室と左室の駆出率が測定できる（ファーストパス法）．その後，血液中で^{99m}Tcが平衡に達すると，心電図同期で心室を撮影し，左室容積と駆出率と壁運動が測定できる（平衡時法）[7]．しかしながら，心エコーの発達とともに本法をルーチン検査とすることは少なくなった．

現在は，心電図同期の心筋血流SPECTが主流となっている．本法では心筋梗塞や虚血を心機能と同時に測定できる．病態評価上大きな利点である．また本法は，心機能解析が完全自動化されており，きわめて良い再現性を示すことも利点である．

一方，直接的な心機能指標ではないが，心筋血流イメージングのplanar正面像から，肺野活性（肺/心カウント比）の上昇や，左室内腔イメージの拡大が評価項目になる[14]．肺野活性の上昇は心機能低下による肺うっ血を意味し，独立した予後の指標でもある[15]．拡大した内腔イメージは，左室拡大をきたす心疾患が存在することの簡単で信頼できる指標である．負荷心筋血流イメージングの一過性左室内腔拡大（TVD：transient ventricular dilation）は多枝冠動脈疾患のサインである[16]．

表4 心臓核医学的な心機能評価の指標

心筋血流イメージングのplanar像正面
▶ 左室内腔イメージの拡大
▶ 肺野活性の上昇（肺/心カウント比）
心電図同期SECTによる心機能評価
▶ 左室容積
▶ 左室駆出率
▶ 局所壁運動

6）症例提示

症例1：梗塞領域は小さいが心機能の低下した陳旧性心筋梗塞

症　例

急性心筋梗塞時に肺水腫が合併した小さな梗塞例である．^{99m}Tc心筋血流イメージで＃9領域の小梗塞が存在した．しかし，小欠損には不釣り合いな左室機能低下がgated SPECTでみられた．観血的検査でも同様の所見であった．原因は不明だが，血流・機能同時評価が病態診断に役に立った．

病　歴

70歳，男性．3カ月前に急に労作時息切れが生じ，近医受診した．この時，胸部X線写真では肺水腫を認めた．I，aV$_L$，V$_5$，V$_6$に小さな異常Q波とCKの上昇（723 IU/dl）がみられ，急性心筋梗塞として入院した．症状安定後は虚血徴候は認めなかったが，急性期に肺水腫を合併したことより，治療方針決定のため紹介された．

検査データ

当科紹介時には心電図上の異常Q波は消失していた．血液検査にてBN 43mg/dl，Creatinin 1.93 mg/dlと腎機能障害をみとめた．

負荷心筋血流イメージングは患者の日常生活と身体コンディションより運動の能力不十分と判断して，ATP薬剤負荷を行った．

核医学検査所見

図1は^{99m}Tc心筋血流イメージである．心筋イメージは，上・下に負荷像・安静像が同じ断層面でペアになるように並べている．上4段は短軸像で心尖部から心基部の順に並ぶ．5・6段は垂直長軸像で，下2段は水平長軸像である．短軸像では負荷像・安静像とも12時から2時にかけて小さな恒常的欠損がみられ，虚血を示すfilling-inはない．小梗塞である．責任冠枝は対角枝＃9と思われる．図2に示す極座標解析での相対的心筋集積（%uptake）は50%であり，心筋生存性の境界値である．図3に示すgated SPECTの壁運動表示では，梗塞部と共に非梗塞領域にも低収縮があり，左室駆出率は負荷像31%，安静像35%と低かった．血流欠損の大きさと一致しない心機能の低下である．図4に示すplanar正面の肺野活性は亢進しており，肺うっ血の指標である肺/心比も42%と高かった．

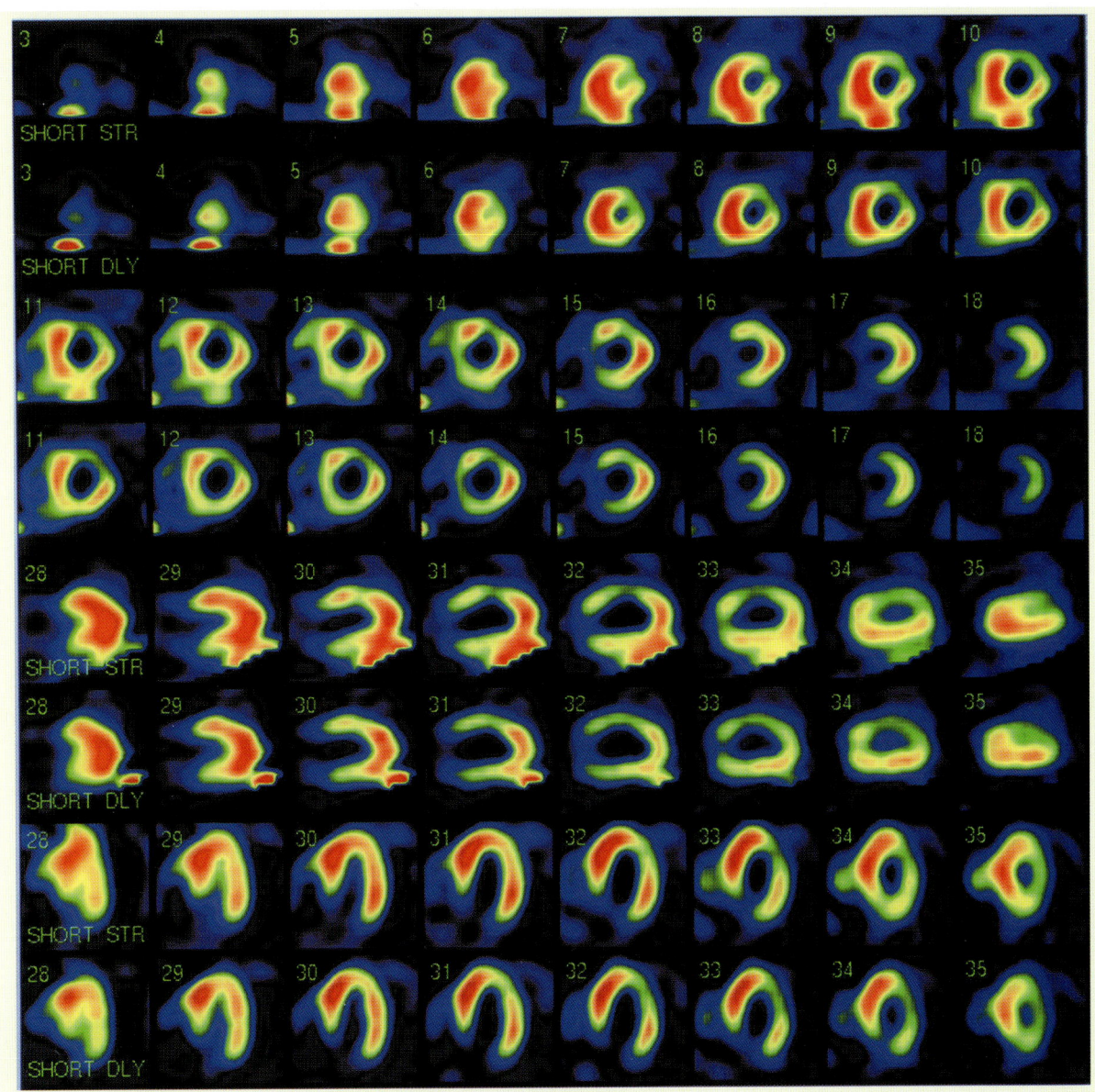

図1 ⁹⁹ᵐTc心筋血流イメージ

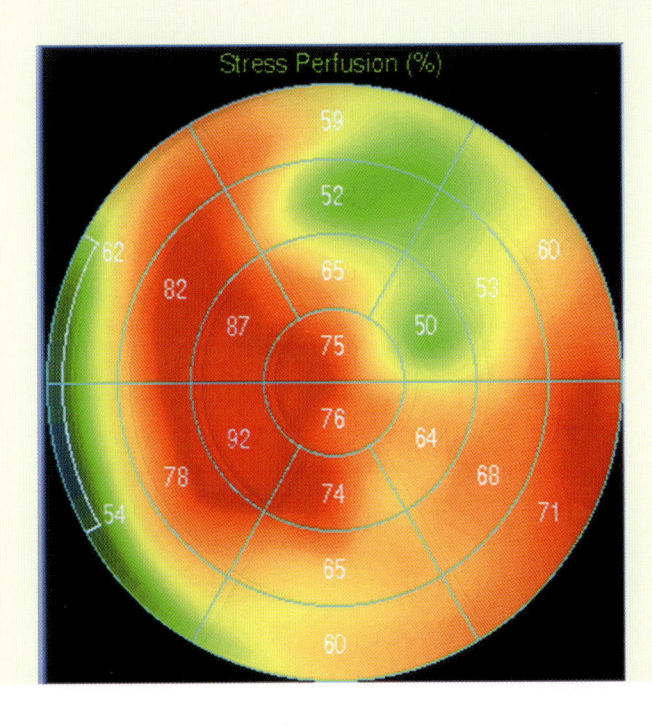

図2 極座標解析での相対的心筋集積
　　（%uptake）

3. 陳旧性心筋梗塞

解　説

　冠動脈造影所見は予想通り＃9-100％閉塞であった．しかし，左室造影では前壁を中心にび漫性に収縮低下しており，左室駆出率は39％だった．左室拡張末期圧も40mmHgと上昇していた．左室容積は正常で，これらの所見はgated SPECTの結果と一致した．しかし，その成因は明確でない．急性心筋梗塞発症時に＃6の一時的閉塞があり，心筋気絶が残存しているのかもしれない．あるいは二次性心筋疾患が隠れているのかもしれない．腎機能障害も急性期の肺うっ血水腫に関連した可能性がある．

ポイント

　Gated SPECT収集した99mTc心筋血流イメージは，心筋梗塞例の梗塞範囲と心機能を同時評価できる．梗塞範囲の広さからは説明できない左室機能障害が存在することの指摘は，従来の血流イメージのみの判定からは困難だった．

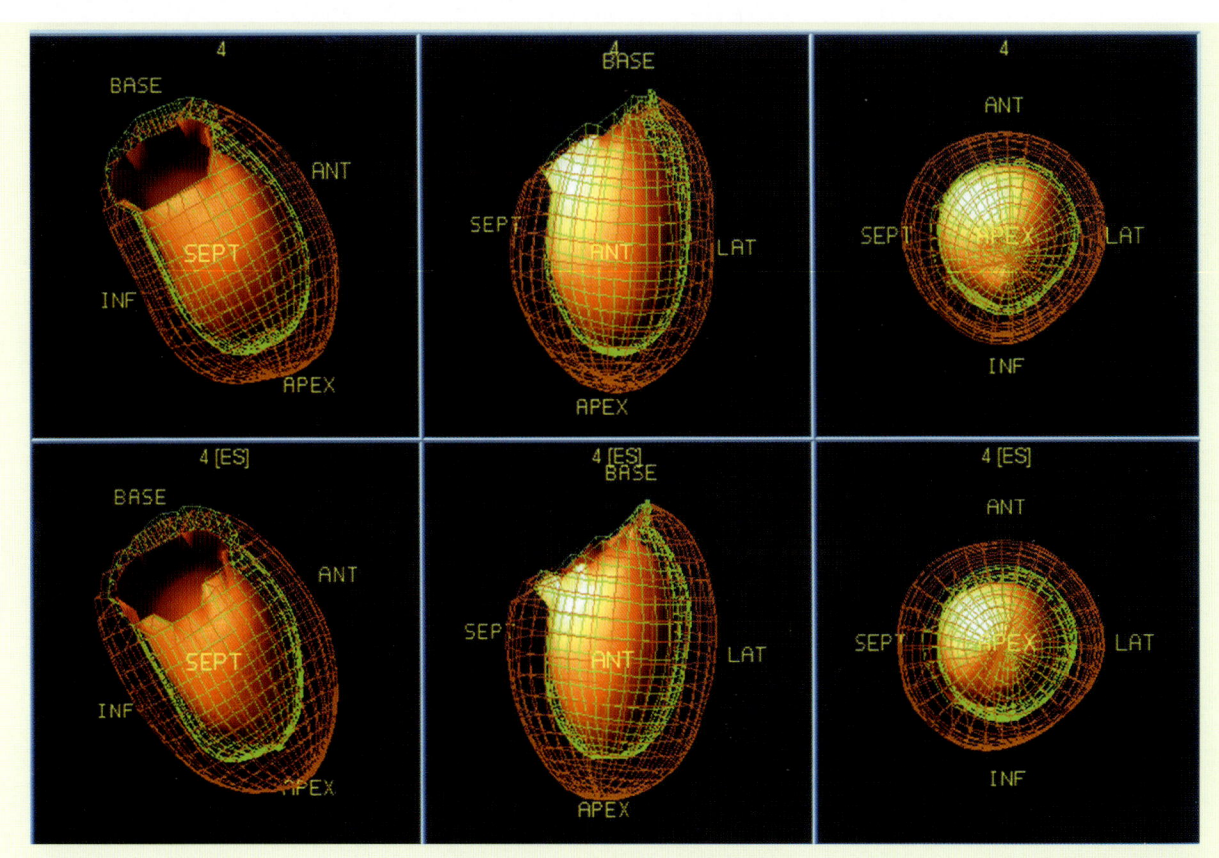

図3 gated SPECT の壁運動表示

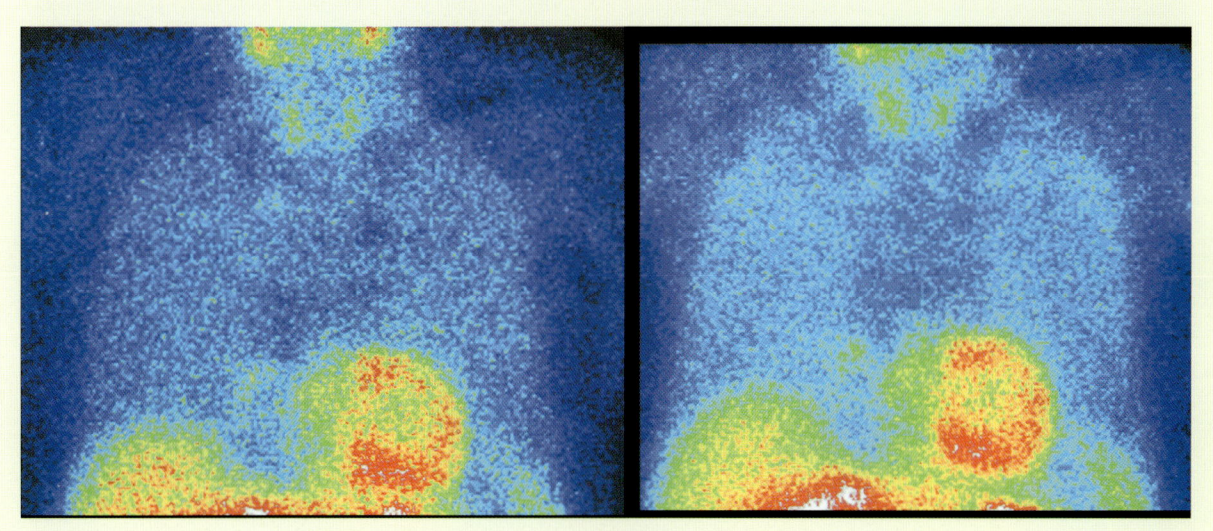

図4 planar 正面の肺野活性

3. 陳旧性心筋梗塞　167

症例2：小さな梗塞領域で心機能のよい後側壁梗塞

症　例

　　　回旋枝領域の小梗塞例で血流イメージ上梗塞領域は小さく，左室の全体的機能は良好でアンギオグラフィの所見と一致した．しかしgated SPECTでの局所壁運動異常は梗塞領域に一致せず，gated SPECT特有のバイアスが表れた．局所 wall thickening イメージを併用することで，このバイアスの補正が可能であった．

病　歴

　　　65歳，男性．20年前より労作性狭心症があった．これまで4回不安定狭心症となり入院した．入院のつど冠血管形成術を受けている．今回，安静時の持続する胸痛のため入院した．

検査データ

　　　心電図はI・aVL・V$_6$で1mmのST上昇をしめした．心筋逸脱酵素はピーク値でCK 1,102 IU／L，GOT 117 IU／L，LDH846 IU／Lであった．緊急冠動脈造影を行い，#14の99％閉塞（TIMI-1）を認め，PTCAにて25％に開通成功した．他の冠枝は50％〜75％の狭窄が3枝の多数の箇所に見られたが，#14以外に虚血の原因となる病変はなかった．

核医学検査所見

　　　図1の安静planar正面像にて心尖下部と側面像後壁に軽度の血流低下を認める．肺野活性は低い．図2の安静血流SPECT像では，欠損は短軸像の4時から5時で心基部から心尖部に伸びる#14に相当する狭い領域にある．図3の左室機能イメージでは，拡張期容積は56ml，収縮期容積は19ml，駆出率61％と全体的な左室機能は正常である．壁運動は右前斜位（右側）からみて下壁に低収縮がみられる．左前斜位（左側）では中隔の壁運動低下であり，後壁側壁には運動障害はみられない．図4に示す壁運動および壁厚増加率の極座標表示では，左側の壁運動（wall motion）表示では中隔から下壁の低収縮だが，右側の壁厚増加率（%wall thickening）表示では#14に相当する領域に低下がみられた．

解　説

　　　血流イメージ上回旋枝領域に小梗塞を示し，左室の全体的機能は駆出率60％と良好で，これは同じ時期に行ったアンギオグラフィの駆出率59％と同じだった．wall motionの異常は中隔および中隔に続く下壁の部位にみられ#14と一致しなかった．しかしwall thickeningでみると後側壁の低下であり，血流低下部位に一致した．普通，gated SPECTの壁運動表示は健常例でも中隔部分の低下が見られる．本例は梗塞が小さく，機能障害も軽微であることから，正常に近い壁運動パターンが出てきたものと思われる．このような場合，wall thickeningは左室機能障害の局所性をより正確に表示することが多い．

ポイント

　　　Gated SPECTで左室機能評価を行う際，全体的機能はアンギオグラフィと良好な相関があり信頼できる．しかし，局所的壁運動評価では解釈に一定の注意が必要である．すなわち健常でも中隔は壁運動低下に見えがちである．Wall thickeningを併用することが補正に役立つ．

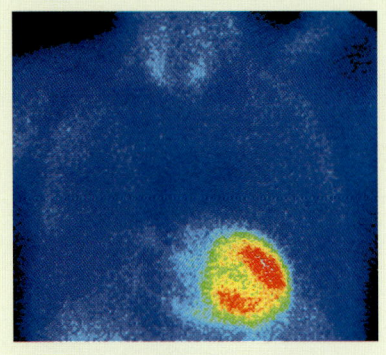

図1　安静planar正面像

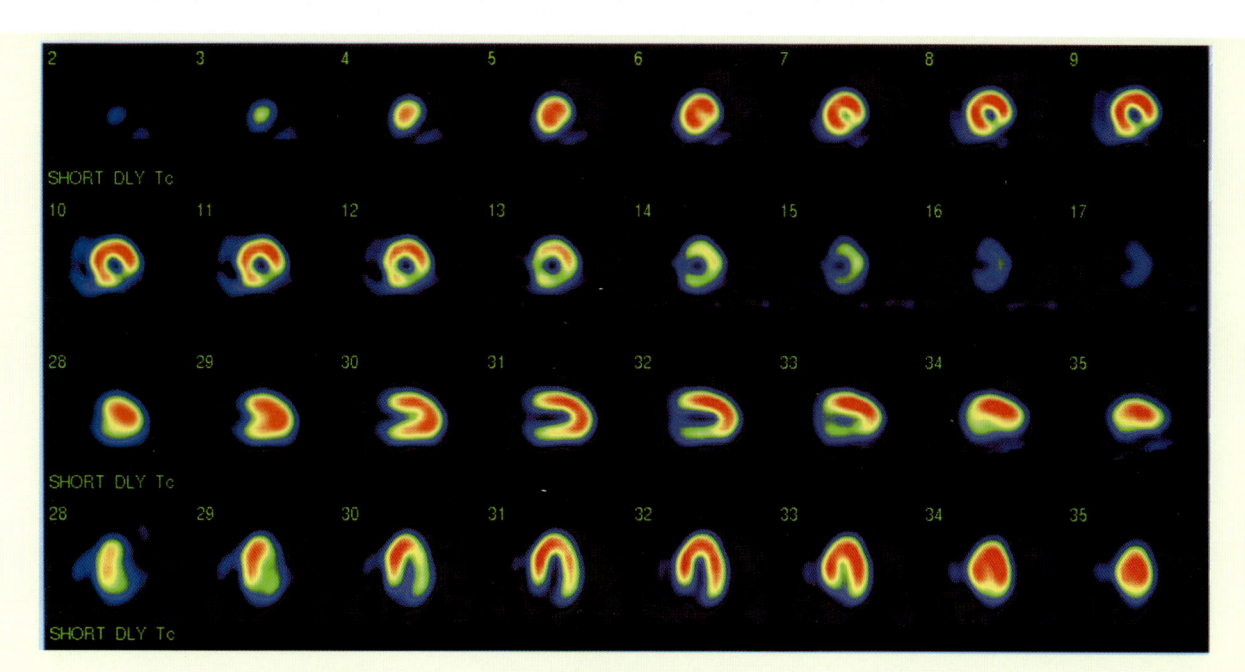

図2　安静血流SPECT像

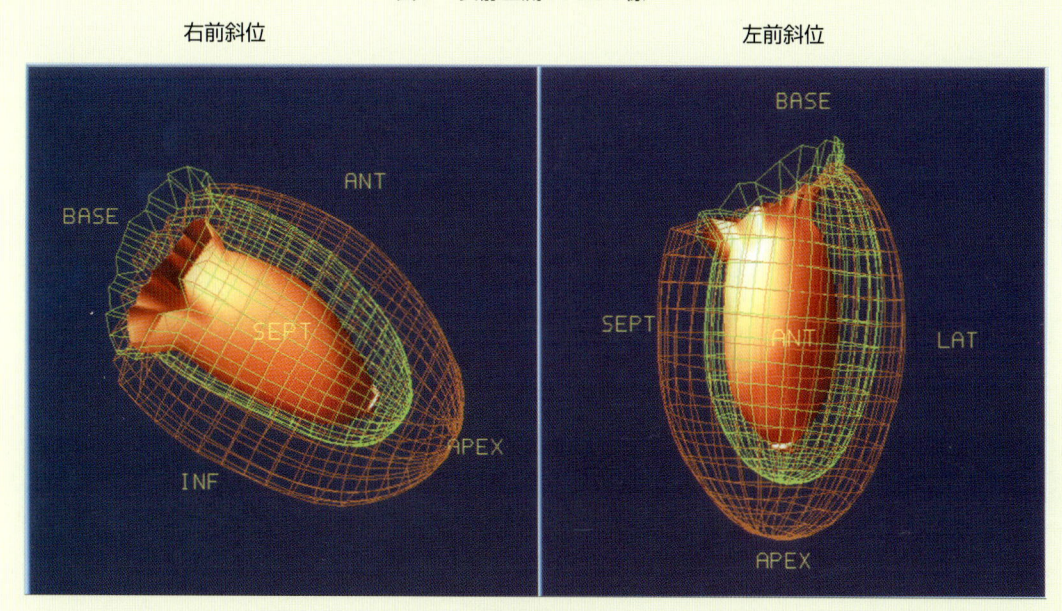

図3　左室機能イメージ

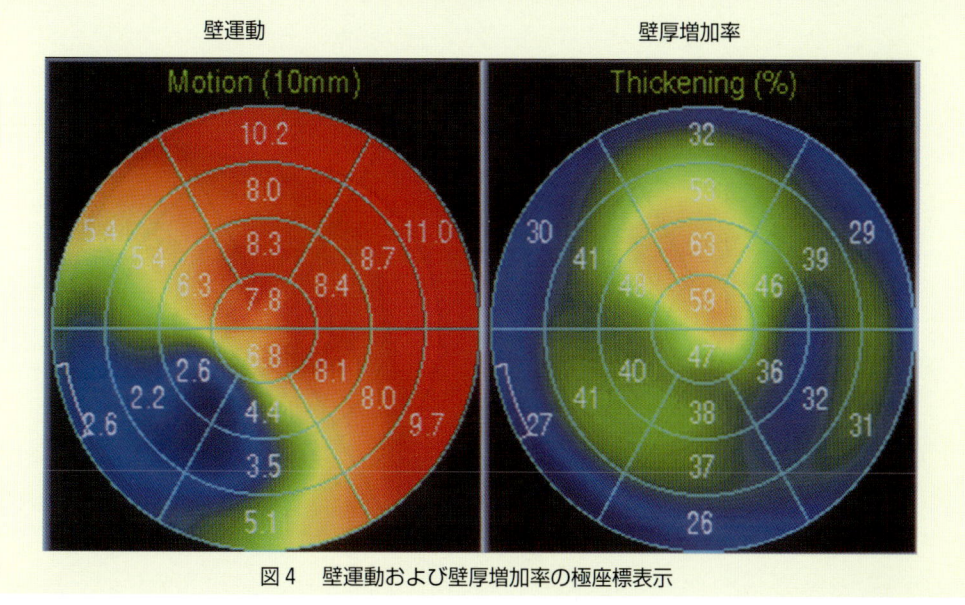

図4　壁運動および壁厚増加率の極座標表示

3. 陳旧性心筋梗塞

症例3：大きな梗塞領域と左室リモデリングの前壁梗塞

症例
広範囲前壁梗塞が完成した症例で，半年後心不全にて入院した際には，左室リモデリングの所見が揃っていた．

病歴
64歳，男性．11年前，前壁の心筋梗塞と診断されたが，経過観察されていた．半年前スポーツ中に胸痛あり，前壁梗塞の再発で冠血管再疎通療法を受けた．急性期には心不全と心室細動がみられたが，安定して外来通院していた．今回，うっ血症状が出現し再入院となった．

検査データ
胸部X線写真では，両側下野の肺うっ血・水腫を示した．心電図はV_1〜V_4までpoor progression of Rを示すが，Q波はない．心エコー図にて左室拡張期径60mm・収縮期径50mm（短縮率17%）と左室収縮能が低下していた．スワンガンツカテーテルによる右心血行動態は，肺毛細管圧33mmHg，肺動脈圧67／25mmHg，心拍出係数2.21L／分／m^{2}と低拍出性うっ血性心不全を呈した．

核医学検査所見
図1の安静planar正面像は，左室の内腔が著明に拡大し，下壁に重なって集積増加した右室イメージがみられた．肺高血圧による右室肥大が推測される．肺野活性も増加しており，肺うっ血を示す．図2の安静SPECT像は心尖部は無集積で，心基部の前壁から中隔に強い集積低下がある．典型的な広範前壁梗塞である．図3の左室機能イメージでは，拡張期容積は191ml，収縮期容積は152ml，駆出率21%と高度機能低下があり，左室は球形に近い．壁運動は広範に低下を示し，高位後壁のみが比較的保たれている．図4には壁運動および壁厚増加率の極座標表示に示す．図2の血流イメージと比較すると，血流の有る部位で壁運動が乏しく，壁厚増加率イメージと比較すると，血流機能解離が明瞭である．左室リモデリングが生じていることを示す．

解説
広範囲前壁心筋梗塞が完成してしまうと，本例のように左室リモデリングを生じることが多い．左室リモデリングは，梗塞部が伸展拡張され，梗塞周辺部に異常が波及し，左室全体の形態と機能の異常が生じる．左室は球形となり，駆出率が低下する．臨床的にはうっ血性心不全をくり返し，重症不整脈を発症し，予後が悪い．左室リモデリング最大の予防法は冠動脈再灌流の成功である．本例は急性期に再灌流を受けたものの心筋の生存が保たれず，リモデリングが生じたものである．

ポイント
心筋生存性の悪い大きな心筋梗塞が生じた場合，左室リモデリングに至ることが多い．リモデリングは左室の形態と機能の異常である．Gated SPECTでは，心筋血流イメージと壁運動解析から，その解離が視覚的に確認され，左室形態の把握とともに，左室リモデリングが判定できる．

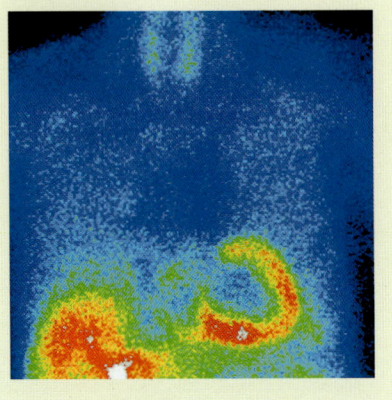

図1　安静planar正面像

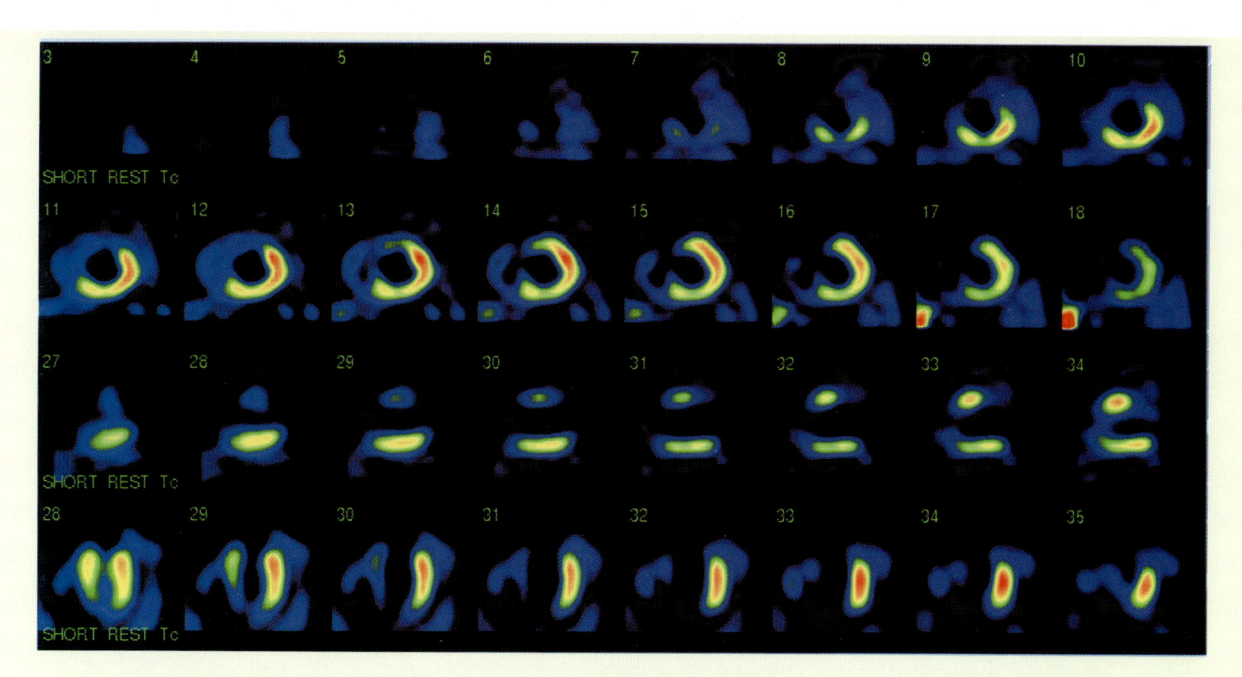

図2　安静SPECT像

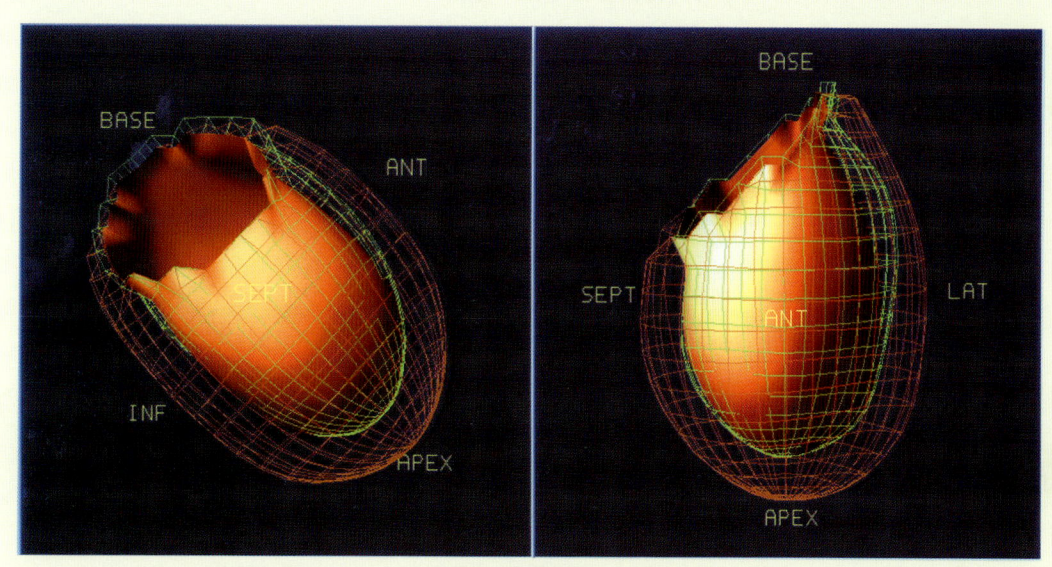

図3　左室機能イメージ

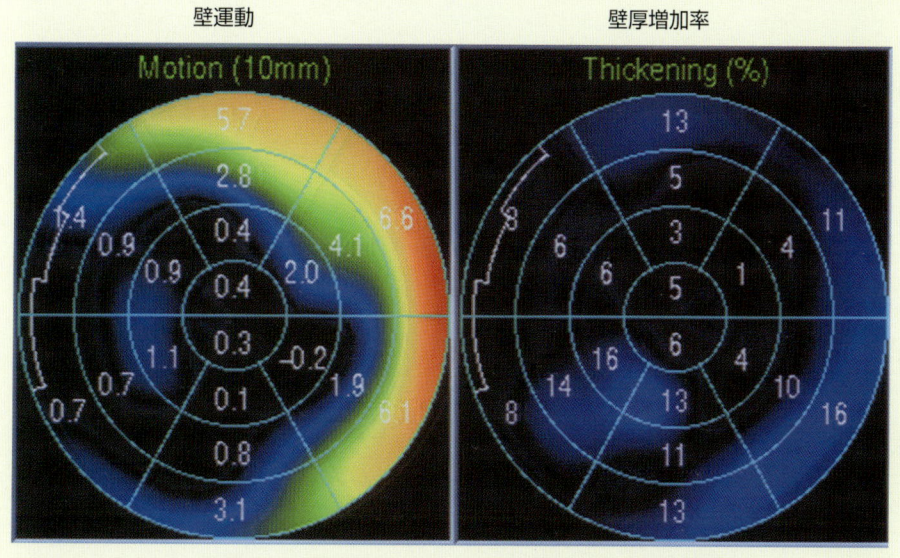

壁運動　　　　　　　　壁厚増加率

図4　左室壁運動（左）および壁厚増加率の極座標表示

3．陳旧性心筋梗塞　171

●参考文献●

1) 横山光宏, 杉下靖郎, 他：慢性虚血性心疾患の診断と病態評価のための検査法の選択基準に関するガイドライン. Jap Circ J;Suppl V;1285-1387, 2000.
2) Braunwald E, Pfeffer MA. Ventricular enlargement and remodeling following acute myocardial infarction: mechanisms and management. Am J Cardiol 68: 1D-6D, 1991
3) Sharpe N. Ventricular remodeling following myocardial infarction. Am J Cardiol 70: 20C-26C, 1992
4) TIMI Study Group. The Thrombolysis in Myocardial Infarction (TIMI) trial. Phase I findings. N Engl J Med 312 : 932-6, 1985
5) Schwarz ER, Reffelmann T, et al. Clinical effects of ischemic preconditioning. Curr Opin Cardiol 14:340-8, 1999
6) Yamagishi H, Akioka K, et al. Effects of preinfarction angina on myocardial injury in patients with acute myocardial infarction: a study with resting ^{123}I-BMIPP and ^{201}Tl myocardial SPECT. J Nucl Med 41:830-6, 2000
7) Franken PR, Geeter F, et al. Abnormal free fatty acid uptake in subacute myocardial infarction after coronary thrombolysis: correlation with wall motion and inotropic reserve. J Nucl Med 35: 1758-65, 1994
8) 福崎恒, 稲垣義明, 他. 核医学的手段による心疾患診断のための診断基準委員会報告（1989-91年度）Jp Circ J 56: 1229-1255, 1992
9) Ogawa S, Fujii I, et al. Values of electrocardiography and two-dimensional echocardiography to identify myocardial infarction due to left circumflex and right coronary artery disease. Clin Cardiol 8: 269-75, 1985
10) Joint International Society and Federation of Cardiology/World Health Organization task force on standardization of clinical nomenculture: Nomenculture and criteria for diagnosis of ischemic heart disease. Circulation 59:607-15, 1979
11) Tamaki N, Tadamura E, et al: Decreased uptake of iodinated branched fatty acid analog indicates metabolic alterations in ischemic myocardium. J Nucl Med 36: 1974-80, 1995
12) Tamaki N, Tadamura E, et al: Prognostic value of iodine-123 labelled BMIPP fatty acid analogue imaging in patients with myocardial infarction. Eur J Nucl Med 23: 272-79, 1996
13) Pantely GA, Bristow JD: Ischemic cardiomyopathy. Prog Cardiovasc Dis 27:95-114, 1984
14) Homma S, Kaul S, et al. Correlate of lung/heart ratio of thallium-201 in coronary artery disease. J Nucl Med 28: 1531-35, 1987
15) Kaul S, Finkelstein DM, et al: Superiority of quantitative exercise thallium-201 variables in determining long-term prognosis in ambulatory patients with chest pain: A comparison with cardiac catheterization. J Am Coll Cardiol 12: 25-34, 1988
16) Iskandrian AS, Heo J, et al: Left ventricular dilatation and pulmonary thallium uptake after single-photon emission computer tomography using thallium-201 during adenosine-induced coronary hyperemia. Am J Cardiol 66: 807-11, 1990

4. 虚血性心不全

　近年，慢性心不全の原因疾患として虚血性心疾患の占める割合が増加している．重症冠動脈疾患においては，繰り返し生じる心筋虚血によって心筋障害が進行し，最終的に虚血性心不全の病態を呈する．病初期には狭心症発作が主たる臨床症状であるが，心筋障害の進行とともに狭心症発作は消失し，代わりに心不全症状が主たる臨床症状となる．一方，虚血性心不全患者の一部には，先行する狭心症発作や心筋梗塞の既往を認めない症例も存在する．したがって，臨床的に虚血性心不全と拡張型心筋症との鑑別診断は必ずしも容易ではない．しかし，両疾患の決定的な相違点は，虚血性心不全においてはPTCAあるいは冠動脈バイパス術などの冠血行再建術により，心機能が改善し心不全からの脱却が可能なことである．したがって，虚血性心不全においては，冠血行再建術を前提に障害心筋が壊死心筋かあるいは冬眠心筋(hibernating myocardium)であるかの判定が極めて重要である．その点において，心筋viabilityの評価に優れる核医学検査の有する臨床的価値は高い．

1) 虚血性心不全と心臓交感神経機能障害

　心不全患者においては，心筋不全に対する代償機転として心臓交感神経活性が亢進し，心不全の重症化とともに血漿NE濃度は上昇する[1]．さらに，血漿NE濃度の上昇と心臓死には密接な関係があるとされる[2]．一方，虚血性心疾患においては，心筋虚血によって生じる血圧低下，心不全を改善させる代償機転として交感神経が活性化される．すなわち，α交感神経活性を介して末梢血管抵抗を上昇させて血圧維持を行い，β交感神経活性を介して交感神経終末からNEを放出させ心筋収縮力を高める．しかし，この交感神経活性の持続は，心筋エネルギー要求の増大，心筋細胞に対するCa^{2+}過負荷および不整脈誘発などを招き，逆に心筋虚血を助長させるとともに心筋障害を増悪させる[3]．一般に，心臓交感神経は心筋虚血そのものによる損傷(denervation)を受けやすく，その障害は数カ月以上も持続するとされる．したがって，虚血性心不全の患者においては，denervationが存在すると同時に心不全に対する代償機転として心臓交感神経活性は亢進状態にあると考えられている．

2) 虚血性心不全と^{123}I-MIBG心筋シンチグラフィ

　近年，^{123}I-MIBG心筋シンチグラフィの出現により，心臓交感神経終末におけるNE動態を画像評価することが可能となり，心臓交感神経活性の観点から虚血性心疾患の予後評価が可能となってきた．一般的に，心不全患者においては心臓交感神経のdenervationあるいはUptake-1の障害を反映して^{123}I-MIBGの心臓/上縦隔集積比(H/M)は低下し，さらに交感神経終末でのNEの放出亢進を反映して^{123}I-MIBGの洗い出し率(WR)は亢進するとされる．さらに，これらH/MあるいはWRは，慢性心不全患者の予後評価に極めて鋭敏な指標であることが証明されている[4,5,6]．したがって，今後は慢性心不全患者におけるβ遮断薬あるいはACE阻害薬などの心不全治療薬の効果判定あるいは効果予測に本法は活用されると考えられる．個々の虚血性心疾患（心筋梗塞症例，狭心症例）における^{123}I-MIBG心筋シンチグラフィの読影および臨床的有用性については他項に譲るとして，本項では，虚血性心不全における^{123}I-MIBG心筋シンチグラフィの有する臨床的意義について概説する．

● 参考文献 ●

1) 井上通敏，多田道彦編：心臓と末梢血管の神経調節．メディカルトリビューン，1991
2) Cohn JN, Levine BT, Olivari MT, et al : Plasma norepinephrine as a guide to prognosis in patients with chronic congestive heart failure. N Engl J Med 311,819-823, 1988
3) 堀　正二，佐藤　洋，鎌田武信：心筋障害と交感神経．Cardiac Practice 4(3),283-286 1993
4) Merlet P, Vallette H,Duboi Rande JL, et al: Prognostic value of cardiac MIBG imaging in patients with congestive heart failure. J Nucl Med 33, 471-477, 1992
5) Ohgita H, Shimonagata T, Fukunami M, et al : Prognostic significance of cardiac I-123 metaiodebenzylguanidine imaging for mortality and morbidity in patients with chronic heart failure ; A prospective study. Heart 86 ; 656-660, 2001.
6) Yamada T, Shimonagata T, Fukunami M, et al:Comparison of the prognostic value of cardiac Iodine -123 Metaiodobenzylguanidine imaging and heart rate variability in patients with chronic heart failure. J Am Coll Cardiol 41, 231-238, 2003.

3) 症　　例

症例1：慢性心不全（狭心症例）

病　　歴

66歳，男性．26年前より高血圧あり．平成2年より労作時胸痛を自覚．平成11年にCAG施行され2枝病変(LAD #6；75％, D1；75％, D2；完全閉塞, LCX#12；75％狭窄)と診断され，#6とD1に対しPTCAを施行，それぞれ25％狭窄まで開大される．LVGではSeg2, 3, 7はhypokinesisで，EFは50％であった．以後は明らかな症状はなく内服治療のみ受けていた．しかし，1年前より徐々に労作時呼吸困難などの心不全症状が出現するため入院した．

入院時検査データ

1. 心電図所見

I, aV_L，とII,III,aV_F,V_{2-6}にてＳＴが下降型に低下していたが，異常Ｑ波は認めなかった．

2. CAG所見

LAD #6；50％, D1；50％, D2；完全閉塞, LCX #12；90％, RCA #4PD；完全閉塞, #4PL；90％狭窄と，平成11年に比し#12の狭窄増悪と新たにRCA病変を認めた．

3. 心臓超音波検査

左室拡張末期径は62mm，収縮末期径は51mmであり，左室拡張末期径の増大を認めた．左室壁運動はdiffuse hypokinesisを示し，EFは43％と低下していた．

核医学検査所見

^{201}Tl所見（図1）

心不全症例であるため，負荷はかけずに安静―再分布^{201}Tl心筋SPECTを施行した．下壁に固定性欠損像および前側壁から後側壁にかけて不完全再分布を認め，重症心筋虚血の存在が示唆された．さらに，心不全を反映して早期像，後期像ともに左室内腔は拡大していた．

^{123}I-MIBG心筋シンチグラフィ

図2に，本症例に平成11年に施行されたMIBG所見を示す．

SPECT早期像および後期像ともに，前壁から心尖部，側壁から下壁にかけて広範囲に集積低下を認める．planar正面後期像から算出した心臓/上縦隔比は1.79（正常値；2.7±0.3）と低下を示したが，^{123}I-MIBGの減衰補正を考慮した^{123}I-MIBGのWRは21.8％（正常値；9.6±8.5）であった．

一方，図3に，心不全入院時に施行したMIBG所見を示す．SPECT早期像にて，平成11年同様，前壁から心尖部，側壁から下壁にかけて広範囲に集積低下を認めるが，後期像では心筋全体の集積は低下し心筋をほとんど確認できない．planar正面後期像における心臓/上縦隔比は1.57と悪化し，WRは45.1％と著明に亢進していた．

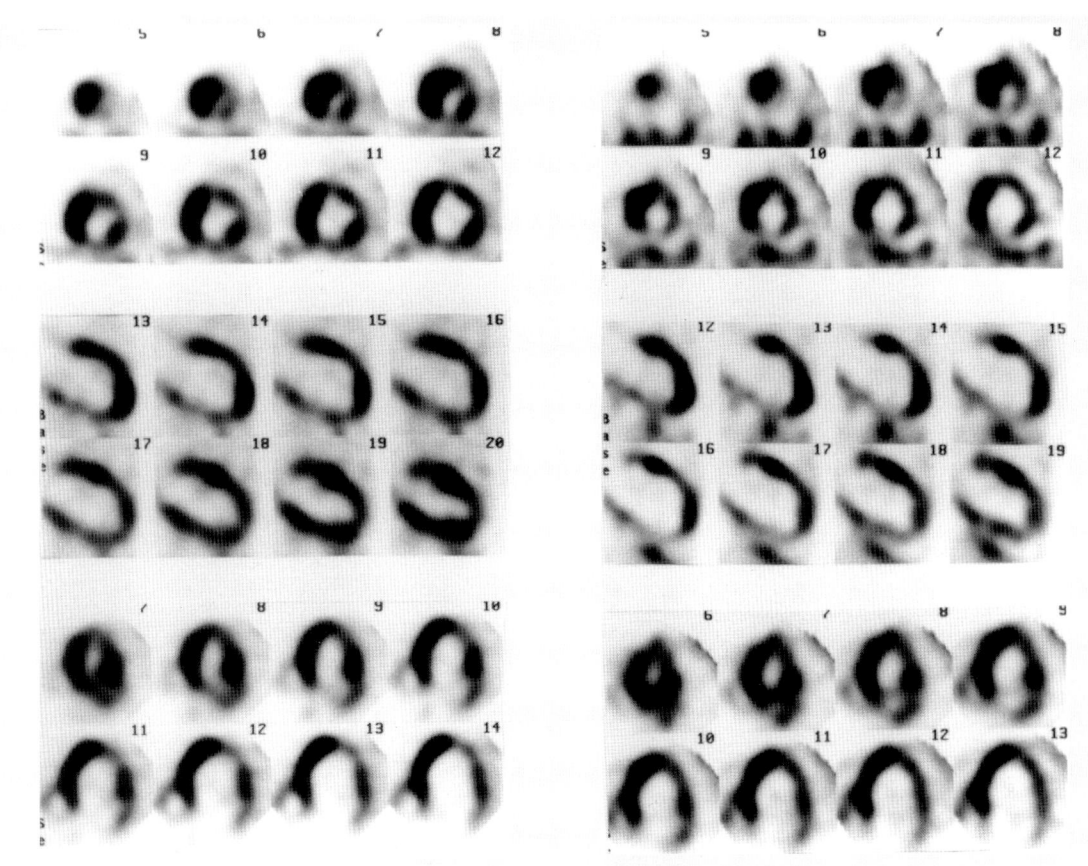

図1 安静—再分布 ²⁰¹Tl 心筋 SPECT 像
左：初期像 右：後期像

A：SPECT 短軸像

C：SPECT 水平断面像

B：SPECT 長軸像

D：planar 正面像

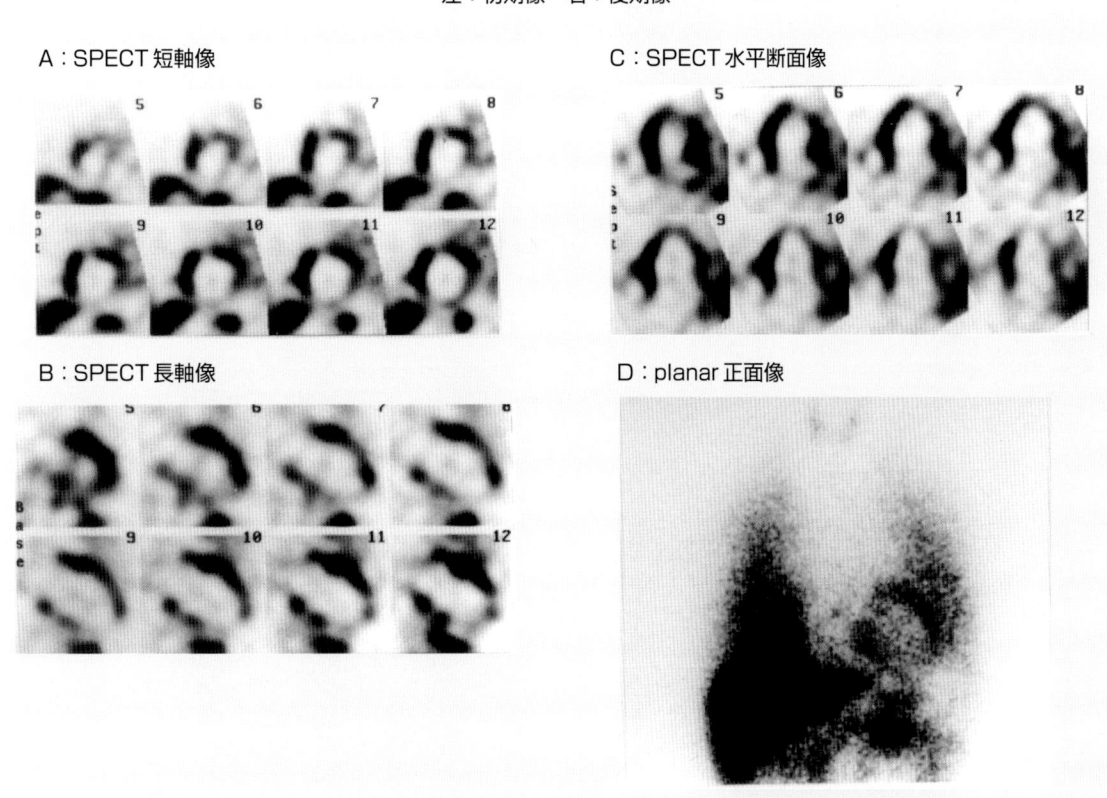

図2-1 平成11年に施行された ¹²³I-MIBG 心筋シンチグラフィ(初期像)

4. 虚血性心不全　175

A : SPECT 短軸像

C : SPECT 水平断面像

B : SPECT 長軸像

D : planar 正面像

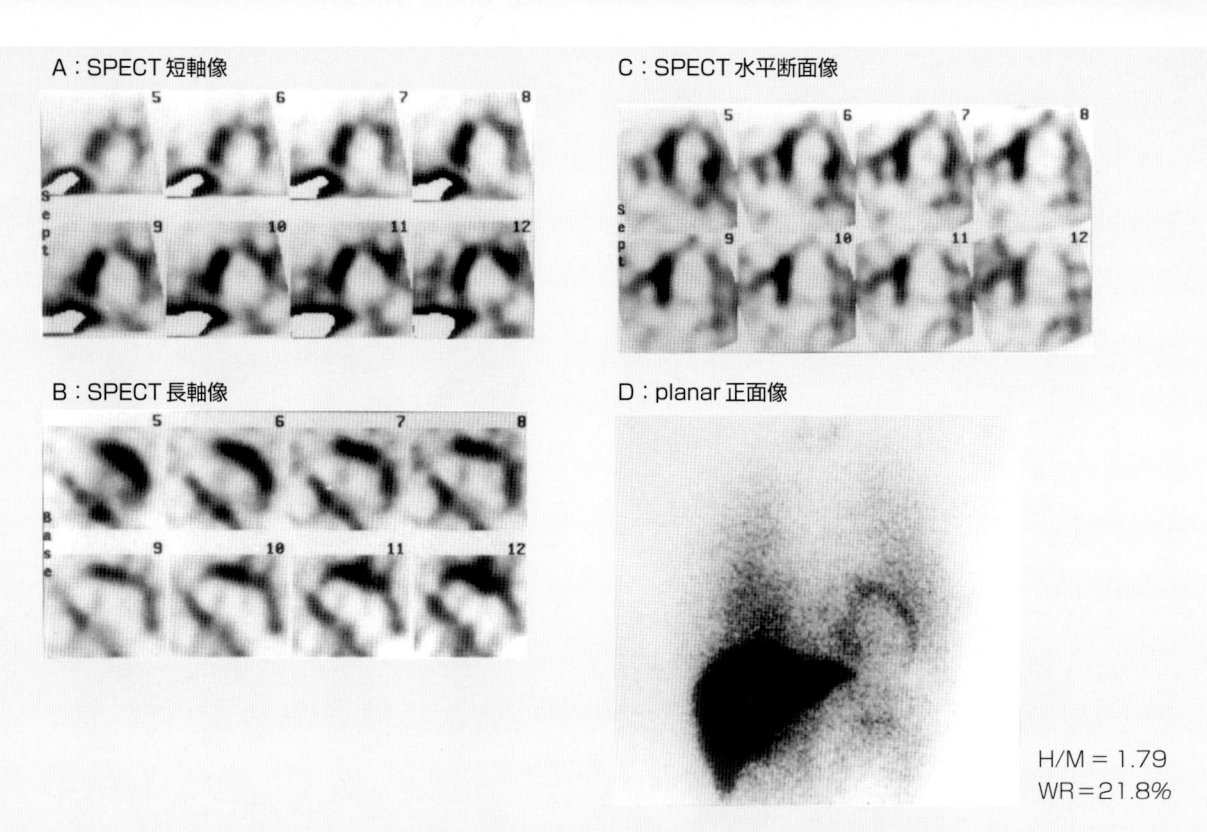

H/M = 1.79
WR = 21.8%

図2-2　平成11年に施行された ^{123}I-MIBG 心筋シンチグラフィ(後期像)

A : SPECT 短軸像

C : SPECT 水平断面像

B : SPECT 長軸像

D : planar 正面像

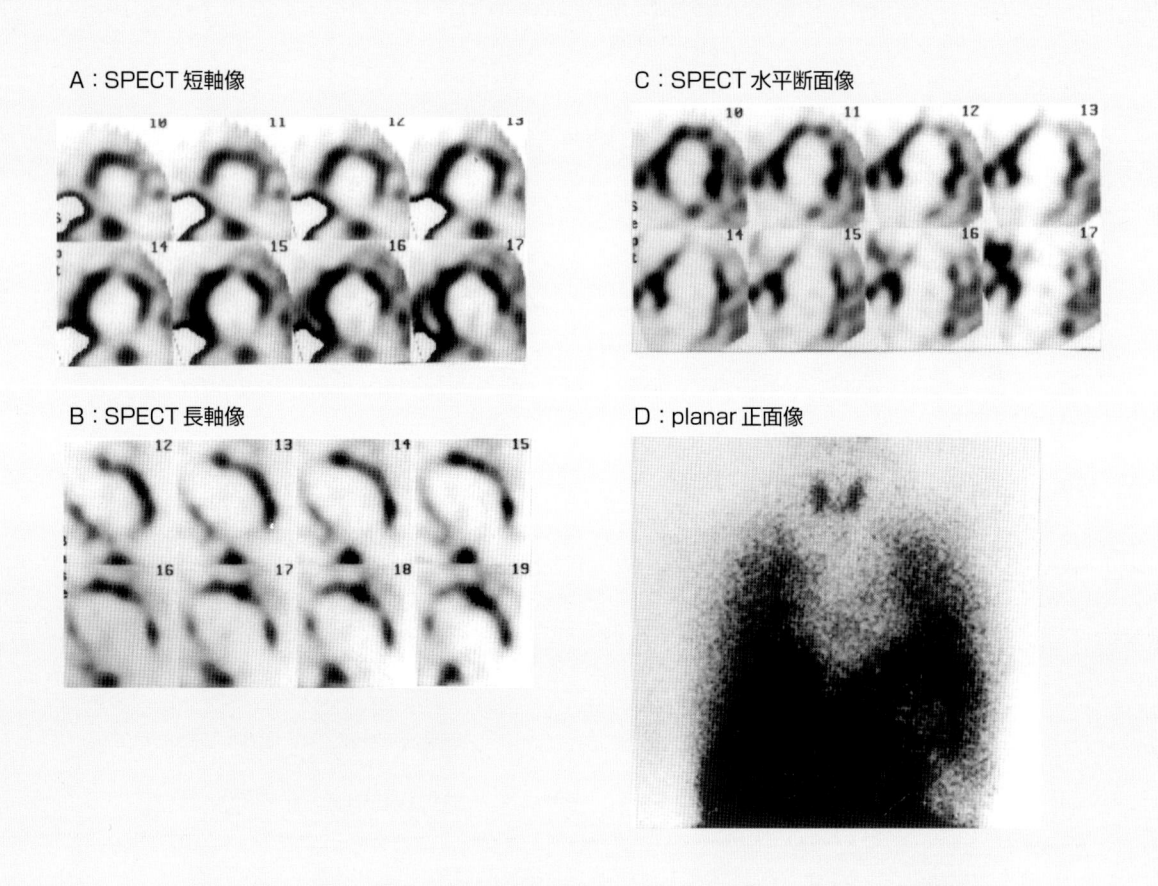

図3-1　入院時（平成13年）に施行された ^{123}I-MIBG 心筋シンチグラフィ(初期像)

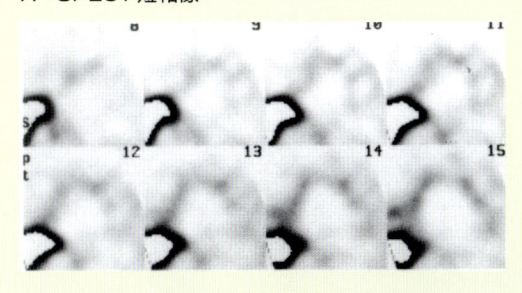

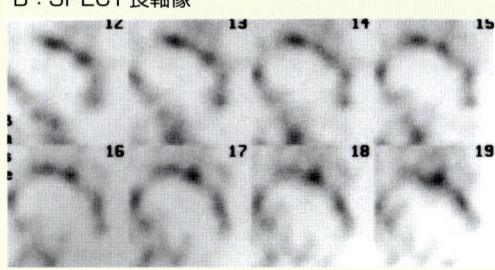

A：SPECT 短軸像
C：SPECT 水平断面像
B：SPECT 長軸像
D：planar 正面像

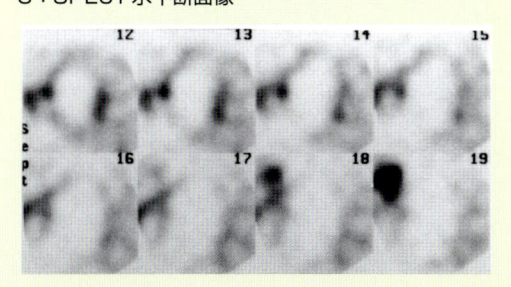

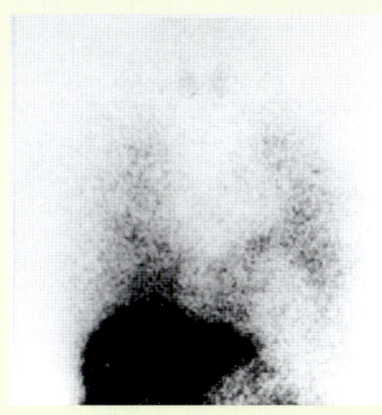

H/M = 1.57
WR = 45.1%

図3-2 入院時（平成13年）に施行された¹²³I-MIBG心筋シンチグラフィ(後期像)

解　説

　　心臓へのNEの神経外集積(Uptake-2)の割合はUptake-1に比し極めて少ないため、早期心臓集積は交感神経終末内のNE顆粒の存在およびUptake-1すなわちNE再吸収の機能を反映する。一方、早期像から後期像への心臓集積の変化は、¹²³I-MIBGの交感神経終末からのクリアランスを反映する。一般に、基礎疾患の種類に関わらず心不全症例においては、交感神経の損傷(denervation)とUptake-1の障害を反映して¹²³I-MIBG集積（心臓/上縦隔集積比）は早期像にて低下する。さらに、心不全においては交感神経終末からのNE放出が亢進するため、早期像から後期像へのNEのクリアランスは早く、¹²³I-MIBGのWRが亢進するとともに後期像の¹²³I-MIBG集積は低下する。さらに、虚血性心不全における¹²³I-MIBG心筋SPECT所見の特徴として、次の点が挙げられる。すなわち、心筋viabilityのない梗塞領域においては、denervationを反映して固定性欠損を認める。一方、虚血領域(denervation but viable)においては、心筋障害の程度に応じた集積低下を早期像で認めるとともに、心筋虚血によるNEの保持障害を反映し、早期像から後期像への洗い出し亢進が認められる。

ポイント

　1. 虚血性心不全においては、心不全の増悪とともに¹²³I-MIBGの心臓/上縦隔比は低下し、¹²³I-MIBGのWRは亢進する。
　2. 虚血性心不全における心筋SPECT像では、梗塞領域にて固定性欠損像を示し、虚血領域においてはNE保持障害を反映して早期像から後期像への洗い出しが亢進する。

症例2：陳旧性心筋梗塞

病　　歴

73歳，男性．19年前より労作時胸痛あり．17年前に急性前壁梗塞を発症し，CAGで重症二枝病変(LAD #6；完全閉塞，LCX #11；完全閉塞)を認め，CABG(SVG→#7,SVG→#12,#14)を施行した．術後の確認造影にて#12と#14へのグラフトはいずれも閉塞していた．以後は明らかな症状はなく内服治療のみ受けていたが，10年前より再度労作時胸痛が出現．1年前からは徐々に労作時呼吸困難が出現し，心不全症状を認めたため入院した．

入院時検査データ

1. 心電図所見
I, aVLに異常Q波およびV$_{1-3}$でQSパターンを認めた．

2. CAG所見
LCX #12, 14へのグラフトは閉塞．LAD #7へのグラフトは吻合部に50%狭窄を認めた．RCAに有意狭窄はなくLADとLCXへの側副血行路を認めた．

3. 心臓超音波検査
左室拡張末期径は62.1mm，収縮末期径は56.2 mmであり，EFは28%であった．左室壁運動はSeg②③⑥はakinesis，Seg④⑤⑦はsevere hypokinesisであり，心尖部に心室瘤を認めた．

核医学的検査所見

急性期の心不全治療が終了し，安定期に入った時点にて核医学検査を施行した．

^{201}Tl所見（図1）
安静─再分布^{201}Tl心筋SPECTを施行した．早期像にて前壁から心尖部にかけて欠損像，さらに側壁に広く集積低下を認めたが，後期像で再分布は明らかではなかった．さらに，心不全を反映し左室内腔は拡大していた．

心プールシンチグラフィ（図2）
心プールイメージでは左室の著明な拡大と心尖部に心室瘤を認め，収縮期に心尖部はdyskinesisを示した．心電図同期法で求めたEFは37.8%であった．

^{123}I-MIBG心筋シンチグラフィ（図3）
planar正面初期像，後期像ともに肺野へのRI集積は増加し，心筋への集積は，早期像，後期像ともに前壁から心尖部さらに下壁にかけて広範囲に欠損像を認める．planar後期像にてH/Mは1.42と低下していた．さらに，^{123}I-MIBGのWRは心不全を反映して39.2%と亢進していた．一方，SPECT早期像では，中隔領域の一部にRI集積を認めるのみであり，他の領域にRI集積は全く認めず後期像でもほぼ同様の欠損像を示した．

解　　説

心筋梗塞患者の予後を悪化させる要因の一つに心室瘤形成が挙げられる．心室瘤はほぼ完全に繊維化した壊死部分と考えられ，収縮期に奇異性運動(dyskinesis)を示して心機能を低下させるほか，心室性頻拍症の発生源となり治療に難渋することが多い．一般的に，心室瘤は左前下行枝の完全閉塞症例で側副血行路に乏しい症例に多く，梗塞範囲が広く低心機能例が多いために慢性期に高頻度に心不全を合併する．本症例における^{123}I-MIBG心筋SPECT像では，中隔の一部を除くほぼ全域で固定性欠損像を認めた．心室瘤を示す心尖部においては，^{123}I-MIBG，^{201}Tlともに固定性欠損像を認めたことから，viabilityがなく除神経された領域と考えられた．一方，側壁から下壁にかけての^{123}I-MIBG欠損領域は，同領域で^{201}Tl集積を認めるため生存心筋を有するも重症心筋虚血によって心臓交感神経が損傷され，NEの保持障害が存在する領域(denervated but viable)と考えられた．ただし，^{123}I-MIBG心筋シンチグラフィにおいては，加齢によって，あるいは糖尿病患者においては冠動脈病変の有無に関わらず下壁に高度集積低下ないしは欠損像を認めることがあるため，同領域における^{123}I-MIBG集積の解釈には注意が必要である．

ポイント

1. 心室瘤を有する陳旧性心筋梗塞は，虚血性心不全の代表例の一つである．
2. 心室瘤の領域は^{201}Tl，^{123}I-MIBGともに固定性欠損像を示し，心筋は壊死しており除神経さ

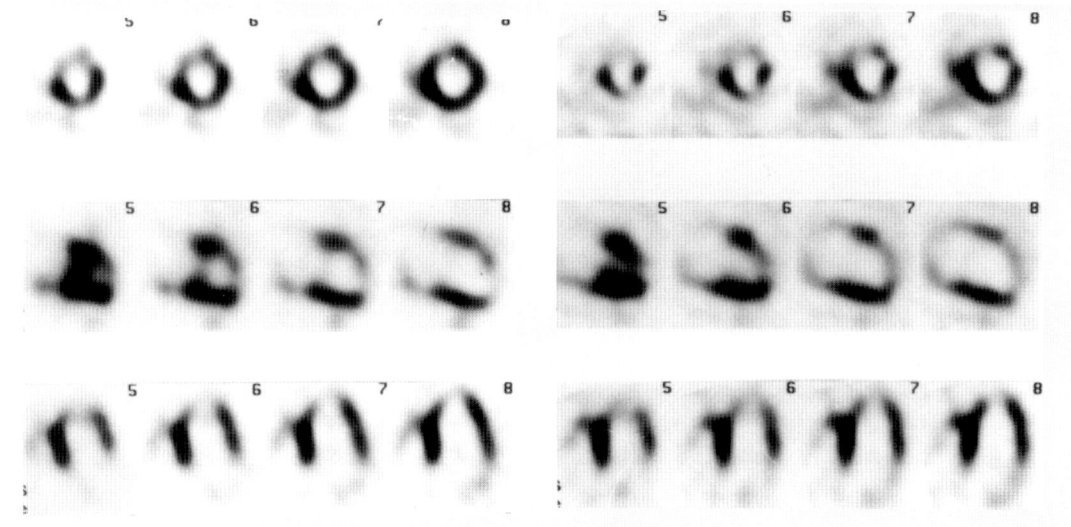

図1　安静―再分布 ²⁰¹Tl 心筋 SPECT
左：初期像，右：後期像

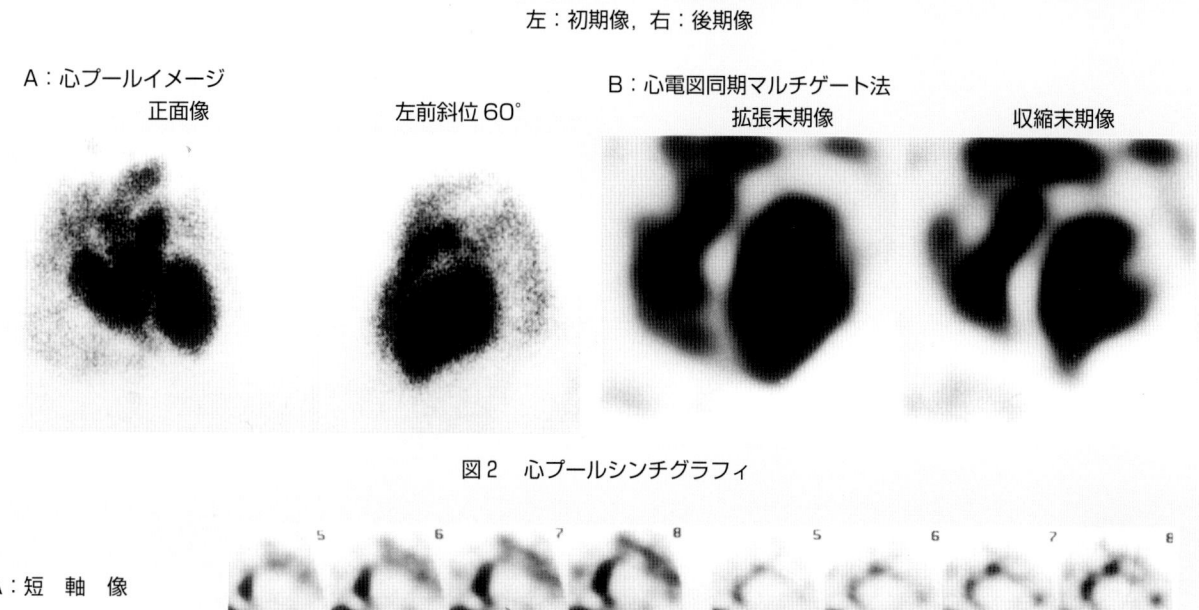

A：心プールイメージ
　　正面像　　　　　左前斜位60°

B：心電図同期マルチゲート法
　　拡張末期像　　　　収縮末期像

図2　心プールシンチグラフィ

A：短軸像

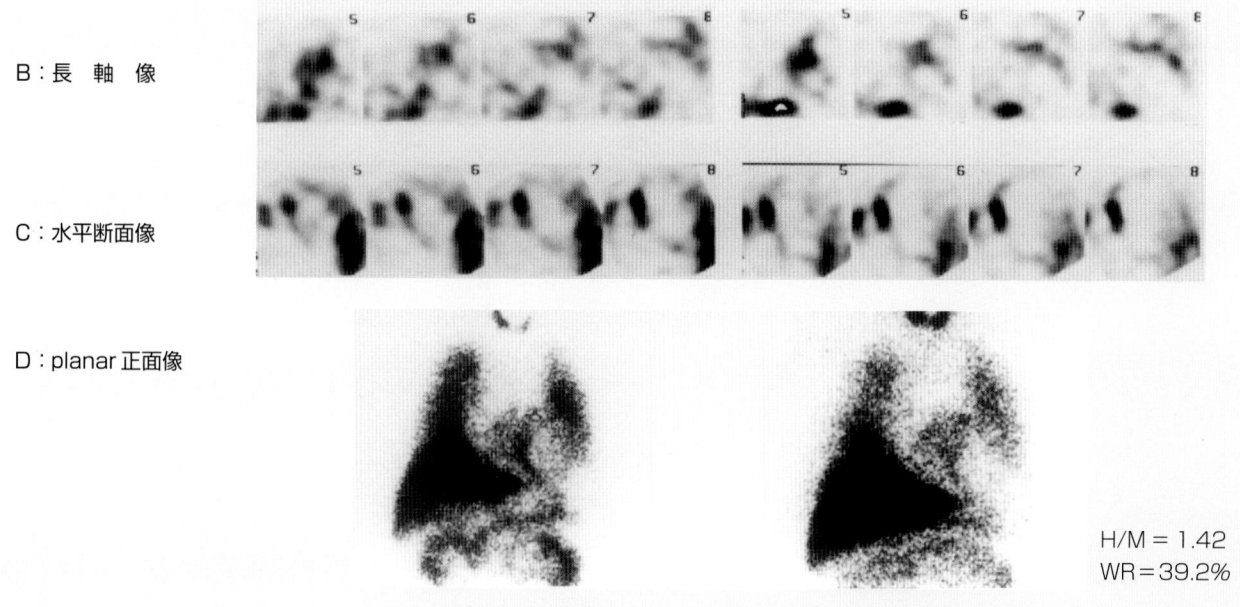

B：長軸像

C：水平断面像

D：planar 正面像

H/M = 1.42
WR = 39.2%

図3　¹²³I-MIBG 心筋シンチグラフィ
左：初期像，右：後期像

4. 虚血性心不全　　179

れた領域と考えられた．

3．重症心筋虚血を有する領域では，^{123}I-MIBGと^{201}Tlの心筋集積は乖離し，^{201}Tlが集積するにも関わらず，早期像，後期像ともに^{123}I-MIBG欠損像を認める．

症例3：陳旧性心筋梗塞，慢性腎不全（維持透析中）

病　　歴

45歳，男性．10年前より高血圧，慢性腎不全（維持透析中）あり．9年前より労作時胸痛があり，8年前に後側壁梗塞発症する．CAGでLCX #11に完全閉塞を認め，PTCAを施行し25%狭窄まで開大する．6年前，前壁梗塞（非貫壁性梗塞）を発症し，CAGで#7の完全閉塞を認め，PTCAを施行し50%狭窄まで開大する．以後，労作時胸痛は認めないが3年前より労作時呼吸困難感を認める．3年前（平成10年）に施行された心プールシンチグラフィでEFは29.5%と低値を示し，^{123}I-MIBG心筋シンチグラフィでは，planar後期像のH/Mは1.9と低値を示したが，WRは2.8%と正常であった．それ以後は心不全の増悪もなく内服治療のみにて経過は順調である．

心電図所見：II, III, aV$_F$およびV$_{5,6}$にて異常Q波を認めた．

心臓超音波検査：左室拡張末期径は74mmと著明に拡大し，収縮末期径は62mmでありEFは38%と低下していた．左室壁運動はSeg①②③⑥はhypokinesis，Seg④⑤⑦はakinesisであり，左房径は49mm，Mr2/4を認めた．

核医学検査所見

^{201}Tl運動負荷心筋SPECT（図1）

早期像にて後側壁に欠損像，前壁中隔に集積低下像を認める．後期像では後側壁に固定性欠損像を認めるとともに前壁中隔の集積は早期像に比し低下し逆再分布現象を認める．さらに，心不全を反映し左室内腔は拡大していた．

心プールシンチグラフィ（図2）

心プールイメージでは左室の著明な拡大を認め，心電図同期法で求めたEFは28.7%であり，3年前と比べ明らかな変化はなかった．

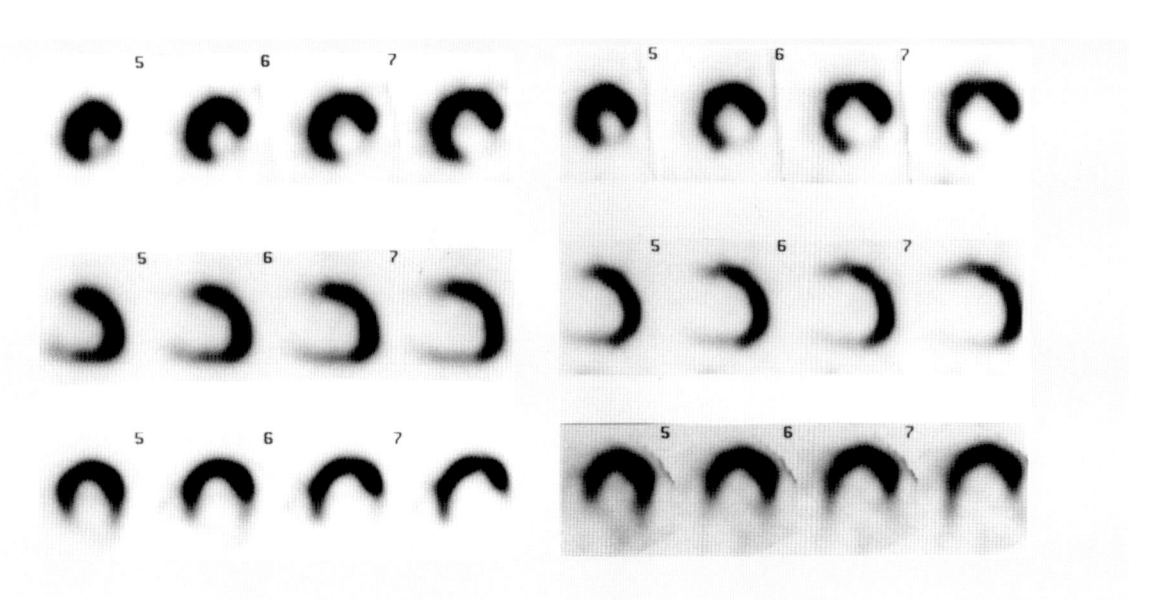

図1　安静—再分布 ^{201}Tl 心筋 SPECT（左：初期像，右：後期像）

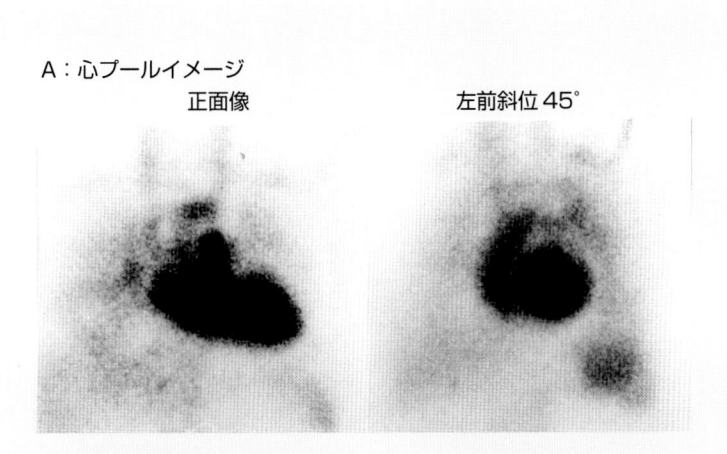

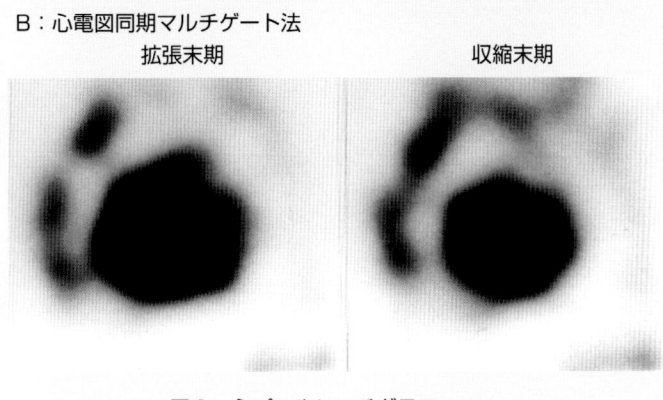

A：心プールイメージ
　　正面像　　　　　　　　　左前斜位45°

B：心電図同期マルチゲート法
　　拡張末期　　　　　　　　収縮末期

図2　心プールシンチグラフィ

4. 虚血性心不全

^{123}I-MIBG心筋シンチグラフィ

　SPECT早期像では，前壁中隔と前壁にRI集積を認めるが，側壁から下壁にかけて広範囲に欠損像を認めた（図3-1）．早期像から後期像にかけての^{123}I-MIBGの洗い出しは緩やかで，後期像でも早期像とほぼ同様の集積像を示した（図3-2）．planar正面後期像にて算出したH/Mは1.8であり，3年前と変化はなかった．さらに，WRは4.3％と3年前同様に正常であった．

解　　説

　本症例は計2度の心筋梗塞の既往を有し，慢性腎不全による左室容量負荷も加わり，著明な左室拡大と高度の心機能低下を認める症例であり，心機能の観点から考えれば本症は予後不良例であることが予想される．しかしながら，本症例はジギタリスと利尿剤の基本的な心不全治療薬のみにて心不全の増悪はなく経過は順調である．本症例が高度心機能低下例であるにも関わらず良好な経過をたどっていることを理解する上のキーポイントは^{123}I-MIBG心筋シンチグラフィの所見にあると考えられる．すなわち，3年前に施行されたSPECT像では心筋viabilityのないと考えられる後側壁では固定性欠損像を示したが，唯一^{123}I-MIBG集積を認める前壁中隔においては，早期像から後期像にかけての洗い出しがほとんどなくplanar像より求めた^{123}I-MIBGのWRは2.8％と正常であった．つまり，本症例においては，低心機能であるにも関わらず心臓交感神経活性の亢進はないと考えられた．さらに，3年後に実施された^{123}I-MIBG心筋シンチグラフィにおいてもWRは4.3％と正常値を示した．このことは，低心機能症例においても心臓交感神経活性の亢進を認めぬ症例の予後は良好であることを示している．したがって，^{123}I-MIBG心筋シンチグラフィは，心不全患者の予後評価において心機能と全く異なった観点からの予後評価に有用であると考えられる．

ポイント

　虚血性心不全において，心機能が低いにも関わらず^{123}I-MIBGのWRが正常であり，心臓交感神経活性の亢進を認めぬ症例の経過は良好である．

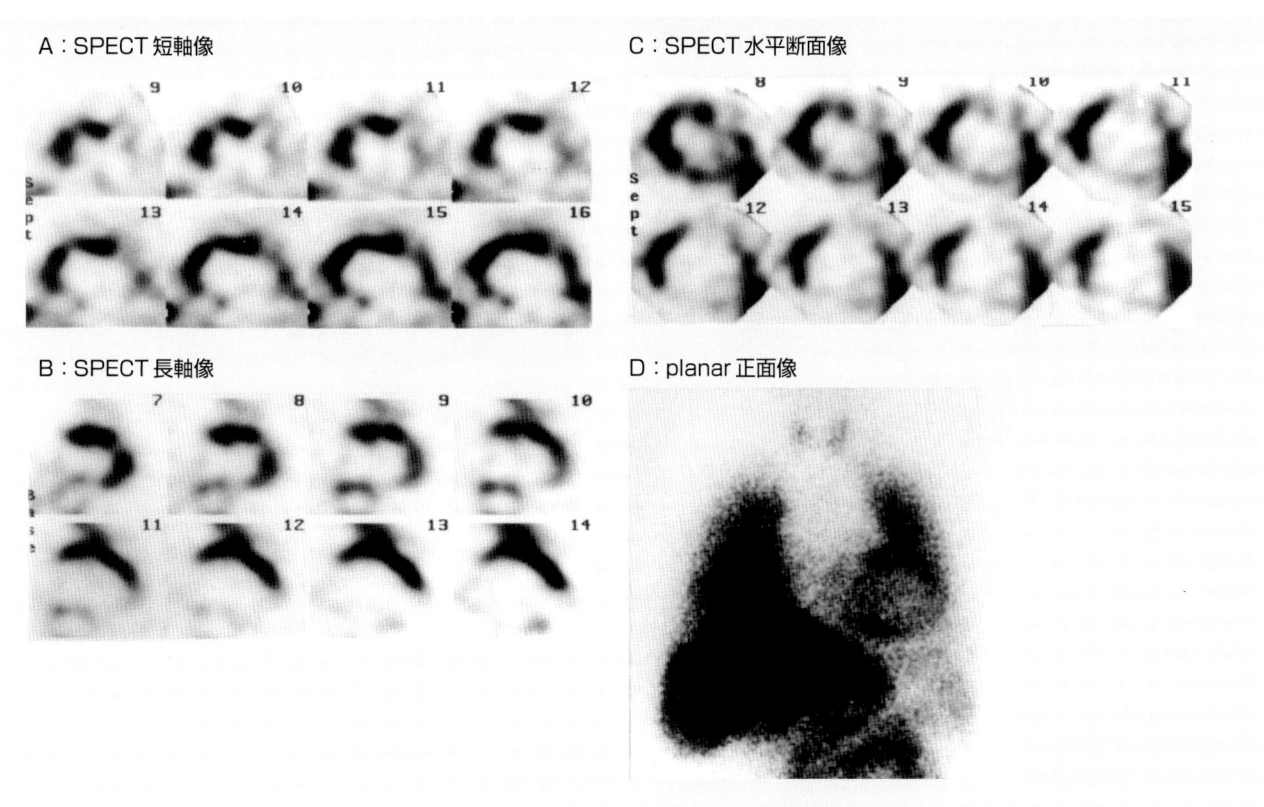

図3-1 ¹²³I-MIBG心筋シンチグラフィ（初期像）

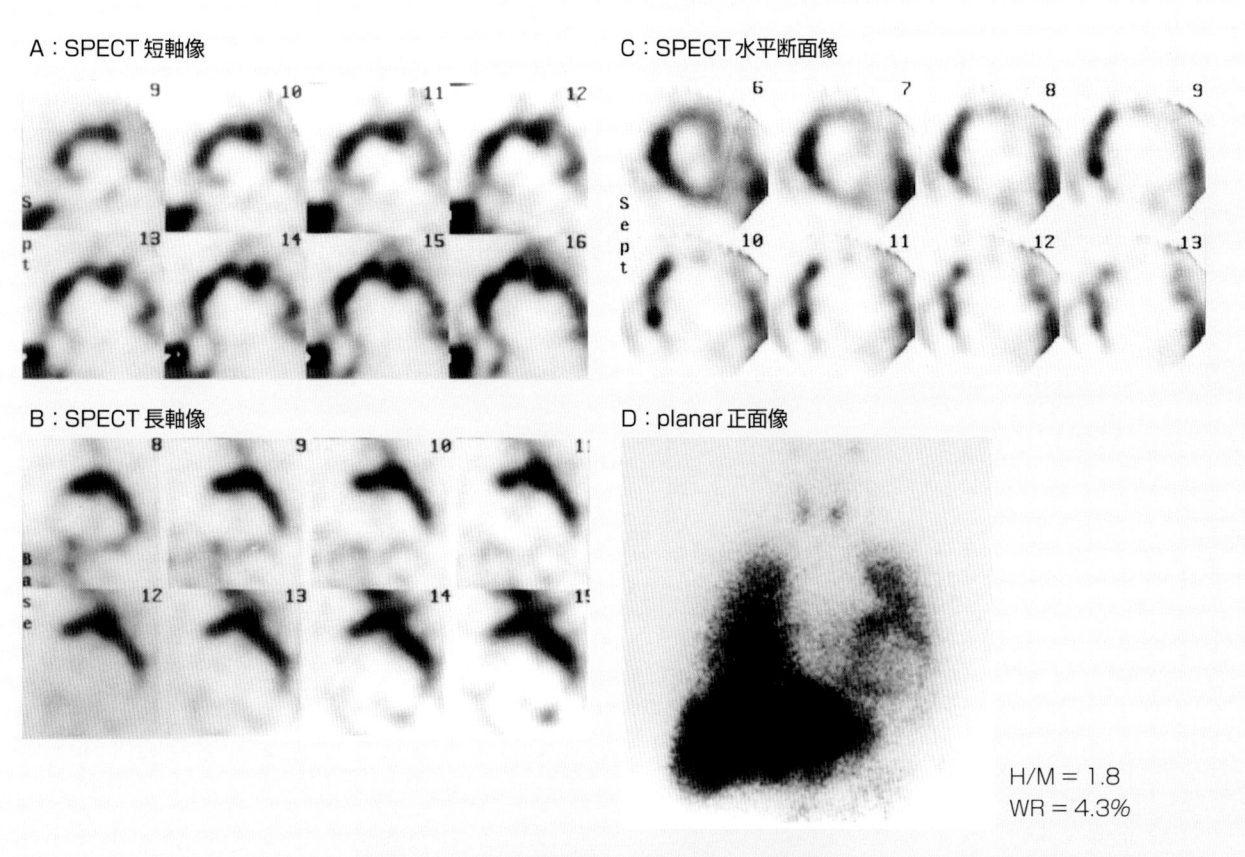

図3-2 ¹²³I-MIBG心筋シンチグラフィ（後期像）

H/M = 1.8
WR = 4.3%

4. 虚血性心不全

症例4：無痛性心筋虚血，PTCA施行例

病　　　歴

　49歳，男性．高脂血症を有するが狭心症発作の既往はなし．平成9年8月，全身倦怠感および労作時呼吸困難感が出現したため近医を受診し，胸部X線写真にて心拡大(CTR；67%)を指摘され入院する．心臓超音波検査にて著明な左室拡大と全周性の壁運動低下を認め，拡張型心筋症が疑われた．心不全治療を行った後，虚血性心疾患の除外目的で運動負荷^{201}Tl心筋スキャンを施行したところ，前壁中隔から心尖部および下後壁に不完全再分布を認めた（図1）．CAGにてLAD＃7に完全閉塞，RCA＃1入口部に75%狭窄が確認され，二期的にPTCA（平成9年8月LAD＃7；100%→25%，平成9年9月にRCA＃1；75%→25%）が施行された（図2）．以後は外来通院となったが，冠動脈再狭窄もなく経過は順調である．

　入院時心電図所見；II, III, aV$_F$, V$_{5,6}$にてST低下を認めたが，異常Q波は認めず．

　入院時心臓超音波検査；左室拡張末期径は73.5mm，収縮末期径は63mmであり，左室壁運動は全周性に低下しEFは36%であった．左房径は50mm，Mr2/4を認めた．

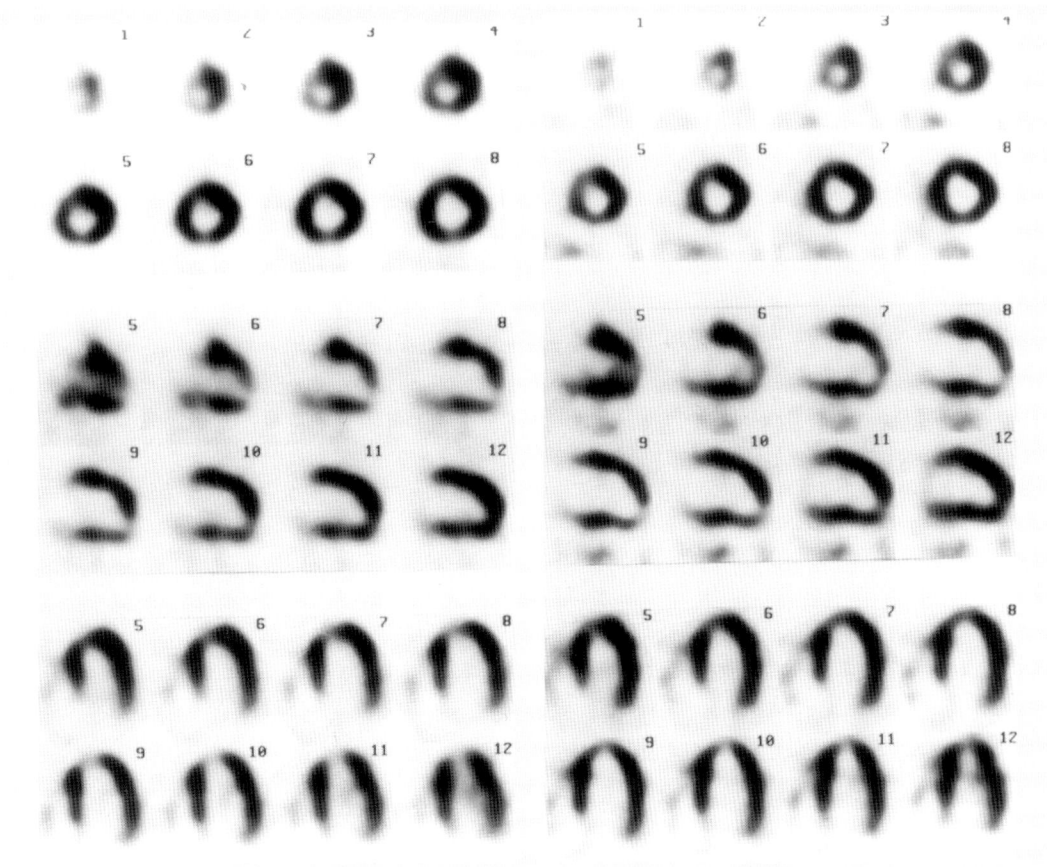

図1 運動負荷 ²⁰¹Tl 心筋 SPECT（左：初期像，右：後期像）

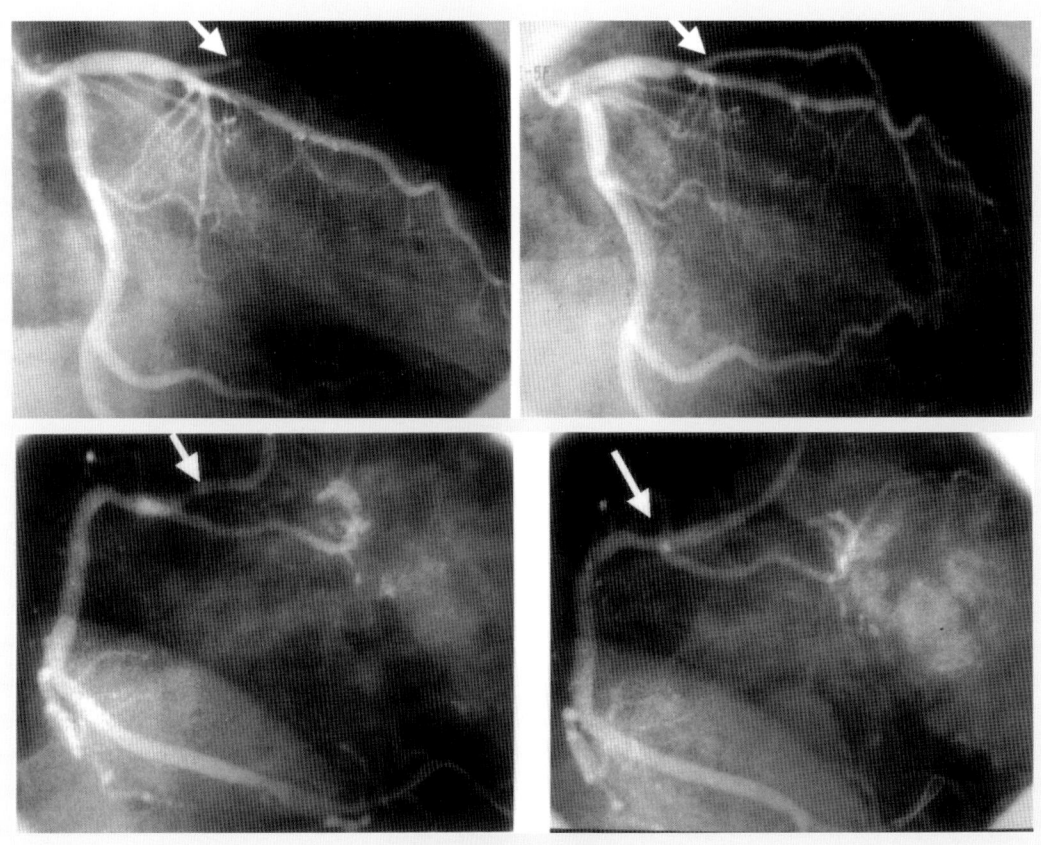

図2 冠動脈造影検査
左：左冠動脈造影，右：右冠動脈造影

4．虚血性心不全

核医学検査所見

1) PTCA前

PTCA施行前の心プールシンチグラフィーにて，心電図同期法で求めたEFは21.2%であった．図3にPTCA施行前の^{123}I-MIBG心筋planar像を示す．早期像と後期像のいずれにおいても心臓へのRI集積はほとんど認めない．planar後期像でのH/Mは1.25と低下し，WRは43%と亢進していた．

2) PTCA 1年後

PTCA 1年後に施行した心プールシンチグラフィにてEFは40%と改善を示した．図4に同時期に施行した^{123}I-MIBG心筋シンチグラフィを示す．PTCA施行前と異なり，planar早期像，後期像ともに前壁と側壁にRI集積を認める．planar後期像でのH/Mは1.85と上昇し，WRは23.3%まで改善した．さらにPTCA 3年後には心プールシンチグラフィにてEFは53%まで改善するとともに，^{123}I-MIBG心筋シンチグラフィにてplanar後期像のH/Mは2.04，WRは15.0%と著明に改善を示した．

解　説

本症例は無痛性心筋虚血の症例であり，狭心症発作の既往はなく心不全症状を主症状とした．当初，拡張型心筋症が疑われたが運動負荷^{201}Tl心筋シンチグラフィにて冠動脈病変が示唆され，CAGにて二枝病変と診断された．本症例のごとく，病歴や心臓超音波所見のみでは拡張型心筋症との鑑別が困難な虚血性心不全の症例が存在するが，核医学検査は鑑別診断のみならず，障害心筋が冬眠心筋か否かの判定に有用である．虚血性心不全と拡張型心筋症との決定的な相違点は，前者においては冠血行再建術による虚血の解除とともに心機能が回復することである．本症例においても，二期的にPTCAを施行することにより，経時的に左室壁運動とともに心機能は改善した．一方，病初期には，^{123}I-MIBG心筋シンチグラフィにて著明なH/Mの低下とWRの亢進を認め，重症心筋虚血と心不全に起因するNE保持障害と心臓交感神経活性の亢進を示唆する所見と考えられた．しかし，PTCA後，心機能の改善と平行してH/M値とともにWR値は改善を示した．したがって，虚血性心不全においては，障害心筋がviabilityを有する場合には積極的に冠血行再建術を施行すべきであると考えられる．

ポイント

1. 虚血性心不全と拡張型心筋症との鑑別に，運動負荷^{201}Tl心筋シンチグラフィが有用な症例が存在する．
2. 虚血性心不全においては，冠血行再建術により心機能の改善とともに心臓交感神経機能の改善がもたらされる症例が存在する．

H/M = 1.25
WR = 43%

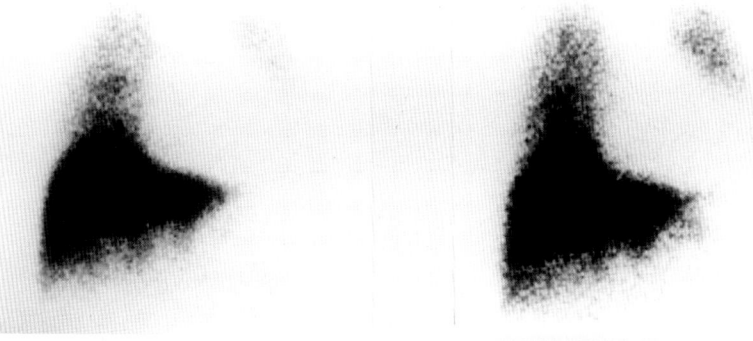

図3　PTCA前の123I-MIBG心筋シンチグラフィ
左：planar 正面初期像, 右：planar 正面後期像

H/M = 1.85
WR = 23.3%

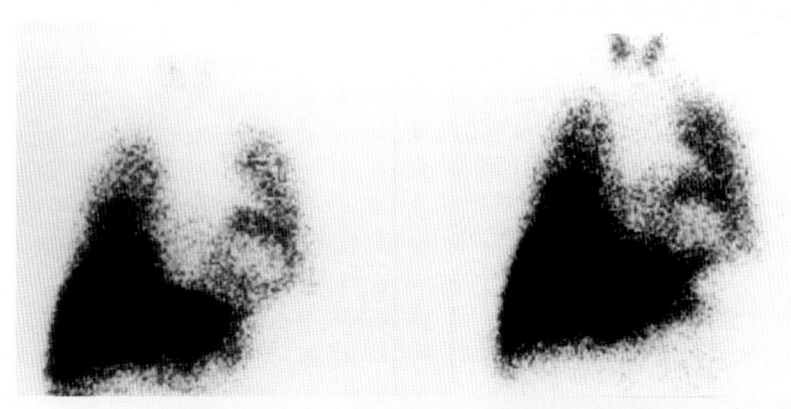

図4　PTCA 1年後の123I-MIBG心筋シンチグラフィ
左：planar 正面初期像, 右：planar 正面後期像

症例5：陳旧性心筋梗塞，αβ遮断薬投与例

病　　歴

　65歳，男性．14年前に下壁梗塞の既往があり近医にて亜硝酸剤と利尿剤およびジギタリス製剤の投与を受けていたが，1年前より労作時呼吸困難感が徐々に増強するため入院する．冠動脈造影検査にてRCA#1, #3およびLAD#6, #8に25%狭窄を認めたのみであった．LVGではSegment④⑤⑦にsevere hypokinesisを認め，EFは48%であった．有意冠動脈狭窄を認めなかったため，心不全に対してカルベジロール(10mg)を2.5mg/dayより投与開始し，2週間ごとに2.5mgずつ増量し最終的に10mg/dayを維持量とした．その後は症状は消失し，経過は順調である．

　入院時心電図所見；II, III, aV_Fに異常Q波を認めた．

核医学検査所見

1) カルベジロール投与前

　図1にカルベジロール投与前の心プールシンチグラフィを示す．心電図同期イメージにて軽度の右室拡大および左室拡大を認め，左室壁運動は下壁から側壁にかけてsevere hypokinesisを認め，EFは40%と低値を示した．図2にPTCA施行前の^{123}I-MIBG心筋シンチグラフィ初期像を示す．下壁に欠損像を認めるとともに前壁にも集積低下を認める．SPECT後期像にては，前壁と側壁における洗い出しが亢進しており，planar後期像にてH/Mは1.75でありWRは35.1%と亢進していた（図3）．

2) カルベジロール投与1年後

　図4にカルベジロール投与1年後に施行した心プールシンチグラフィを示す．PTCA前に比し，側壁の壁運動は改善し，EFは50.3%にまで改善を示した．図5に同時期に施行した^{123}I-MIBG心筋シンチグラフィ初期像，図6に後期像を示す．PTCA施行前と比較し，SPECT早期像，後期像ともに前壁と側壁のRI集積は改善しており，planar後期像にて算出したH/Mは2.17まで上昇し，WRは17.2%と著明な改善を示した．

解　　説

　本症例はαβ遮断薬（カルベジロール）の投与により，心機能が改善し，心不全症状の消失した症例である．1975年，Waagsteinらがうっ血性心筋症に対するβ遮断薬の有効性を発表して以来，慢性心不全に対するβ遮断薬治療はその有効性が実証され，確固たる地位を確立している[1]．近年，β_1受容体遮断による薬理作用とともに，α_1受容体遮断作用に起因すると考えられる血管拡張作用と抗酸化作用とを有するカルベジロールが慢性心不全患者の血行動態の改善ならびに予後改善作用を有することが報告されている[2]．本症例においても，^{123}I-MIBG心筋シンチグラフィによって，カルベジロール投与にて心機能の改善とともに心臓交感神経活性が正常化することが実証された．

ポイント

　虚血性心不全において，αβ遮断薬は心機能の改善ともに心臓交感神経機能の改善をもたらす．

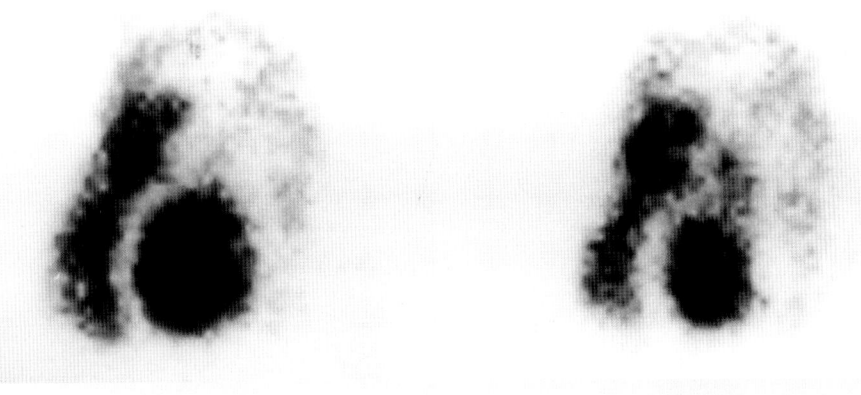

図1 カルベジロール投与前の
心プールシンチグラフィ
心電図同期マルチゲート法
EF = 40%

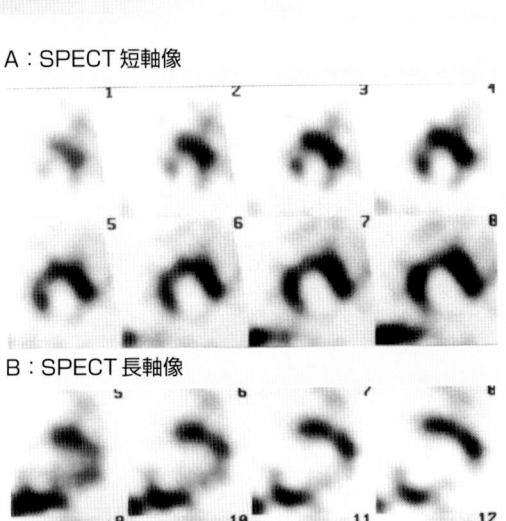

A：SPECT 短軸像

B：SPECT 長軸像

C：SPECT 水平断面像

D：planar 正面像

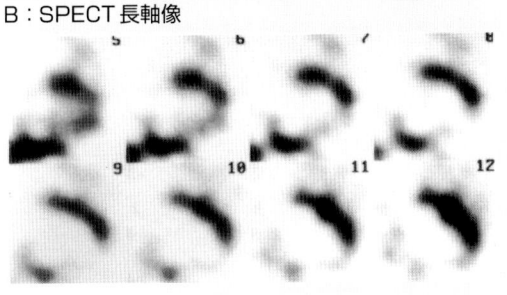

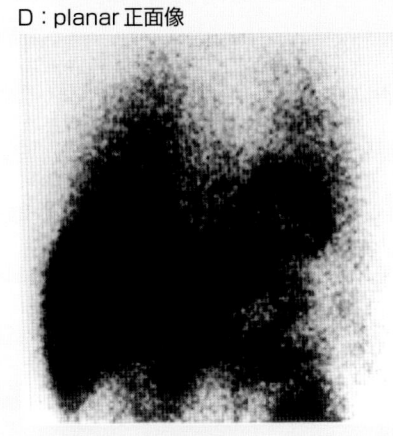

図2 カルベジロール投与前の ^{123}I-MIBG 心筋シンチグラフィ　初期像

A：SPECT 短軸像

B：SPECT 長軸像

C：SPECT 水平断面像

D：planar 正面像

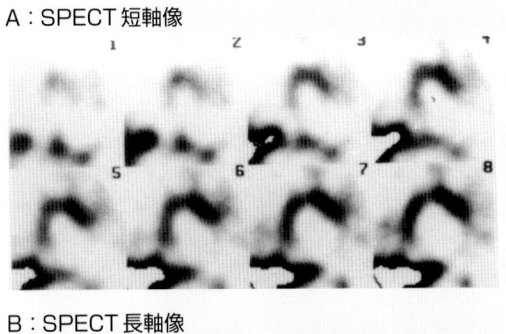

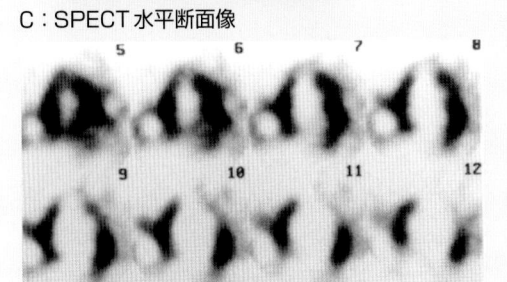

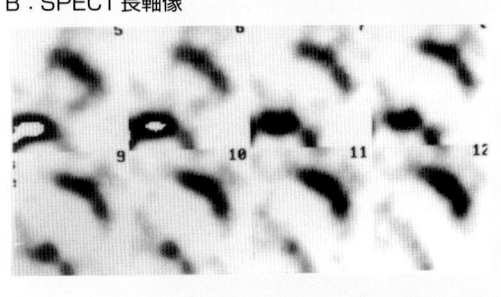

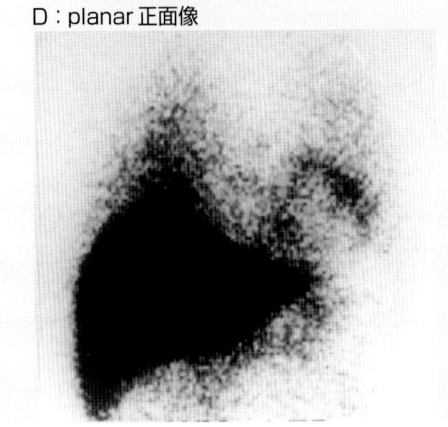

図3 カルベジロール投与前の ^{123}I-MIBG 心筋シンチグラフィ　後期像

H/M = 1.75
WR = 35.1%

4. 虚血性心不全　189

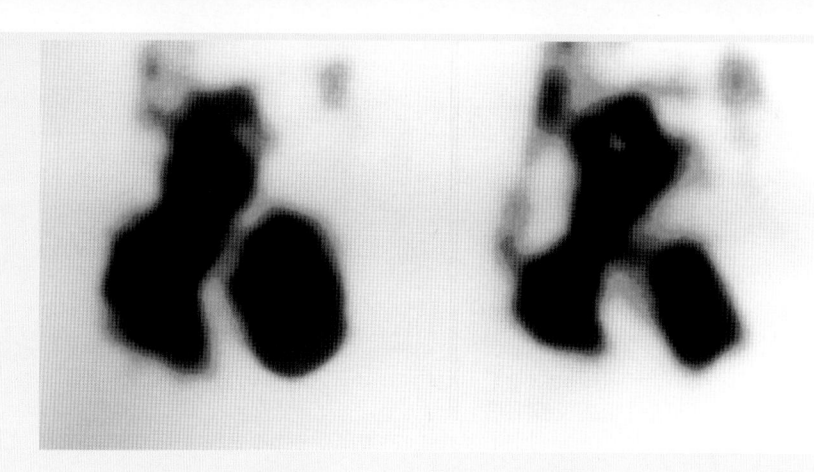

図4 カルベジロール投与1年後の
心プールシンチグラフィ
心電図同期マルチゲート法
EF = 50.3%

A：SPECT 短軸像

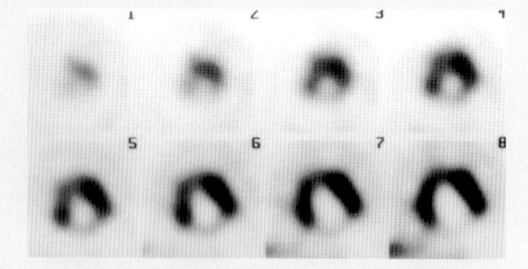

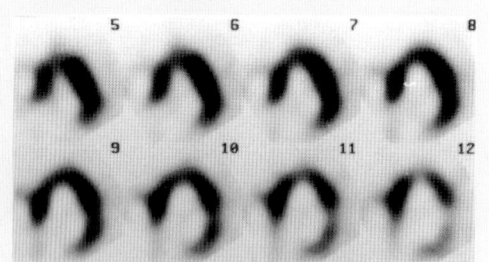

B：SPECT 長軸像

C：SPECT 水平断面像

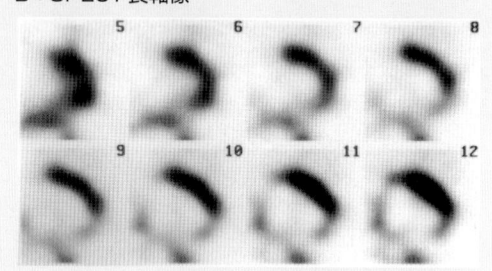

D：planar 正面像

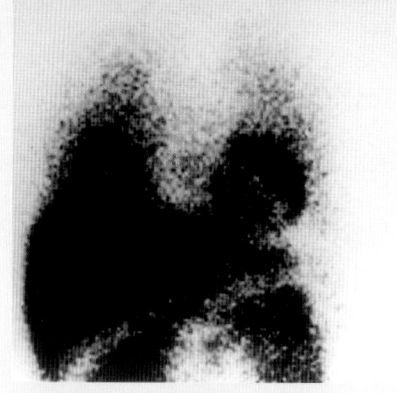

図5 カルベジロール投与1年後の ^{123}I-MIBG 心筋シンチグラフィ（初期像）

A：SPECT 短軸像

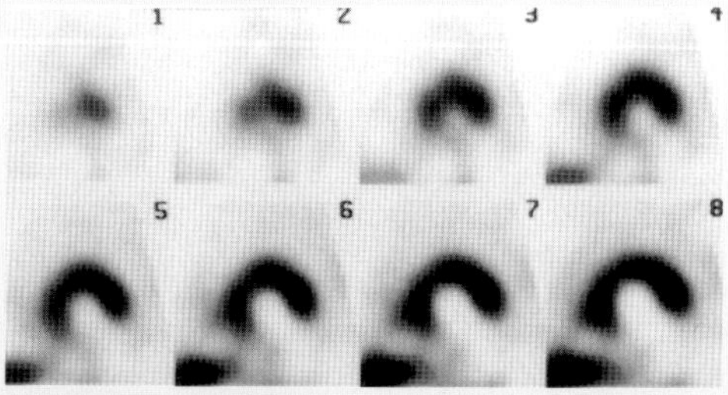

B：SPECT 長軸像

C：SPECT 水平断面像

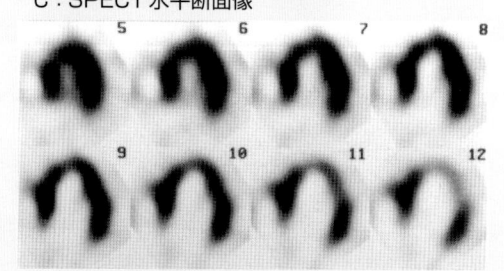

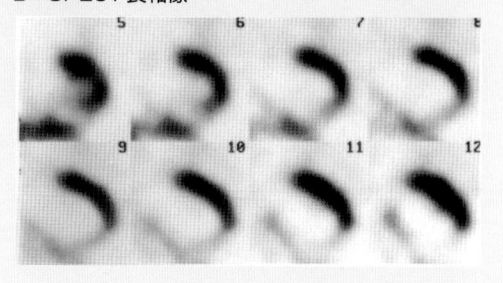

D：planar 正面像

図6 カルベジロール投与1年後の ^{123}I-MIBG 心筋シンチグラフィ（後期像）

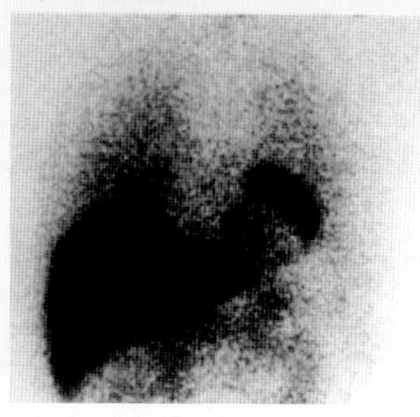

H/M = 2.17
WR = 17.2%

●参考文献●

1) Waagstein F, Hjalmarson A,Varnauskas E, Wallentin I. Effects of chronic beta-adrenergic receptor blockade in congestive cardiomyopathy. Br Heart J 37: 1022-1036, 1975
2) The CAPRICORN Investigators. Effect of carvedilol on outcome after myocardial infarction in patients with left-ventricular dysfunction:the CAPRICORN randomized trial. Lancet 357:1385-1390, 2001

第3章　心筋 viability
核医学による血行再建術の適応

1. ²⁰¹Tl による心筋 viability の評価

1）心筋 viability（生存性）とは

　心筋viability（生存性）とは心筋梗塞や高度の心筋虚血によって心筋収縮力が消失ないし低下していても，なんらかの方法で虚血部の心筋に血流の回復が行われれば心筋が生存できる性質を言う．心筋が瘢痕化していないのに心筋収縮力が低下している状態にはhibernationとstunningがある．

　HibernationはRahimtoolaら[1)2)]により提唱された概念で，慢性の冠血流低下により収縮能が低下し代謝が変化しているが壊死を免れている状態で冠血流の改善により心機能が回復しうる病態である．一方，stunningは強い虚血後血流が回復した後も収縮障害と代謝異常が遷延する病態である．stunningは急性心筋梗塞後や強い狭心症発作後にみられる．本章では血行再建術の適応や効果を術前に評価する核医学的手法につき述べる．したがって，対象となる病態は主としてhibernationであり，目的は血行再建術前にhibernationと瘢痕を鑑別することである．

2）Viability 検出の重要性

　心筋viabilityを検査するのが重要な理由は冠動脈疾患で心機能障害を有する患者において予後に関連するからである．心機能の低下した患者における長期生存率は血行再建術をした患者群で良好である[3)]．血行再建術の適応は自覚症状や冠動脈病変の形態と心機能で決められる．hibernationによる心機能の低下は血行再建術後に改善するので，hibernationの同定は血行再建術の適応判定に重要である．

　血行再建術前に心筋viabilityの同定が必要な冠動脈疾患患者は2種類に分けられる．第1には心筋梗塞の既往を有し局所壁運動障害を示す場合で，第2には多枝冠動脈病変を有しび漫性の左室機能障害を示すいわゆる虚血性心筋症の場合である．これらの患者では血行再建術は心機能を改善させ心不全や予後を改善することが主な目的となる．

3）^{201}Tl による viability 評価の利点

心筋viabilityの評価法としてdobutamine負荷心エコー，核医学的手法，MRIによる壁厚評価や灌流評価等があるが，核医学的手法は血流や代謝を心筋へのトレーサの取り込みによる画像として短時間に得られる点で優れている．PETでの評価は限られた施設しかできず一般臨床では用いられない．SPECTでの評価は心筋血流製剤等の心筋細胞内への取り込みを画像として描出できるので最も有用な方法の一つである．血流製剤である^{201}Tlと^{99m}Tc血流製剤（^{99m}Tc-MIBI，^{99m}Tc-tetrofosmin）にはviabilityを評価するうえで一長一短がある．^{99m}Tc血流製剤は物理学的性状に優れ，心電図同期SPECTに適している．^{201}Tlは物理学的性状には劣るが，多くの利点がある．

第1に心筋細胞内への取り込みはNa-K ATPaseによる能動輸送によるもので[4-6]，hypoxiaやstunning，hibernationで影響をほとんど受けないことから[7,8]，^{201}Tlの心筋取り込み自体がviabilityを反映すること[9]，第2に健常部と虚血部でwashout rateが異なるため再分布現象を有すること[10]，第3にextraction fractionが82〜88%と高く心外集積が早期から低いため安静時でも早期から撮像できることである．

4）^{201}Tl を用いた viability 評価のプロトコール

運動または薬剤負荷^{201}Tl血流イメージングで再分布を認めた場合，その部位が以前心筋梗塞をおこした領域でもviabilityは保持されていると判定できる．Cloningerら[11]は不完全再分布を認めた場合72%でPTCA後改善がみられたと報告している．しかし，Luiら[12]は運動負荷^{201}Tl血流イメージングで再分布のない灌流欠損の場合でもPTCA後改善する領域が少なからず認められることを報告している．心筋viabilityを評価しなければならない問題となる症例は，高度壁運動障害があり，通常の負荷^{201}Tl血流イメージングで再分布のない場合である．^{201}Tlを用いてviability評価を改善する方法には以下の4方法がある．

- ^{201}Tl安静再分布像撮像法[13,14]
- ^{201}Tl再静注法[15,16]
- ^{201}Tl 24時間後再分布像撮像法[17,18]
- 心電図同期SPECTによる心機能評価の併用[19,20]

すでに冠動脈造影にて冠動脈病変が同定されており，さらに心機能評価で高度壁運動障害が認められている場合，viabilityの評価のみが必要とされるので，^{201}Tl安静再分布像撮像が^{201}Tlを用いた究極の方法として有用である．しかし，虚血の有無の診断のため負荷^{201}Tl血流イメージングを施行されている患者が多く，通常の負荷^{201}Tl血流イメージングに追加してviability評価を改善する方法として再静注法と24時間後像撮像法がある．この方法では虚血の診断とviability評価の改善の両方が得られる利点がある．心電図同期SPECTによる心機能評価を併用して灌流欠損部位の局所壁運動解析でviability評価を改善する報告が^{99m}Tc血流製剤ではなされている．^{201}Tl安静再分布像では負荷時の虚血についての情報は得られず，viability評価のみであるので最後に述べる．

5）心電図同期 SPECT による心機能評価の併用

心電図同期SPECT収集でのQGSによる局所心機能解析の併用が灌流欠損部位のviability評価を改善する報告が^{99m}Tc血流製剤ではなされている．Levineら[19]は血行再建術前後のviability評価で安静^{99m}Tc MIBI血流イメージにQGSによる局所心機能解析の併用することで，血流イメージだけでは感度86% 特異度55% 正確度85%であったが，QGSによる局所壁運動の併用で感度95% 特異度55% 正確度91%に改善したと報告している．しかし，灌流が低下していても壁運動が保持されていればviable

と判定しているが，viabilityを評価しなければならない領域は壁運動が保持されていない領域であるので，対象患者をより壁運動障害が高度な症例にすると結果は変わるかもしれない．^{201}TlでQGSによる局所心機能解析をviability評価に併用した報告は未だ見当たらないが，^{201}Tlでは安静時と負荷直後の局所心機能を比較することができる利点があるので今後の検討が期待される．

6）血行再建術後の心機能回復に関与する因子

　血行再建術後の心機能回復に関与する因子として，第1に術前のhibernationの存在と程度および期間[21)-23)]，第2に血行再建が完全にできているかどうか，第3に左室の大きさ，第4に拡張型心筋症合併の有無，第5にstunningの合併の有無と程度，第6に心機能評価の方法と時期があげられる．

　壁運動障害が瘢痕によるものであれば血行再建術後の壁運動の改善は期待できない．Melzin[21)]らはviableな壁運動障害の領域が広いほど，すなわちhibernationの範囲が広いほど術後の機能と予後の改善が大きいことを報告している．Hibernationの範囲が狭く瘢痕の程度が強い場合，則ちviabilityは存在するがその程度が限られる場合，術後安静時の心機能の回復をとらえるのが困難な場合がある．この場合でも負荷時の心機能の改善，則ち心機能予備能の改善としてとらえられることがある．最近hibernationが長く持続すると，心筋細胞変性がおこり[22)]，血行再建後の機能回復が不十分になると報告されている[23)]．Hibernationの期間や心筋細胞変性の評価は困難であり，今後の検討が待たれる．

　血行再建術後に心機能評価をした時点で再閉塞やグラフトの閉塞で血流が回復していない場合，心機能の回復は期待できない．

　術前心機能低下で左室拡大を示していた場合，血行再建にて収縮能が改善すると拡大していた左室が縮小し，壁運動改善とともにEFの改善に寄与する．Viabilityに乏しく瘢痕の範囲が大きく左室拡大が術前著明な場合，Dor手術で瘢痕部を縮小し左室を縮小することで術後EFを改善させることができる．この点からも術式の選択の意味からviability評価は重要である．

　虚血性心筋症でviabilityが残存している場合は血行再建にて収縮能が改善するが，鑑別を要する疾患に拡張型心筋症による心機能低下がある．拡張型心筋症に冠動脈病変が合併している場合の鑑別は困難であるが，負荷で誘発される虚血の有無と灌流欠損の部位，広がりが鑑別点となる[24)25)]．

　血行再建術後の局所心機能の回復はhibernationの場合かなり速やかにおこることが多い．しかし，血行再建術時や術前のstunningの合併によって血行再建術後の回復が遅れる場合がある．Ghodsら[26)]はバイパス手術後の回復は早期（6±4日）より2カ月後（64±24日）の方がよいと報告している．血行再建術直後に心機能回復がみられなかったため，術前のviability評価が過大評価であったとはいえない．血行再建術後の心機能は長期に観察していく必要があり，場合によっては負荷時の心機能評価も有用である．

7）症　例

症例1：通常の負荷^{201}Tlイメージングで不完全再分布を示しPTCAを行った陳旧性心筋梗塞症例

病　歴

64歳，男性　9年前に下壁梗塞の既往がある．陳旧性心筋梗塞，糖尿病，高血圧，腎不全のため4年前から本院外来加療を受けていた．2カ月前から腎不全の増悪とともに労作時の胸痛を自覚するようになり，精査加療目的に入院となった．安静時心電図上II，III，aV$_F$でQ波とT波逆転を認めた．

核医学検査所見(1)

負荷^{201}Tl SPECT（図1-1）

75W，6'30"で呼吸困難のため終了．有意なST変化はなし．心拍数51～94/分，血圧164/72か～192/78mmHg．^{201}Tl SPECTでは負荷時下壁に灌流欠損を認め，遅延像で不完全再分布を認め，梗塞巣にviable muscle残存が示唆されている．

経　過

1週間後に心臓カテーテル検査を行った．冠動脈造影ではRCA#1 100%慢性完全閉塞を認め，LADからfair collateralを認めた．左室造影では壁運動はsegment 4, 5, 7でhypokinesisを認めた．EDVI 85.6ml/m^2，ESVI 47.7ml/m^2，EF 49%であった．その後慢性完全閉塞に対しPOBA+stentを行っている．6カ月後の冠動脈造影では再狭窄は認めていない．左室造影では壁運動はsegment 4, 5, 7でhypokinesisで，EDVI 83.5ml/m^2，ESVI 40.1ml/m^2，EF 52%であった．

核医学検査所見(2)

PTCA前後の負荷^{201}Tl gated SPECTのQGS処理による心機能評価（図1-2）

左がPTCA前，右がPTCA 6カ月後である．赤茶色格子，緑色格子はおのおのの拡張期心外膜面，拡張期心内膜面，黄白色の内腔面はその時相の心内膜面である．おのおのの右に収縮末期を示している．左上段が負荷直後の，左下段が3時間後の遅延像のQGS処理である．3時間後像では下壁で壁運動障害を認め，EF 41%と低下している．負荷直後では下壁はakinesisで下段の3時間後よりも高度な壁運動障害が誘発されているのがわかる．EFは負荷直後32%で3時間後の安静時よりも低くなっている．負荷時の一過性の心機能障害が示された．右はPTCA 6カ月後の評価である．右下段の3時間後の安静時での評価では下壁の壁運動障害は軽度で，PTCA前に比べ改善しているが，EFは42%で有意な改善にはいたっていない．左上段の負荷直後の心機能評価では下壁の壁運動障害はより軽度であり，EFは44%でPTCA前の負荷直後の32%より著明な改善を認めている．

解　説

陳旧性心筋梗塞症で梗塞領域のRCA病変の虚血を合併した典型例である．PTCA前には梗塞領域で不完全再分布が認められ，PTCA後負荷直後のEFは改善をしめした．PTCAの成功により負荷時の虚血による機能障害が解除されたためと考えられる．安静時の心機能評価では局所機能でしか改善が捉えられなかったが，負荷^{201}Tl gated SPECTで負荷直後を評価することでglobal functionの改善がとらえられ，心機能予備能が改善したことがとらえられた．

ポイント

梗塞領域に負荷^{201}Tl SPECTで再分布を認めれば血行再建術にて回復が期待できる．血行再建後，安静時EFで改善が見られなくても，局所機能や負荷直後のEFで改善が捉えられる場合がある．

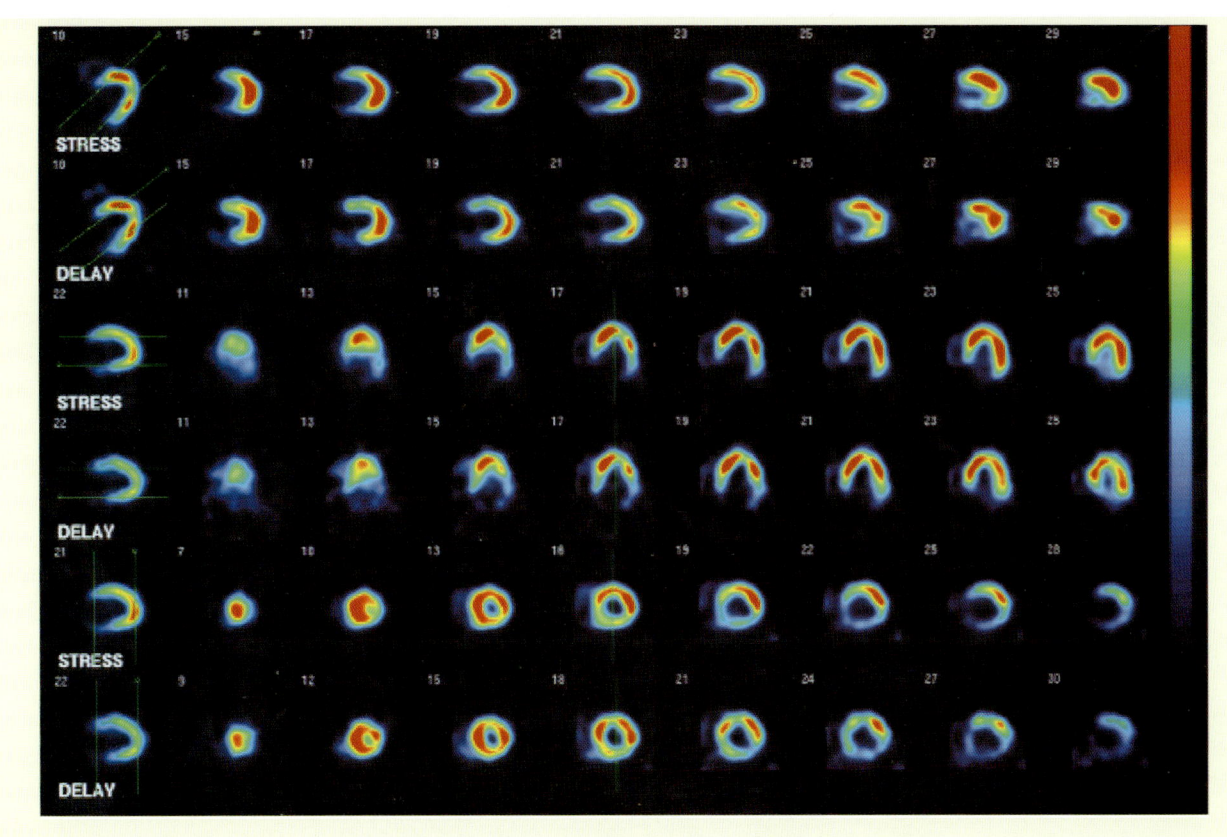

図 1-1 64 歳, 男性. 下壁梗塞 PTCA 前の負荷 ^{201}Tl SPECT

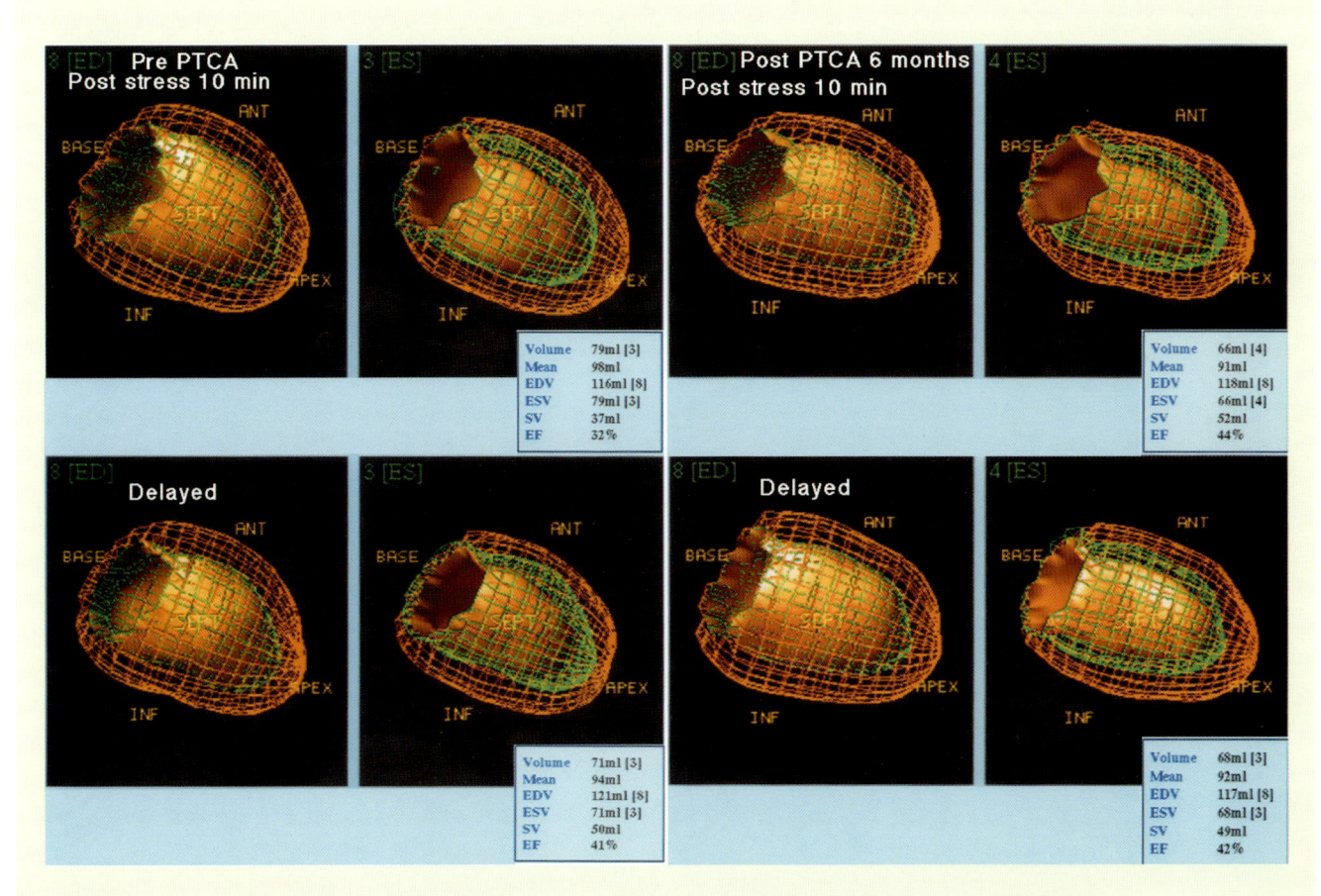

図 1-2 図 1-1 症例の PTCA 前と 6 カ月後の ^{201}Tl 負荷直後と遅延像の QGS による機能評価

1. ^{201}Tl による心筋 viability の評価

症例2：心筋梗塞の既往があり201Tl再静注法により再分布が明らかになった症例

病歴

75歳，男性，7年前に急性心筋梗塞を発症し，この時tPAにてLAD #7 99%TIMI 2°をTIMI 3°にしている．以後，糖尿病と陳旧性心筋梗塞で本院通院加療を受けていた．自覚症状はなかったが，陳旧性心筋梗塞症の精査のため核医学的検査をうけた．安静心電図でV1?V3で異常Q波，V2～V5でT波逆転を認めた．心エコー図では心尖部から前壁，中隔でsevere hypokinesisを示し，LVDd 46mm, Ds 28mm, FS 39%, IVST 10mm, LVPWT 9mmであった．

核医学検査所見

（1）負荷201Tl SPECT re-injection像（図2-1）

75W，7'で胸部圧迫感のため中止．V3～V5でT波正常化．心拍数72～114/分，血圧132/86～166/98 mmHg．負荷201Tl SPECT初期像で心尖部，前壁，中隔で灌流欠損を認め，通常の3時間後の遅延像では再分布は不明瞭である．201Tl再静注1時間後のre-injection像では中隔および心尖部側前壁で再分布が認められる．心尖部の一部を除き再分布が認められ，LAD領域の梗塞巣にviable muscleが残存し，虚血が誘発されたと言える．

（2）Gated SPECTのQGS処理による心機能評価（図2-2）

re-injection像のgated SPECTでの評価を示す．赤茶色格子，緑色格子はおのおの拡張期心外膜面，拡張期心内膜面，黄白色の内腔面はその時相の心内膜面である．右の収縮末期像で心尖部から前壁心尖部側がakinesisを呈しており，LAD領域の灌流低下部位で高度壁運動障害を認めた．EF 41%, EDV 88ml, ESV 52mlであった．

経過

1カ月後に精査のため入院した．心臓カテーテル検査では冠動脈造影でLAD# 6 90%, #7 100%を認め，左室造影上segment 2, 3, 6でsevere hypokinesisを示し，EDVI 58.5ml/m², ESVI 29.8ml/m², EF 49%であった．その後LAD #6 90%に対しDCAを #7 100%に対しPOBAとstent挿入をおこない0%に開大した．

解説

本症例のように梗塞巣がakinesisからsevere hypokinesisの高度壁運動障害を示す場合にviability評価が必要とされる．壁運動がある程度保持されている梗塞巣はviable muscleが残存しているのでviability評価の対象とならない．高度壁運動障害を有する梗塞巣で負荷201Tl血流イメージング上再分布を認めない灌流欠損の場合がviability評価上問題となる．

再分布像撮像後に安静下に201Tlを再静注し撮像すると31～45%で取り込みの改善がみられたと報告されている[27]．Bonowら[16]はEF平均27%の心機能障害患者で，再静注法により201Tl取り込み50%未満の再分布を認めない灌流欠損のうち51%でviabilityの同定ができたと報告している．本症例では201Tl re-injection像にて再分布を認め，viable muscle残存をみるのに有用であった．

再静注法は負荷により誘発された虚血と心筋viabilityの両方を1日で評価できるプロトコールで最も便利な方法である．しかし，再静注法は3～4時間後の再分布像と安静初期像の合成であるため，安静時血流が低下するような高度冠動脈狭窄ないし閉塞の場合はviabilityを過小評価する可能性がある．再静注法の変法として201Tl負荷像撮像後に201Tlを安静下に再静注し3～4時間後に再分布像を撮像する方法がある[28]．一方，24時間後像撮像法は201Tlの追加なしに翌日24時間後にもう一度撮像する方法である．通常の3～4時間後像で再分布を認めない場合でも24時間後像で20～50%に再分布を認め，viability評価が改善されると報告されている[17)18]．ただし，24時間後像ではカウント数が少ないためimage qualityが良くないという欠点がある．

ポイント

高度壁運動障害を有する梗塞巣で負荷201Tl血流イメージング上再分布を認めない灌流欠損の場合，viabilityの判定には再静注法や24時間後像撮像法が負荷201Tl血流イメージングにひきつづきできるので有用である．

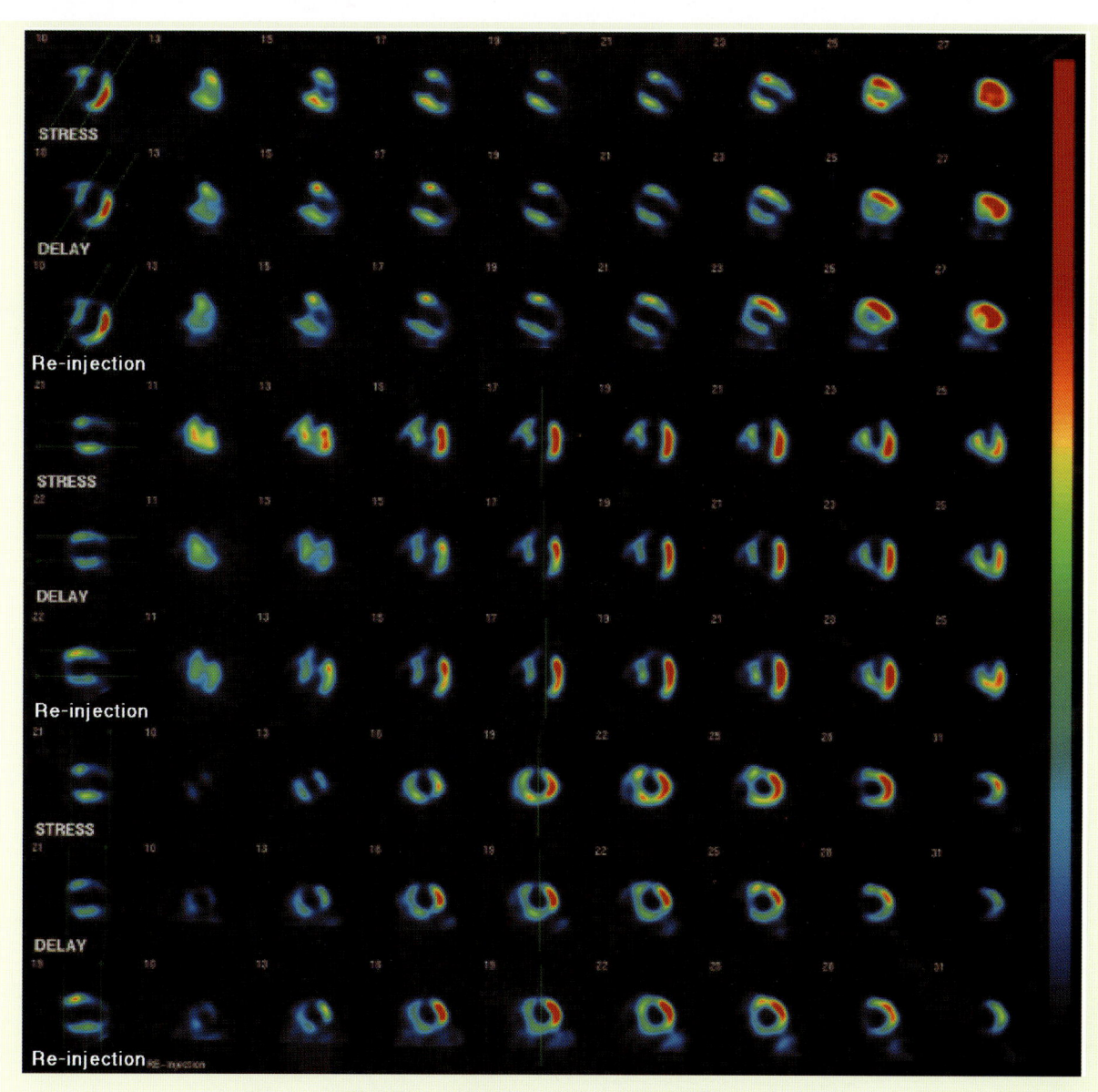

図2-1 75歳，男性．前壁梗塞 負荷^{201}Tl SPECTとre-injection像

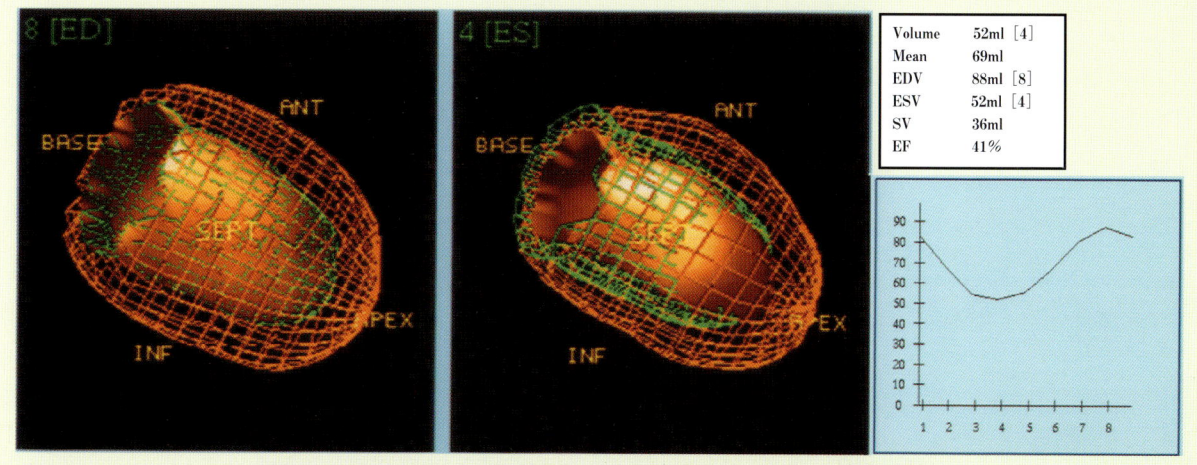

図2-2 図2-1症例の負荷^{201}Tl re-injection像のQGSによる機能評価

1. ^{201}Tlによる心筋viabilityの評価

症例3：^{201}Tl安静再分布像で再分布を認めた陳旧性心筋梗塞の症例

病歴

75歳，男性，6カ月前に急性心筋梗塞を発症し，LAD #7 99%に対しNir stent挿入し0%に開大している．その後胸痛はなかったが，6カ月後の再評価のため入院となった．安静心電図でV1～V3で異常Q波，V2～V5でT波逆転を認めた．

核医学検査所見（1）

^{201}Tl安静再分布 SPECTと負荷^{99m}Tc-tetrofosmin SPECT（図3-1）

75W，6'で下肢疲労感のため中止．ST変化は有意ではなかった．心拍数62～120/分，血圧166/78～206/88 mmHg．負荷^{99m}Tc-tetrofosmin SPECTで心尖部，中隔，前壁のLAD領域の灌流欠損を認めた．^{201}Tl安静初期像では^{99m}Tc-tetrofosmin像とほぼ同様であるが，^{201}Tl安静再分布像で梗塞巣であるLAD領域に不完全再分布を認めた．負荷^{99m}Tc-tetrofosmin像と^{201}Tl安静初期像の比較では梗塞巣の安静時の取り込みの改善は不明瞭であったが，^{201}Tl安静再分布像で再分布が認められ，梗塞巣のviabilityが確認できた．安静再分布SPECTでの梗塞巣の^{201}Tl uptakeは52～64%であった．

経過

1週間後に心臓カテーテル検査をおこなった．冠動脈造影でLAD#7 stent部90%再狭窄を認め，その後LAD#7にcutting balloonでPTCAをおこない，25%に開大している．左室造影ではsegment 2, 3, 6でsevere hypokinesisを認め，EDVI 81.8ml/m^2，ESVI 39.2ml/m^2，EF 52%であった．その後LAD#7 stent部90%再狭窄に対しcutting balloonでPTCAをおこない，0%に開大した．6カ月後の冠動脈造影では#7 25%で再狭窄を認めず，左室造影ではsegment 2, 3, 6でhypokinesisを認め，EDVI 83.2ml/m^2，ESVI 38.0ml/m^2，EF 52%であった．

核医学検査所見（2）

PTCA前後の負荷^{99m}Tc-tetrofosmin SPECTのQGSによる心機能評価（図3-2）

PTCA前後いずれも負荷後1時間にgated SPECT収集しており安静時の評価に近いと言える．赤茶色格子，緑色格子はおのおの拡張期心外膜面，拡張期心内膜面，黄白色の内腔面は収縮末期の心内膜面である．左がRAO，右が心尖部からの短軸である．上段のPTCA前では前壁，心尖部にakinesis～severe hypokinesisを示し，EF 39%と低下していた．下段のPTCA 6カ月後では前壁，心尖部の壁運動は改善しており，EFは44%と改善した．

解説

^{201}Tl再静注法と^{201}Tl 24時間後像撮像法はviability評価において再静注法の方がやや優れていると報告されているが[29]，再静注法では安静時血流低下例での過小評価が，24時間後像ではカウントの低下によるよくないimage qualityが問題となる．Hibernationか瘢痕かを鑑別する^{201}Tl上の究極の方法は安静時に^{201}Tlを静注し，初期像，3～4時間後の再分布像を撮像する方法である．負荷血流イメージングは虚血の検出には必要であるが，重症の心機能障害を有する冠動脈疾患者で心機能障害がhibernationによるものか陳旧性梗塞の瘢痕によるものかを鑑別するには必ずしも必要ではない．Moriら[13]は心筋梗塞の既往のある高度壁運動障害を有する患者において^{201}Tl安静再分布像で，再分布陽性の場合血行再建後79%で心機能が改善するが，再分布陰性の場合でも38%で心機能の改善を認め，改善した領域で改善しなかった領域より^{201}Tl取り込みが良かったと報告している．Rogastaら[14]は左室機能障害の患者において^{201}Tl安静再分布像で，再分布の有無にかかわらず再分布像で軽度の取り込み低下なら約60%で血行再建後心機能が改善したと報告し，^{201}Tl取り込みの重要性を示している．^{201}Tl SPECT上の^{201}Tl取り込み50%以上をviabilityの境界とする報告が多い[30]．^{201}Tl安静再分布像でのviability評価で血行再建後の収縮能の改善をゴールとした場合の成績では，感度は高いものの特異度が低く，viabilityを過大評価する報告が多い[31)-37)]．Paceら[38]は^{201}Tl取り込み率を65%を境界とすると特異度が改善したと報告しており，^{201}Tl取り込み率の境界値の妥当性を検討する必要がある．さらに血行再建後の機能回復にはさまざまな因子が関与しており，心機能評価の時期と方法にも検討の余地がある．

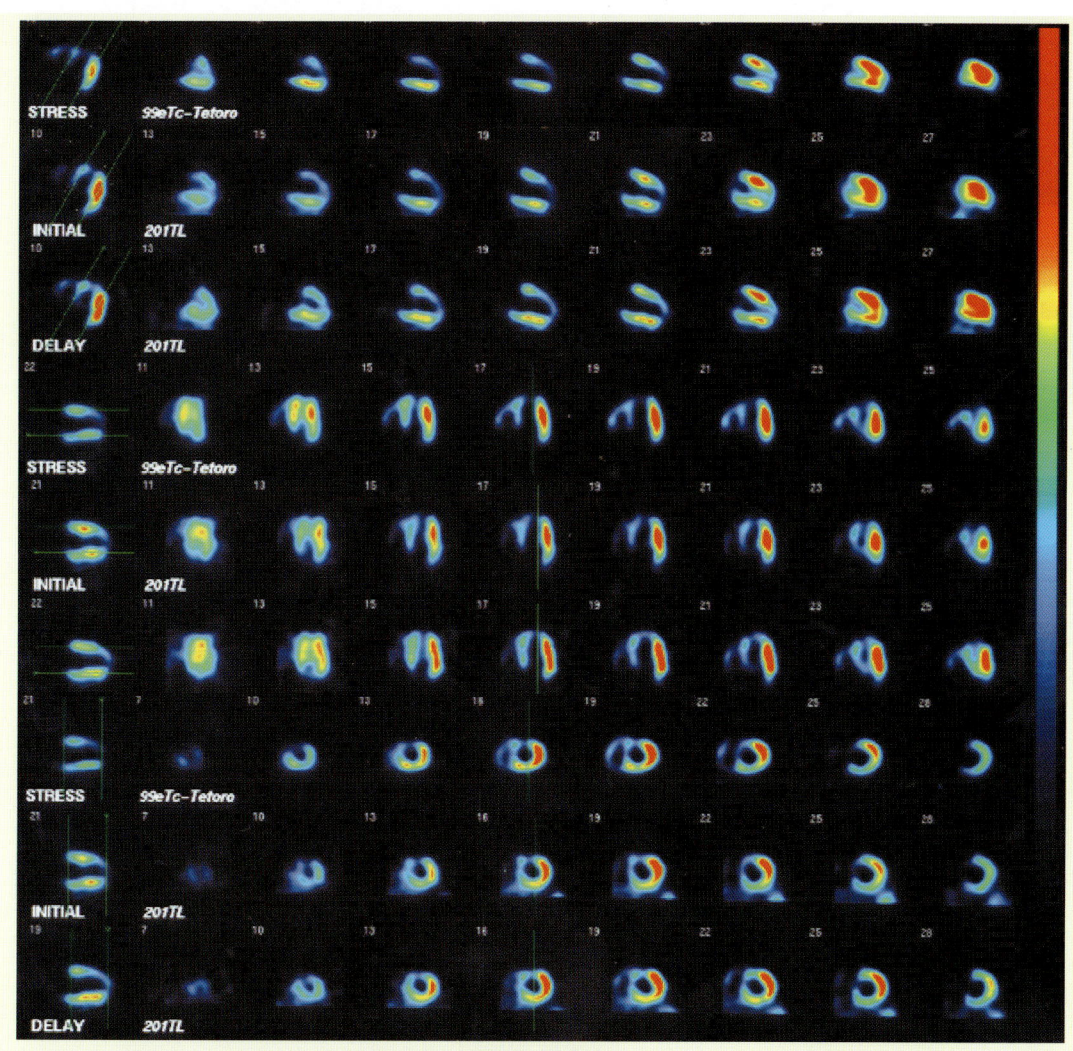

図3-1 75歳，男性．前壁梗塞　負荷^{99m}Tc-tetrofosminと^{201}Tl安静再分布SPECT

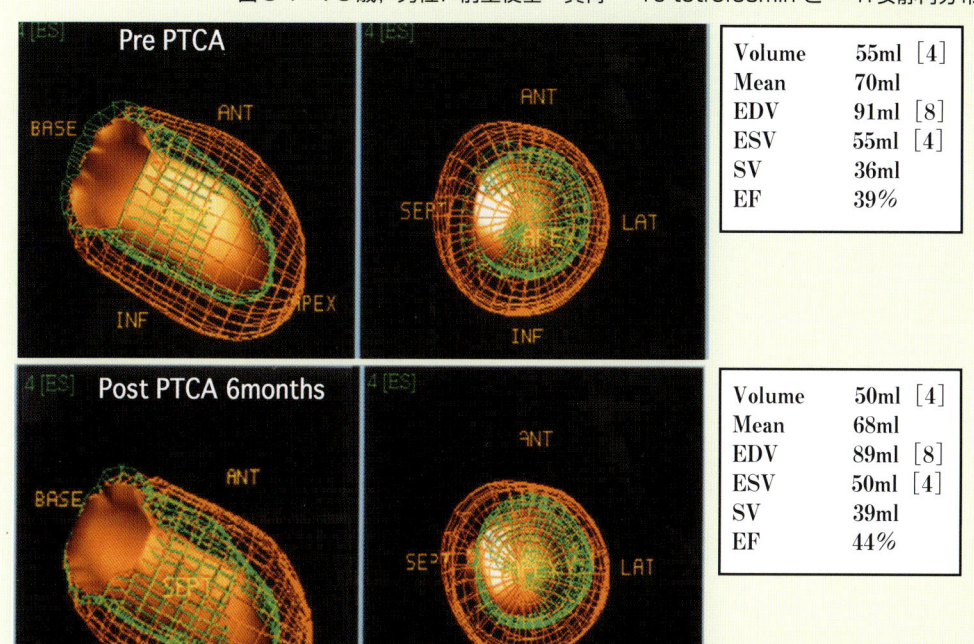

図3-2
図3-1症例のPTCA前後の負荷^{99m}Tc-tetrofosmin SPECTのQGSによる心機能評価

ポイント

梗塞巣のviability評価で^{201}Tl安静再分布像において再分布を認めた場合，血行再建後に機能回復する場合が多い．

症例4：²⁰¹Tl安静再分布像で虚血性心筋症と判定された症例

病　　歴

65歳，男性　高血圧，糖尿病の既往はない．胸痛の自覚はなかったが，2カ月前から労作時呼吸困難を自覚するようになり，徐々に増悪するため本院を受診した．来院時心不全所見を認めたため入院となる．安静時心電図上Q波なく，V_1～V_3でpoor r波を認め，II，III，aVFでT波逆転を認めた．胸部レ線写真ではCTR　57％，肺うっ血を認めた．心エコー図ではLVDd 66mm，Ds 57％，IVST 9 mm，LVPWT 9 mmで左室壁運動はdiffuse hypokinesisを示し，MR 1度であった．拡張型心筋症が疑われ核医学検査をおこなった．

核医学検査所見(1)

²⁰¹Tl安静再分布SPECT（図4-1）

²⁰¹Tl安静初期像にて心尖部，中隔，下壁に灌流低下を認め，安静再分布像にて中隔に再分布を認めている．左室は著明に拡大している．LAD病変とRCA病変による虚血性心筋症が疑われるが，拡張型心筋症も否定できない所見である．LAD領域はわずかに再分布を認め，RCA領域は再分布を認めなかったが，％²⁰¹Tl uptakeは58～66％あり，いずれの領域もviabilityは保持されていると判定した．

経　　過

1週間後に心臓カテーテル検査を行った．冠動脈造影ではLAD#6 75％，#7 90％，RCA#1 100％でRCAへLADから good collateralであった．左室造影ではsegment 1, 4, 7 hypokinesis, segment 2, 3, 6 akinesisでMR 2度であった．EDVI 114.0ml/m²，ESVI 97.8ml/m²，EF 15％であった．その後バイパス手術をLITA-#8, radial artery-#3に行った．2週間後に心臓カテーテル検査を再検した．グラフト造影ではいずれも開存していた．術後の左室造影ではsegment 1, 2, 3, 4, 6, 7 hypokinesisで，EDVI 103.0ml/m²，ESVI 62.9ml/m²，EF 39％であった．

核医学検査所見(2)

術後²⁰¹Tl安静再分布SPECT（図4-2）

術後2週後の²⁰¹Tl安静再分布SPECTを示す．²⁰¹Tl安静初期像にて中隔，下壁の²⁰¹Tl取り込みが改善している．

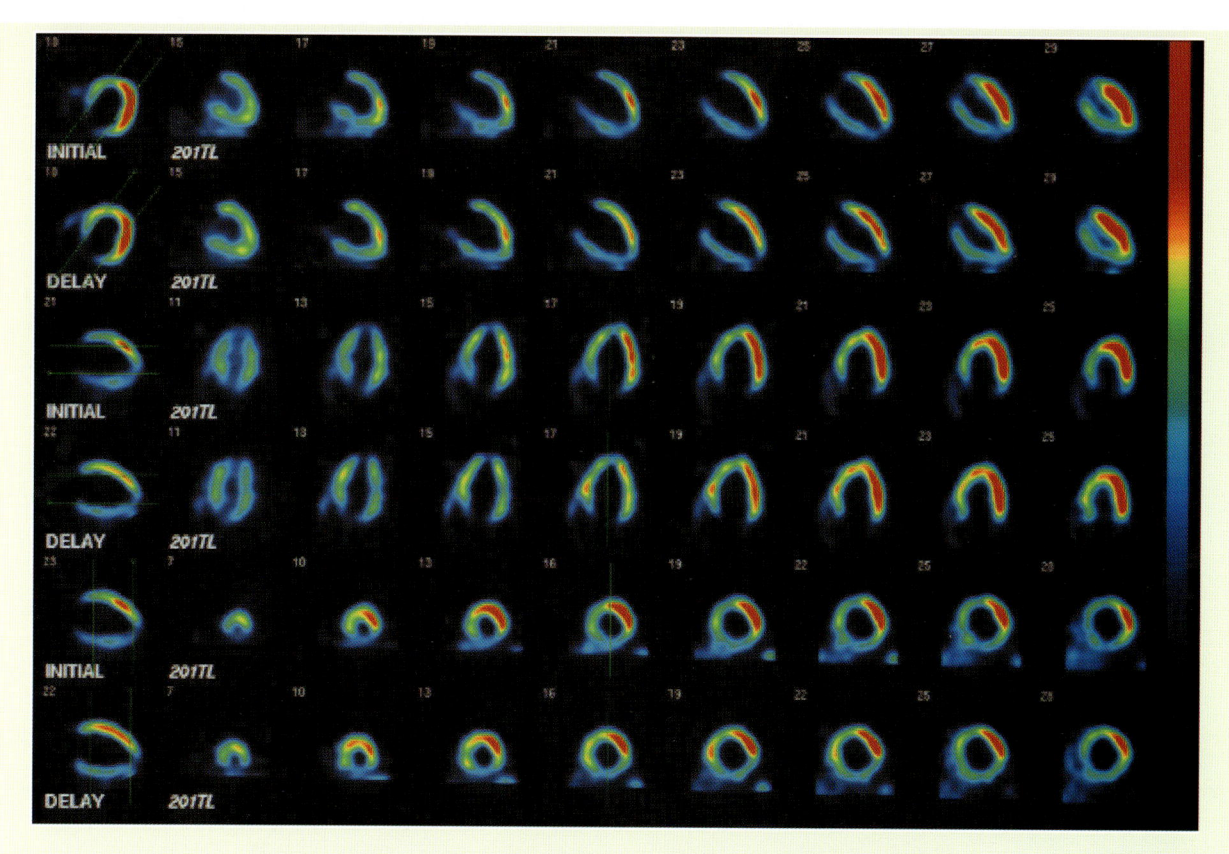

図4-1 65歳, 男性. 虚血性心筋症 CABG前 ²⁰¹Tl 安静再分布 SPECT

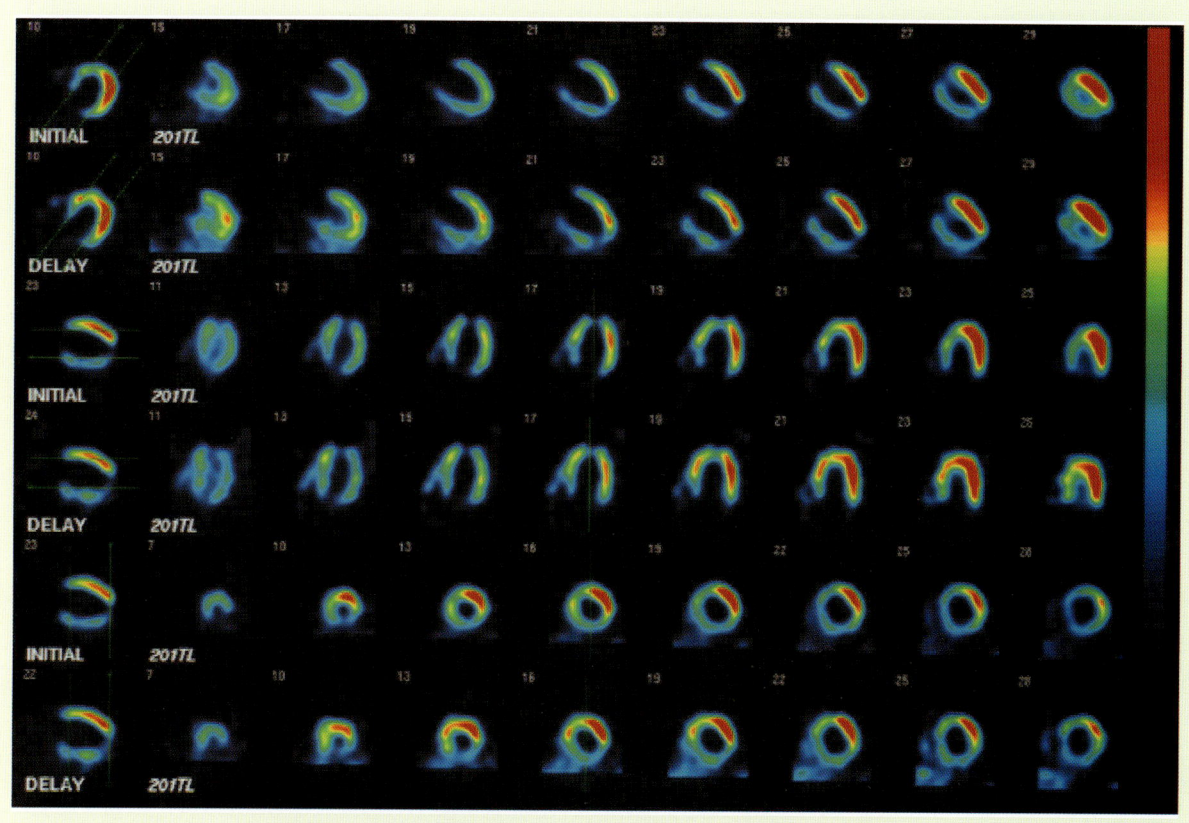

図4-2 図4-1症例のCABG 2週間後の ²⁰¹Tl 安静再分布 SPECT

1. ²⁰¹Tlによる心筋 viability の評価

CABG前後の安静^{99m}Tc-tetrofosmin gated SPECTのQGSによる機能評価（図4-3）

^{201}Tlと同日に行ったCABG前後の安静^{99m}Tc-tetrofosmin gated SPECTのQGSによる心機能評価を示す．赤茶色格子，緑色格子はおのおの拡張期心外膜面，拡張期心内膜面，黄白色の内腔面は収縮末期の心内膜面である．左がRAO，右が心尖部からの短軸である．上段のCABG前では左室はび漫性にsevere hypokinesisでEDV 233ml, ESV 183mlと著明に拡大し，EF 19%と低下していた．下段のCABG 2週後では左のRAOで前壁，下壁いずれも壁運動はなお悪いものの術前に比べ改善している．VolumeはEDV 144ml, ESV 110mlと縮小し，EFは24％に改善した．下段の術後短軸像で収縮期に心臓軸が中隔側にふれているのはおそらく手術にてpericardiumを切開した影響であろう．

解説

　重症の冠動脈疾患で虚血の診断ではなくviabilityの評価だけなら，必ずしも負荷血流イメージは必要ではなく，安静心筋血流イメージと冠動脈造影所見および心機能評価から血行再建術の適否が判定できる場合がある．本症例では心エコー図上拡張型心筋症が疑われたが，^{201}Tl安静再分布SPECT所見から冠動脈疾患を疑い，冠動脈造影をおこなった．高度狭窄をLADとRCAに認め，前壁と下壁ともに^{201}Tl上viabilityを認めたので，LAD領域とRCA領域の広範なhibernationによる心機能障害と考えられた．本例は術前^{201}Tl安静再分布SPECTでRCA領域は再分布を認めなかったが，%^{201}Tl uptakeは50％以上あったので，viabilityは残存していると判定した．術後RCA領域も壁運動は改善し，再分布を認めなくても，%^{201}Tl uptakeを定量評価することがviability判定上重要であった．

　血行再建術後左室壁運動は前壁と下壁ともに改善したが，その程度は軽度にとどまった．その機序として第1に壁運動障害がhibernationだけでなく，術前の負荷時誘発された虚血によるstunningも寄与している可能性があげられる．stunningによる機能低下は血行再建後2週以降も改善してくる可能性があるので，心機能の経過観察が必要である．第2に，最近hibernationが長く持続すると，心筋細胞変性がおこり，血行再建後の機能回復が不十分になると報告されている[22)23)]．本症例でのhibernationの持続期間は不明であり，心筋細胞変性の有無や程度は判定できないため今後どの程度機能回復が期待できるかは明らかではない．Gated SPECTのQGSによる心機能評価は同症例の経過観察にきわめて有用であるので今後の検討が期待される問題である．

ポイント

　高度壁運動障害部のviability評価で^{201}Tl安静再分布SPECTにおいて再分布を認めなくても，%^{201}Tl uptakeが50％以上あれば，血行再建術後機能回復が期待できる場合が多い．

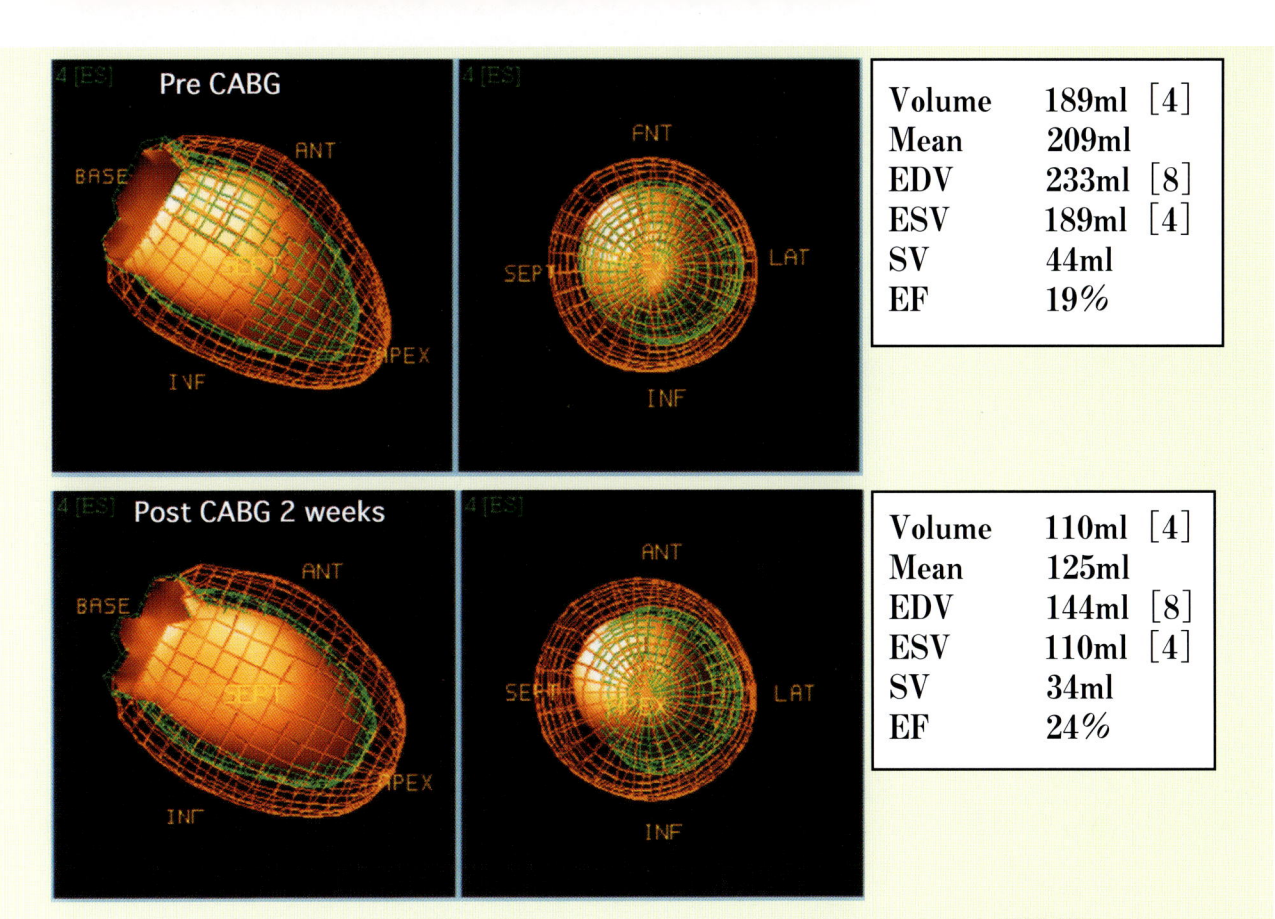

図4-3 図4-1症例のCABG前後の安静 99mTc-tetrofosmin gated SPECT の QGS による機能評価

症例5：201Tl安静再分布像で再分布を認めずCABGにDor手術を追加した陳旧性心筋梗塞の症例

病歴

56歳，男性．胸痛の既往はない．高血圧を有するが加療をうけていなかった．3カ月前から労作時呼吸困難を自覚するようになった．呼吸困難が徐々に増悪し，夜間起座呼吸となり，緊急入院となった．安静時心電図でV1～V4で異常Q波，V3～V6でT波逆転を認めた．胸部レ線写真ではCTR 62％，肺うっ血を認めた．心エコー図ではLVDd 70mm，Ds 60％，IVST 9mm，LVPWT 9mmで左室壁運動は心尖部から前壁，中隔でakinesisからsevere hypokinesisを示し，MR 1度であった．

核医学検査所見(1)

201Tl安静再分布SPECT（図5-1）

201Tl安静再分布SPECTで心尖部，前壁，中隔に灌流欠損を認め，再分布は認めていない．再分布SPECTで心尖部の%201Tl uptakeは35％～41％であり，前壁の%201Tl uptakeは48％～53％であった．201Tl安静再分布像で心尖部はviabilityに乏しく，前壁は境界線上と判定した．

経過

201Tl SPECT 3日後に心臓カテーテル検査を行った．冠動脈造影ではLMT #5 50％，LAD #7 90％，RCA #1 90％であった．左室造影ではsegment 4, 7 hypokinesis, segment 2, 6 akinesis, segment 3 dyskinesisでMR 1度であった．EDVI 137.0ml/m^2，ESVI 91.5ml/m^2，EF 33％であった．その後バイパス手術をRITA-#8, LITA-#12, radial artery-#3に行い，Dor手術を追加した．2週間後に心臓カテーテル検査を再検した．グラフト造影ではいずれも開存していた．術後の左室造影ではsegment 4, 7 hypokinesis segment 2, 3, 6 dyskinesisで，EDVI 91.9ml/m^2，ESVI 56.9ml/m^2，EF 38％であった．

核医学検査所見(2)

術後201Tl安静再分布SPECT（図5-2）

術後3週後に再検した201Tl安静再分布SPECTである．201Tl取り込みは術前の図5-1とほとんど変わっていない．Dor手術を追加しているため，心尖部～前壁の欠損範囲が小さくなっている．

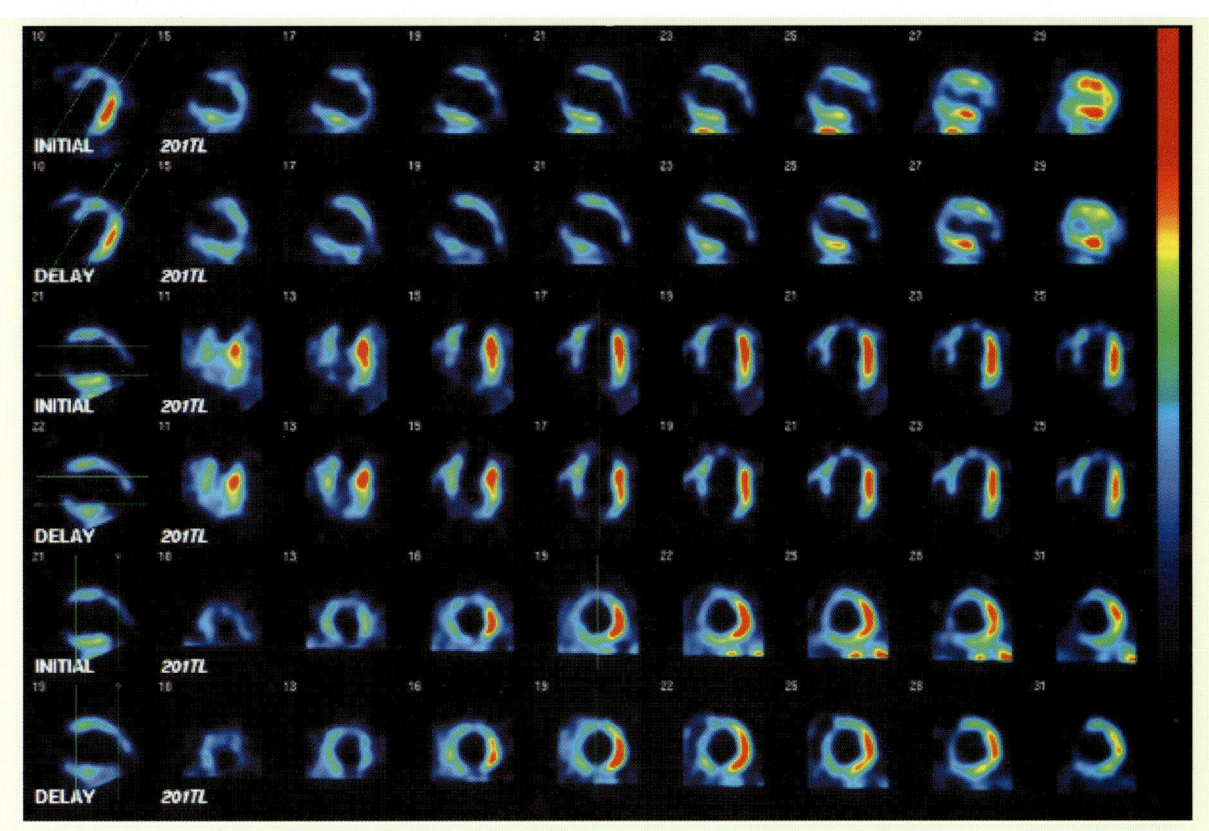

図5-1　56歳，男性．前壁梗塞　術前の^{201}Tl安静再分布SPECT

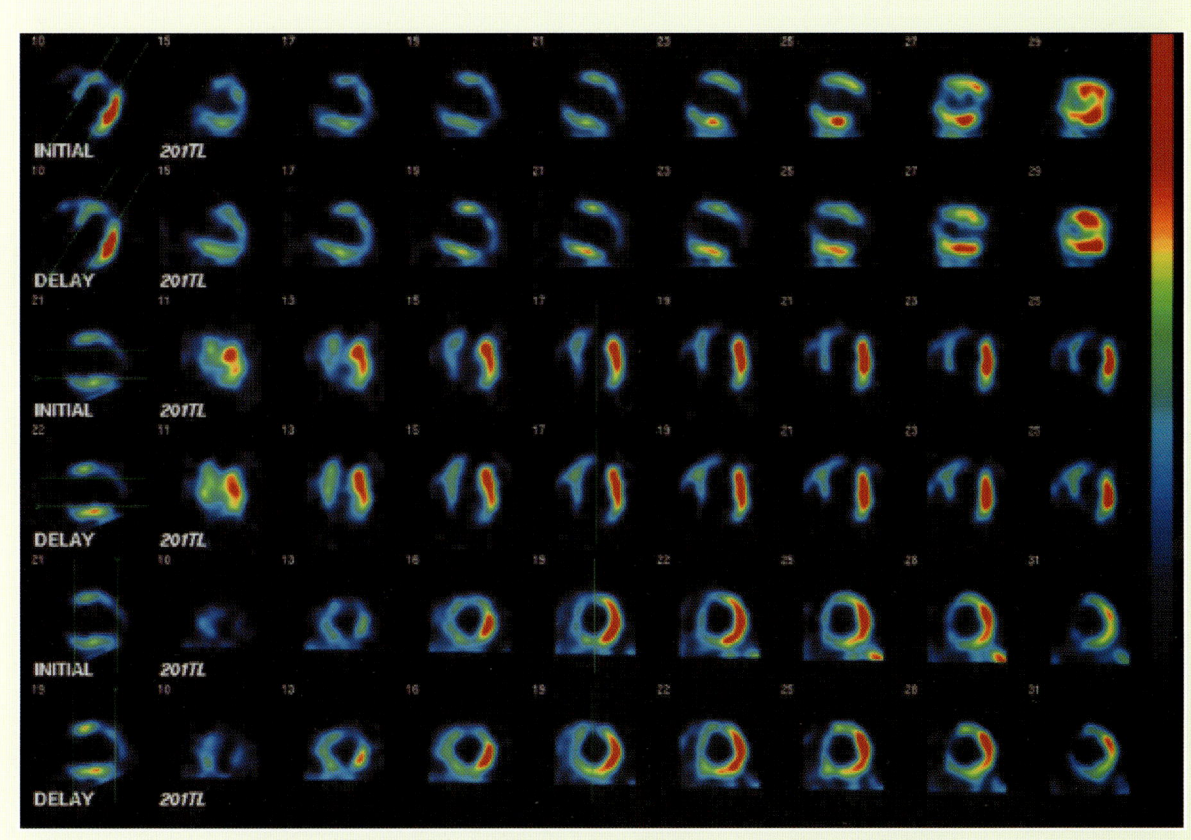

図5-2　図5-1症例のCABG+Dor術3週間後の^{201}Tl安静再分布SPECT

外科手術前後の安静 201Tl gated SPECTのQGSによる機能評価 (図5-3)

本症例では術前後の201Tl安静SPECTをgated SPECTで収集し，QGSによる心機能評価をおこなった．赤茶色格子，緑色格子はおのおの拡張期心外膜面，拡張期心内膜面，黄白色の内腔面は収縮末期の心内膜面である．左がRAO，右が心尖部からの短軸である．上段のCABG前ではRAOで心尖部から前壁でakinesisを呈し，下壁もhypokinesisを呈している．EDV 254ml，ESV 190mlで左室remodelingの結果著明な左室拡大を呈した症例と考えられる．EF 25%と低下している．下段のCABG+Dor手術3週後では前壁，心尖部の壁運動の改善は認めていない．Dor手術追加の効果で左室形態は心尖部から前壁で縮小し，EDV 186ml，ESV 133mlに縮小している．EFは29%で軽度の改善にとどまっている．

解説

本症例では201Tl安静再分布SPECTにて再分布を認めず，梗塞巣の%201Tl uptakeが低かったのでviabilityに乏しいと判定し，CABGにDor手術を追加した．血行再建術後の心機能回復に関与する因子には第1に術前のhibernationの存在と程度および期間[4]，第2に血行再建が完全にできているかどうか，第3に左室の大きさ，第4に拡張型心筋症合併の有無，第5にstunningの合併の有無と程度，第6に心機能評価の方法と時期があげられる．本症例では術前の心筋viabilityに乏しく，術後残存した前壁の壁運動は改善していないので，EFの改善はおそらく左室容量の縮小が寄与したものと考えられる．症例4のようにEFが5%以上改善しなかったのは梗塞巣のviabilityに乏しかったため，前壁から心尖部の壁運動改善が得られなかったためと考えられる．このようにviabilityに乏しいと思われる陳旧性心筋梗塞症では手術をする場合にDor手術の追加が選択枝の一つになり，その適応決定に201Tl安静再分布像によるviability評価が有用である．

ポイント

梗塞巣のviability評価で201Tl安静再分布像において再分布を認めず，%201Tl uptakeが低い場合，血行再建後の壁運動回復は期待できない場合が多い．

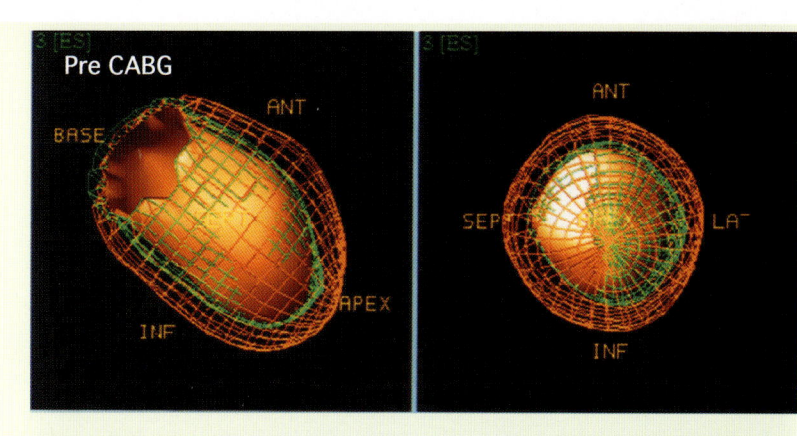

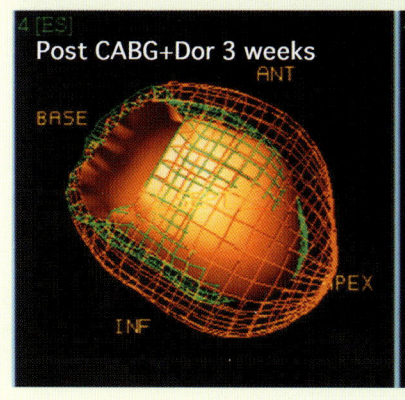

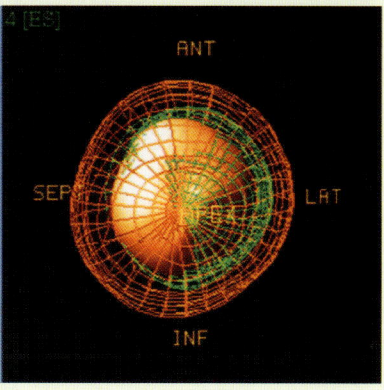

図5-3 図5-1症例のCABG+Dor術前後の安静^{201}Tl gated SPECTのQGSによる機能評価

●参考文献●

1) Rahimtoola SH : Coronary bypass surgery for chronic angina-1981; A perspective. Circulation 65: 225-241, 1982
2) Rahimtoola SH. The hibernating myocardium. Am Heart J 117 : 211-221, 1989
3) Pigolt JD, Kouchoukos NT, Oberman A, et al : Late results of surgical and medical therapy in patients with coronary artery and depressed left ventricular function. J Am Coll Cardiol 5: 1036-1045, 1985
4) McCall D, Zimmer LJ, Katz AM : Kinetics of thallium exchange in cultured rat myocardial cells. Circ Res 50: 370-376, 1985
5) Leppo JA, Meerdink DJ : Comparison of the myocardial uptake of a technetium-labeled isonitrile analogue and thallium. Circ Res 65: 632-639, 1989
6) Piwnica-WormsD, Chiu ML, Kronauge JF : Divergent kinetics of Tl-201 and Tc-99m-sestamibi in cultured chick cardiac myocytes after ATP depletion. Circulation 85 : 1541-1541, 1992
7) Meerdink DJ, Leppo JA : Comparison of hypoxia and oubain effects on the myocardial uptake kinetics of technetium-99m hexakis 2- methoxyisobutyl isonitrile and thallium-201. J Nucl Med 30 : 1500-1506, 1989
8) Moore CA, Cannon J, Watson DD, et al : Thallium-201 kinetics in stunned myocardium characterized by severe postischemic systolic dysfunction. Circulation 81: 1622-1632, 1990
9) Gunnig MG, Kaprielian RR, Pepper J, et al : The historogy of viable and hibernating myocardium in relation to imaging characteristics. J Am Coll Cardiol 39 : 428-435, 2002
10) Grunwald AM, Watson DD, Holzgrefe HH, et al : Myocardial thallium-201 kinetics in normal and ischemic myocardium. Circulation 64 : 610-618, 1981
11) Cloninger KG. Depuey EG, Garcia EV, et al : Incomplete redistribution in delayed thallium-201 single photon emission computed tomographic(SPECT) images: an overestimation pf myocardial scarring. J Am Coll Cardiol 12: 955-963, 1988
12) Lui P, Kiess MC, Okada RD, et al : The persistent defect on exercise thallium imaing and its fate after myocardial revascularization : dose it represent scar or ischemia? Am Heart J 10 : 996-1001, 1985
13) Mori T, Minamiji K, Kurogane H,et al : Rest-injected thallium-201 imaging for assessing viability of severe asynergic regions. J Nucl Med 32 : 1718-1724, 1991
14) Rogasta M, Beller GA, Watson DD, et al : Quantitative planar rest- redistribution thallim-201 imaging in detection of myocardial viability and prediction of improvement in left ventricular function after coronary bypass surgery in patients with severely depressed left ventricular function. Circulation 87 : 1630-1641, 1993
15) Rocco TP, Dilsizian V, McKusick KA, et al : Comparison of thallium redistribution with rest reinjection imaging for the detection of viable myocardium. Am J Cardiol 66 : 158-163, 1990
16) Bonow RO, Dilsizian V, Cuoccolo A, et al : Identification of viable myocardium in patients with chronic coronary artery disease and left ventricular dysfunction. Comparison of thallium scintigraphy with reinjection and PET imaging with F-18-fluoro- deoxyglucose. Circulation 83 : 26-37, 1991
17) Kiat H, Berman DS, Maddahi J, et al : Late reversibility of tomographic myocardial thallium-201 defect: an accurate marker of myocardial viability J Am Coll Cardiol 12: 1456-1463, 1988
18) Dilsizian V, Smeltzer WR, Freedman NMT, et al : Thallium reinjection after stress-redistribution imaging. Dose 24-hour delayed imaging after reingection enhance detection of viable myocardium? Circulation 83 : 247-1255, 1991
19) Levine MG, McGillCC, Ahlberg AW, et al : Functional assessment with electrocardiographic gated single photon emission computed tomography improves the ability of technetium-99m sestamibi myocardial perfusion imaging to predict myocardial viability in patients undergoing revascularization Am J Cardiol 83 : 1-5, 1999
20) Bavelaar-croon CDL, Atsma DE, Wall EE, et al : The additive value of gated SPET myocardial perfusion imaging in patients with known and suspected coronary artery disease. Nucl Med Commun 22 : 45-55, 2001
21) Melzin J, Cerny J, Frelich M et al : Prognostic value of the amount of dysfunctional but viable myocardium in revascularrized patients with coronary artery disease and left ventricular dysfunction. J Am Coll Cardiol 32 : 912-920, 1998
22) Schwarz ER, Schoendube FA, Kostin S et al : Prolonged myocardial hibernation exacerbates cardiomyocyte degeneration and impaires recovery of function after revascularization. J Am Coll Cardiol 31 : 1018-1026, 1998
23) Schwarz ER, Schaper J, Dahl J et al : Myocyte degeneration and cell death in hibernating human myocardium. J Am Coll Cardiol 26 : 1577-1585, 1996
24) Gioia G, Powers J, Heo J et al. Prognostic value of rest-redistribution tomographic thallium-201 in ischemic cardiomyopaty Am J Cardiol 75 : 759-762, 1995
25) Danieao PG, Ahlberg AW, Clark BA 3rd, et al : Combined assessment of myocardial perfusion and left ventricular functioh exercise technetium-99m sestamibi gated single-photon emission computed tomography can differentiate between ischemic and nonischemic dilated cardiomyopathy. Am J Cardiol 82 : 1253-1258, 1998
26) Ghods M, Pancholy S, Cave V, et al : Serial changes in left ventricular function after coronary bypass surgery. Am Heart J 129 : 20-23, 1995
27) Dilsizian V, Rocco TP, Freedman NMT, et al : Enhanced detection of ischemic but viable myocardium by the reinjection of thallium after stress- redistribution imaging N Eng J Med 323 : 141-146, 1990

28) Kiat H, Fridman JD, Wang FP, et al : Frequency of late reversibility in stress-redistribution thallium-201 SPECT using an early reinjection protocol. Am Heart J 122: 613-619, 1991
29) Kayden DS, Sigal S, Soufer R et al : Thallium-201 for assessment of myocardial viability: Quantitative comparison of 24-hour redistribution imaging with imaging after reinjection at rest. J Am Coll Cardiol 18 : 1480-1486, 1991
30) Gioia G, Power J, Heo J et al : Prognostic value of rest-redistribution tomographic thallium-201 imaging in ischemic cardiomyopathy. Am J Cardiol 75 : 759-762, 1995
31) Marzullo P, Parodi O, Reisenhofer B, et al : Value of rest thallium-201/ technetium-99m sestamibi and dobutamine echocardiography for detecting mmyocardial viability. Am J Cardiol 71 : 166-172, 1993
32) Udelson JE, Coleman PS, Metherall J, et al : Predicting recovery of severe regional ventricular dysfunction: Comparison of resting scintigraphy with 201Tl and 99mTc-sestamibi. Circulation 89 : 2552-2561, 1994
33) Alfieri O, La Canna G, Giubinni R, et al : Recovery of myocardial function. Eur J Cardiothorac Surg 7 : 325-330, 1993
34) Charney R, Schwiger ME, Chun J et al. Dobutamine echocardiography and resting-redistribution thallium-201 scintigraphy predicts recovery of hibernating myocardium after coronary revascularization. Am Heart J 128 : 864-869, 1994
35) Perrone-Filardi P, Pace L, Prastro M, et al : Assessment of myocardial viability in patients with chronic coronary artery disease: rest 4-hour 24-hour 201Tl tomography versus dobutamine echocardiography Circulation 94 : 2712-2719, 1996
36) Qureshi U, Nagueh SF, Afridi i, et al : Dobutamine echocardiography and quantitative rest-redistribution 201Tl tomography in myocardial hibernation: relation of contractile reserve to 201Tl uptake and comparative prediction of recovery of function. Circulation 95 : 626-635, 1997
37) Pace L, Perrone-Filardi P, Storto G et al : Prediction of improvement in global left ventricular function in patients with chronic coronary artery disease and impaired left ventricular function: rest thallium-201 SPET versus low-dose dobutamine echocardiography Eur J Nucl Med 27 : 1740-1746, 2000
38) Pace L, Filardi PP, Mainenti D, et al : Identification of viable myocardium in patients with chronic coronary artery disease using rest-redistribution thallium-201 tomography: optimal image analysis. J Nucl Med 39 : 1869-1874, 1998

2. ^{99m}Tc による心筋 viability の診断

はじめに

　心筋viability（生存性）の有無は治療選択に重要である．心機能の低下した慢性虚血性心疾患で，^{99m}Tc-心筋血流イメージングにてviabilityが陽性の例に完全血行再建術を行うと，内科的治療や不完全血行再建術より予後が優る[1]．一方，急性心筋梗塞の再灌流療法においては，治療のゴールは梗塞責任血管の開通ではなく，心筋viabilityを保つことである．この意味から，再灌流療法後の心筋viabilityの有無も重要な診断対象である．

　従来，心臓核医学的な心筋viabilityの診断には^{201}Tlの心筋への取り込みが指標とされた．そのため心筋への^{201}Tl取り込みを高める目的で，安静時の^{201}Tl投与や，安静再分布像撮像が行われた[2][3]．しかし最近，^{201}Tlよりイメージクォリティに優れ，心電図同期SPECTが容易に行なえる^{99m}Tc-製剤がルーチンに使用されるようになった．そこで，本章では^{99m}Tc血流製剤による心筋viabilityの診断法を解説する．

1）心筋 viability の有無が問題となる病態（表1）

　すべての種類の虚血性心疾患にviabilityの診断が必要な訳ではない．心筋梗塞のない狭心症では全例心筋viabilityが存在する．非Q波心筋梗塞でもviabilityの存在は確実である．Q波心筋梗塞であっても，梗塞部位が壁運動を保っていれば，viabilityはほぼ確実である．

　治療方針の上で心筋viabilityが問題となるのは，Q波心筋梗塞で梗塞部の壁運動が無収縮か高度に障害されている例である．あるいは梗塞を合併した虚血性心筋症で高度なび漫性壁収縮障害のある例である．

　また診断目的は異なるが，急性心筋梗塞の再灌流療法例では，どの程度心筋がサルベージされたかに関して，viabilityの定量的評価が必要である．

表1　心筋viabilityの評価が必要とされる病態
- Q波心筋梗塞でかつ梗塞部の壁運動が無収縮か，高度障害例
- 梗塞がらみの虚血性心筋症で，高度なび漫性壁収縮障害のある例
- 急性心筋梗塞で再灌流療法を行った後の心筋サルベージの評価

2）各種検査法による心筋 viability の診断（表2）

　心筋viabilityの診断法として，心臓核医学的手法ならびに心エコー図的手法が主流である．心臓核医学的には，従来^{201}Tl心筋イメージングが頻用されてきた．しかし，虚血診断を目的とする負荷^{201}Tl心筋血流イメージングでの再分布（redistribution）をviabilityの指標とすると，viabilityの診断感受性は低い[2]．そこで，負荷^{201}Tl心筋イメージングの遅延像撮像直前に少量の^{201}Tlを追加投与して一過性欠損を診断し易くする方法や，^{201}Tl投与24時間後像を撮影する方法や，別に安静時^{201}Tl心筋イメージングを行う方法や，さらには安静時^{201}Tl投与の遅延像を撮影する方法が行われる[4][5]．^{201}Tlの相対的摂取率（%uptake）をviabilityの基準とする定量的評価法では，ピーク活性の50～60％を陽性

表2　心筋viabilityの診断法

心エコー図法
- 壁運動の残存
- 壁厚の残存（>6 mm）
- ドブタミン負荷心エコー

心筋血流イメージング
- 梗塞部位へのトレーサの取り込み
- Gated SPECTの壁運動の残存
- ドブタミン負荷gated SPECT
- ^{123}I-BMIPP/血流ミスマッチ

PET（FDGの取り込み）

とすることが多い[2].

血流イメージング以外に，[123]I-BMIPP心筋脂肪酸と心筋血流の同時撮影を行い，血流に比して[123]I-BMIPPの取り込み低下がより強くみられる代謝/血流ミスマッチを検出する方法が行われる[6)7)].

一方，心エコー図法では梗塞部の壁収縮を見るか，壁厚をみることでviabilityを診断する．壁運動が残されていれば心筋は生存している．無収縮や高度低下の場合，少量ドブタミン投与で壁運動が改善すればviableである．ドブタミン負荷法は診断特異性が高いとされるが[8)]，わが国では実施施設が少なく成績も一定しない．壁厚による判定では，前壁運動が高度低下でも，壁厚が6mmを越えていれば血行再建後に収縮が回復するとの報告がある[9)].

心筋viabilityの診断において，最も重要なゴールは血行再建により患者の予後が改善するかである．しかしその追跡は長期に渡るので，血行再建後に壁運動が回復するかを指標とすることが多い[10)]．このような収縮回復性を指標として，核医学，心エコー図法，MRIなどの手段が検討されている[11)]．ポジトロンエミッショントモグラフィー（PET）のブドウ糖アナログ（FDG）の心筋への取り込みが，現状では，viabilityのゴールドスタンダードとされるが[12)]，わが国では一部の施設でしか施行できない．

このように心筋viabilityの正確な診断は必ずしも容易ではない．そのぶん，さまざまな手法が開発されているともいえる．

3）心臓核医学的な心筋viabilityの診断における ^{99m}Tc と ^{201}Tl の相違 （表3）

^{99m}Tc血流製剤は^{201}Tlと同じく血流に比例して心筋細胞に取り込まれる．^{201}Tlと比較した場合の^{99m}Tc血流製剤の利点は，画像クォリティが優れること，gated SPECTが容易かつ正確に行なえることである．一方，^{99m}Tc血流製剤の欠点として，^{201}Tlに比し血流増加時の追従性が低く，血流予備が比較的高い冠病変を見逃しやすいことがある[13)]．この点については，心筋viabilityを問題としなければならないような強い血流低下がある例では，この欠点は前面に出にくい．しかし，^{99m}Tc血流製剤は細胞内外の電位差で取り込まれるので，細胞膜イオンポンプ機能を介して取り込まれる^{201}Tlの方が細胞生理の上からviabilityの診断には有利とする考えもある[14)].

表3　^{99m}Tcと^{201}Tlの心筋viability評価における利点と欠点

	^{99m}Tc 血流製剤	^{201}Tl
画像クォリティ	優	劣
Gated SPECT	適	可
血流の追従性	劣 （ただし血流低下に対しては良）	優
取り込み機序	細胞膜電位差	細胞膜ポンプ機能 （viability評価に適する）

4）^{99m}Tc血流製剤による心筋viabilityの診断の特徴 （表4）

^{99m}Tc血流製剤による心筋viabilityの診断法の基本は，^{201}Tlと同じく心筋への取り込み程度である．定量的には安静像の当該部位の相対的摂取率（%uptake）を測定する．^{99m}Tc血流製剤の投与前にニトログリセリンを投与しておくと，viabilityの検出感度が高くなる．

表4　^{99m}Tc血流製剤による心筋viabilityの診断法

- 負荷安静^{99m}Tc心筋血流イメージングでのfill-inの存在
- 安静像の梗塞部%uptake（>50～60%）
  （^{99m}Tc投与前にニトログリセリンを投与しておくと検出感度が増加する）
- 血流欠損があってもgated SPECTでの壁運動が残されている
- 少量ドブタミン負荷gated SPECTで壁運動の改善が見られる

また、^{99m}Tc 血流製剤ではgated SPECTの局所壁運動がより詳細に行えることを利用して、壁運動が残されている血流欠損部位をviableと判定することができる[14]。さらに、短時間収集が行えることを利用して少量ドブタミン投与時の心電図同期SPECT撮像を行い、安静時と比較することで、壁運動の改善からをviabilityを診断するドブタミン負荷心エコーに似た診断法もある[15]。

5）症例提示

症例1：心筋サルベージに成功した急性心筋梗塞症例

急性心筋梗塞で緊急冠血管形成術を受け、良好な心筋生存が保たれた症例。心筋生存性が^{99m}Tc-の相対的取り込み率（%uptake）から診断できる。

病　　歴

68歳、女性。1カ月前から階段昇降時に胸の圧迫感を感じるようになった。近医にてニトログリセリンをもらい、舌下服用すると収まっていた。1カ月後、買い物の途中で急に胸が痛くなり、呼吸困難も出現したため、当科に救急来院した。心電図上、急性前壁心筋梗塞と診断して、緊急カテーテル冠血管形成術を行い、#7の再開通に成功した。発症から3時間後の開通であった。

検査データ

来院時の心電図は、Ⅰ・aV$_L$・V$_1$～V$_5$でST上昇（最大15mm）を認めた。心筋逸脱酵素として、最大CPKは4387 IU／Lであった。経過中、心電図はV1～V6に異常Q波を形成した。緊急冠動脈造影にて#7 99%（TIMI-1）であり、STENTにて0%に開通した。その際の左室造影にて左室区画(2)(3)(6)に無収縮を認めた。

核医学検査所見

図1は発症後10日目の安静^{99m}Tc心筋血流SPECTである。心尖部・前壁の比較的狭い範囲に血流低下をみとめる。図2はgated SPECTの左室機能イメージである。壁運動障害部位は血流低下を示す範囲よりさらに狭く、心尖の前壁中隔に限局している。発症時の左室造影に比しても壁運動異常は小さく、10日内にstunningが改善したと判定できる。図3は拡張期（左）と収縮期（右）の血流イメージを極座標表示で表した。血流低下領域は拡張期より収縮期が小さい。これより梗塞部位で、収縮期壁厚増加が保たれていることが分かる。図4はnon-gatedデータを使用した相対的取り込み率（%uptake）で、心筋viabilityを定量評価できる。梗塞部の%uptakeは一番低い心尖部でピークカウント領域の56%であり、viabilityを残す。責任病変#7の灌流域である前壁は%uptake 67%～76%と高く、良好なサルベージがなされている。

解　　説

心筋血流イメージングの%uptakeから生存心筋を診断する場合、慢性虚血性心疾患では50%～60%が基準とされる[2]。ただし、急性心筋梗塞で血管再開通を行った場合、梗塞部の^{99m}Tc製剤の洗い出しが亢進する。このため^{99m}Tc投与後1時間で撮像すると、梗塞部の^{99m}Tc活性がより低くなる。従って急性心筋梗塞の回復期のviabilityの基準としては50%よりも低い%uptakeが妥当と思われる。本例では、梗塞責任血管の#7の灌流域の大部分は良好なviabilityが残されている。心尖部は機能回復が他所より遅れているのであろう。心電図同期SPECTで経過を追うと、そのような回復の過程が明瞭に把握できる。

ポイント

急性心筋梗塞に対して緊急冠血管再開通療法を行った症例で、サルベージされ生き残った心筋の広さと程度とその回復過程が心電図同期SPECTにより把握できる。

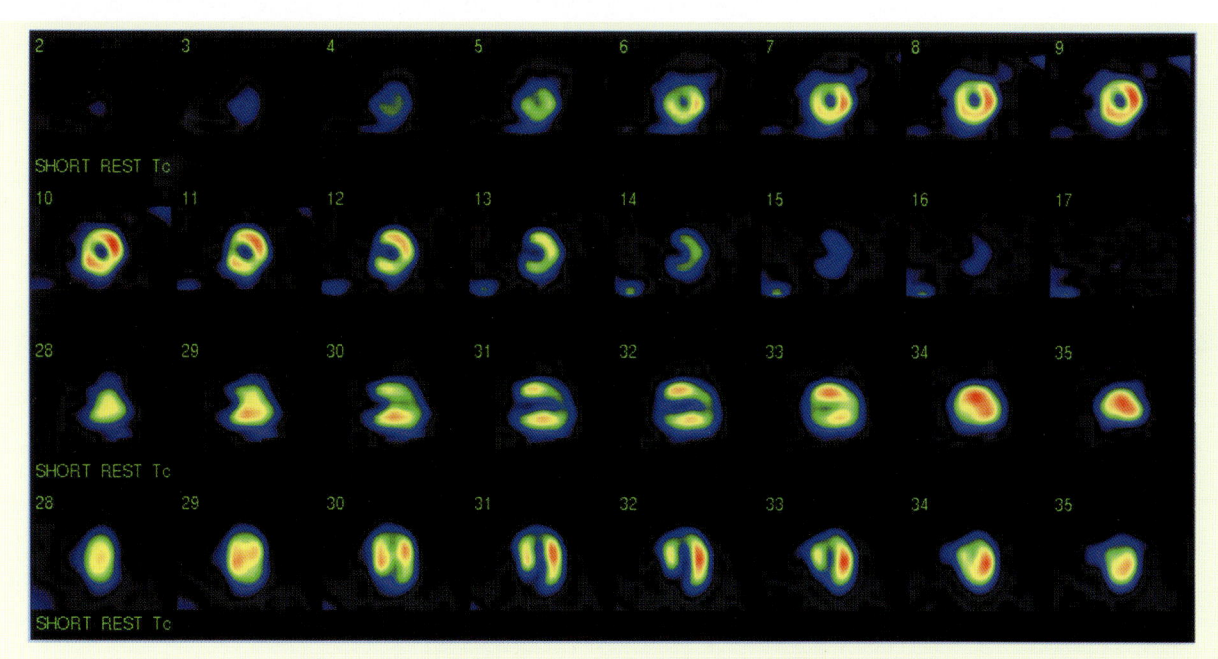

図1　前壁心筋梗塞発症後10日目の安静^{99m}Tc心筋血流SPECT

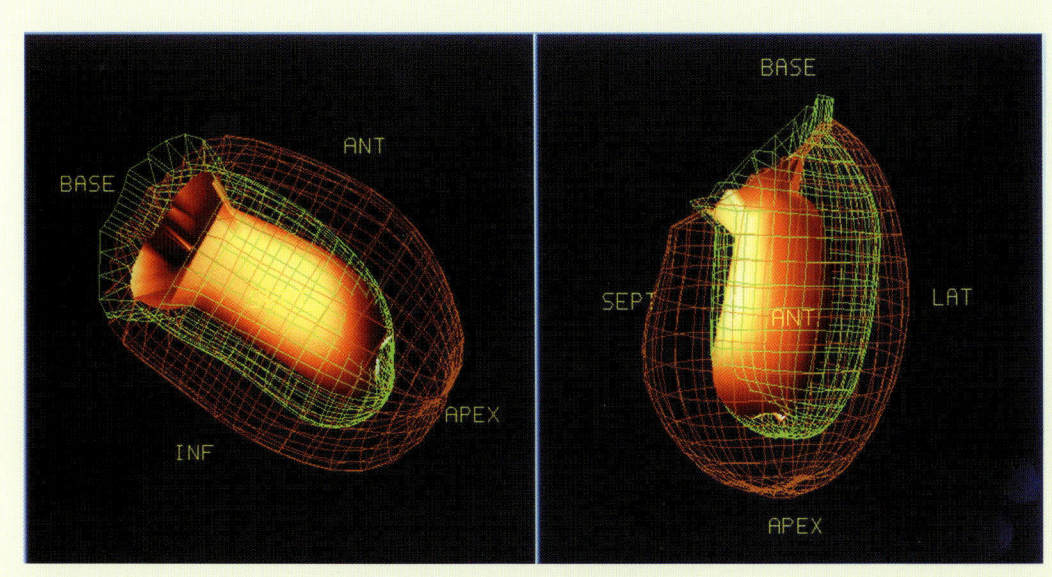

図2　gated SPECTの左室機能イメージ

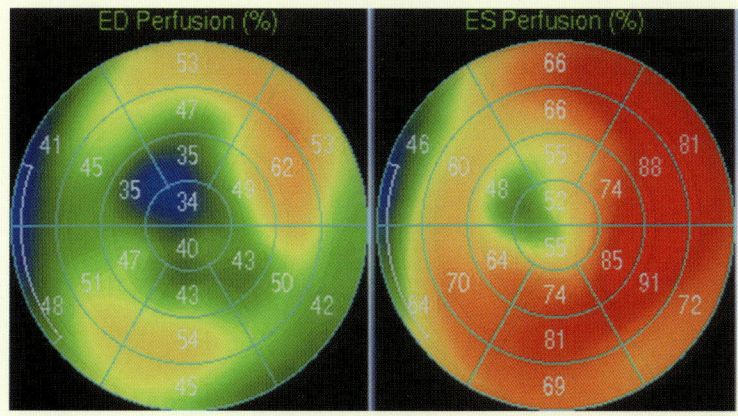

図3　拡張期（左）と収縮期（右）の血流イメージ

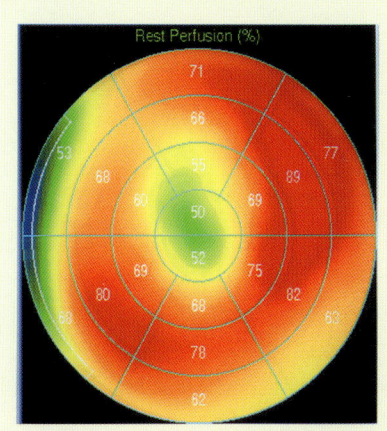

図4　non-gatedデータを使用した相対的取り込み率（%uptake）

2. Tcによる診断

症例2：viabilityのない心筋梗塞症例

再開通療法が心筋梗塞発症17時間後であったことから広範前壁梗塞が完成し，心筋viabilityを保持できなかった症例．

病歴

64歳，男性．2年前から労作時の胸部圧迫感があった．1年前，会議中にはげしい胸痛が生じ，しばらくソファに寝ていたが我慢できず，会社の隣の病院を受診した．その際，前壁心筋梗塞と診断され，入院した．その後，薬物療法を受けていた．今回，再度はげしい胸痛が生じ，通院中の病院に入院した．前壁急性心筋梗塞の心電図を呈していた．翌日，当科に紹介された．

検査データ

紹介元病院での入院時心電図はⅠ・aV$_L$・V$_1$〜V$_6$で著明なST上昇（最大2.5mV）を認めた．当院への転院時は同誘導のＱＳ波形が出現していた．転院当日，冠動脈造影を行い＃6 100%を認めた．STENTにて0%に再開通した．発症から再開通まで17時間だった．最高CKは6600 IU/Lだった．

核医学検査所見

図1は安静^{99m}Tc心筋血流SPECTである．心尖部・前壁・中隔の広範な領域に強い血流欠損をみとめる．

図2はgated SPECTの左室機能イメージである．血流欠損部は無収縮で，さらに非梗塞部である下壁や側壁にも壁運動低下が広がっている．拡張期容積208 mlと左室拡張が著明で，駆出率も13%と低い．

図3は血流イメージを上段（左：拡張期，右：収縮期）に，壁運動および壁厚増加率の極座標表示を下段に示す．正常血流をしめす部位でも壁運動低下と壁厚増加の障害がみられ，血流／機能解離が把握できる．

図4は心筋viabilityの解析である．非同期データを使用し相対的取り込み率（%uptake）を表示した．放射活性が一番低い前壁・心尖領域は，ピークカウント領域の85に対して%uptakeが22%〜25%と低集積である．viabilityはないと判定される．

解説

心筋梗塞でviabilityを保つ重要な要素は，
（1）閉塞血管の末梢に冠血流が保たれている，
（2）梗塞前に狭心症の発作が存在する（プレコンディショニング），
（3）発症から再開通までの時間が3時間以内，
などがある．本例は再開通時間が17時間と長かったことがviabilityの喪失につながった．心筋血流が残された部位にも収縮低下がみられ，左室拡張と合わせて梗塞後リモデリングの進展を示した．

ポイント

心筋viabilityが広範囲で失われ，左室リモデリングによる左室機能障害が進展していることがgated SPECTで把握できた．

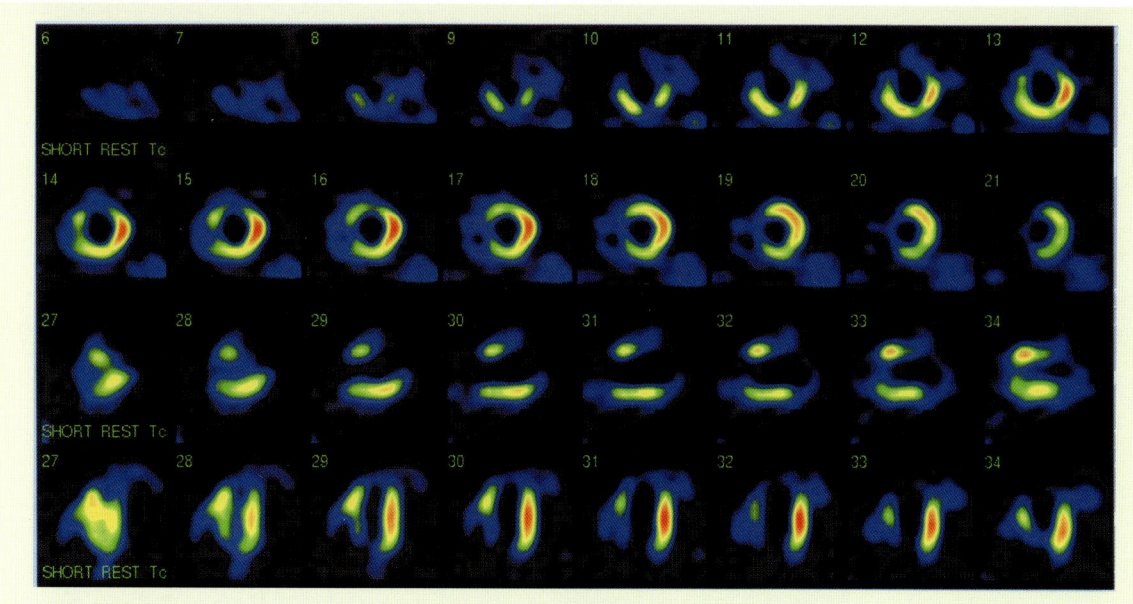

▲図1 安静 ^{99m}Tc 心筋血流SPECT

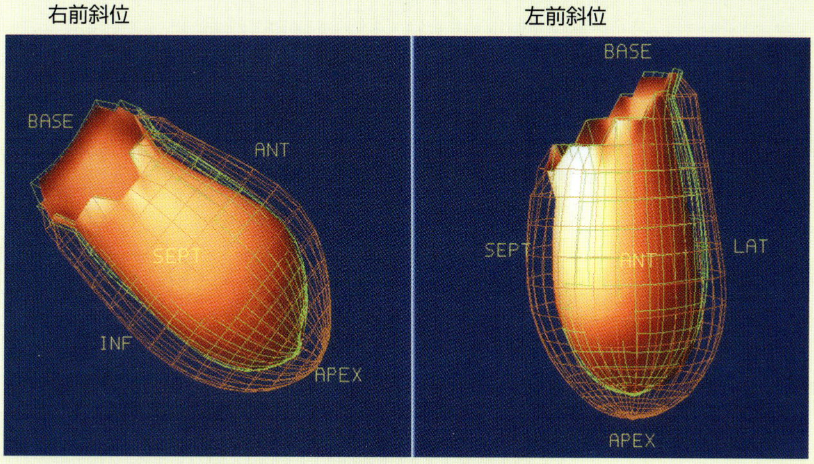

◀図2 gated SPECTの左室機能イメージ

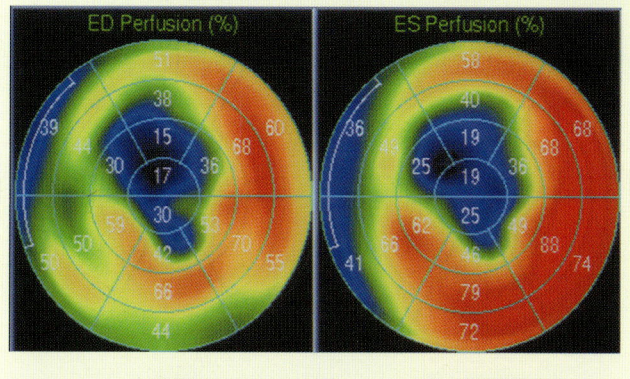

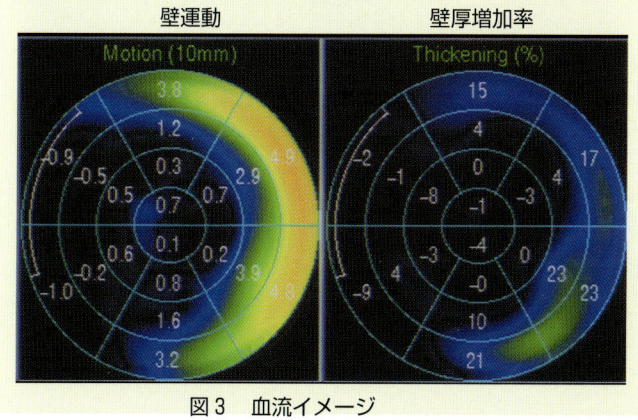

図3 血流イメージ

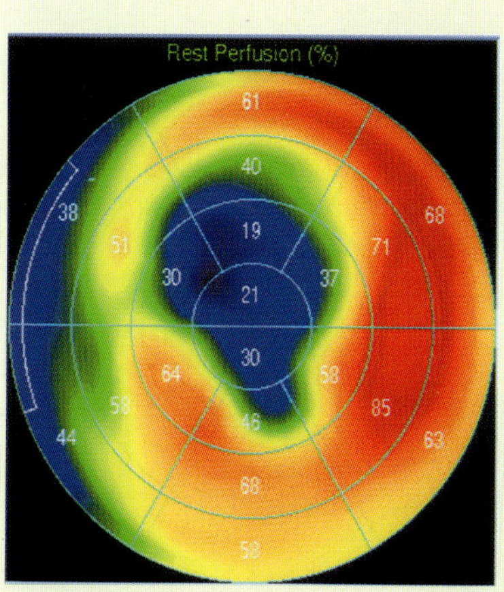

図4 %uptakeによる心筋viabilityの解析

2. Tcによる診断 217

症例3：虚血性心筋症症例

前壁・中隔・心尖部に強い血流欠損と心電図同期SPECTでの同部位の無収縮がみられたが，低容量ドブタミン投与時の心電図同期SPECTで無収縮部位が改善したことより，心筋viabilityが診断された例．

病歴

67歳，男性．他院で20年間，糖尿病の治療をうけてきた．急性心筋梗塞のエピソードは無いが，心電図異常は指摘されていた．3カ月前から夜間の息苦しさを自覚するようになった．心エコーで，左室拡張期径63 mm，収縮期径53 mm（短縮率16%）と高度の機能低下を認めたため，当科に紹介された．外来受診日に呼吸困難があったため入院となった．

検査データ

心電図はⅡ・Ⅲ・aVFにやや深いq波があり，V_1がQS波でV_2〜V_4がpoor progression of R，V_5とV_6にやや深いq波がみられた．胸部X線写真は両側肺野にうっ血と両側胸水を認めた．入院後，利尿剤の投与でX線所見は改善した．冠動脈造影を行い，左前下行枝#7の100%完全閉塞と回旋枝#13の99%遅延を認めた．いずれも右冠動脈からの側副血行を受けていた．

核医学検査所見

図1は安静99mTc血流SPECTである．心尖を中心に前下行枝領域に強い血流欠損があり，側壁にも血流低下がみられる．図2は安静時非同期データを使用した相対的取り込み率（%uptake）での心筋viabilityの解析である．放射活性が一番低い心尖では27でピークカウント領域の90に対して30%とviabilityは無いと判定される．しかし前壁部分は49%と境界的な値である．図3は心電図同期SPECTの左室機能像である．上が安静時で，下がドブタミン投与中の収集画像である．安静時では心尖部とその周囲の血流低下部位が無収縮である．ドブタミン5μg/kg/分の少量投与下では，無収縮部分が低収縮に改善し，左室駆出率も安静時26%から35%に改善した．

解説

虚血性心筋症の定義は必ずしも一定していないが，最も重要な点は冠血流再開によって左室機能障害が回復しうる心筋を診断することである．いわゆる可逆性の診断には従来ドブタミン負荷心エコー図が優れるとされてきた．心電図同期SPECTは99mTc血流製剤と多検出器型ガンマカメラを使用すると極めて短時間で収集が終わることから，負荷心エコー図法に似たドブタミン負荷心機能の解析が可能となった．心エコー図法に比べると，不可視例が無いこと，全自動解析であることが利点である．本症例では，心筋viability判定の境界例が可逆性ありと診断された．この例で心尖部についてはviabilityなしと判定されていたところ，可逆性があるように見られるが，周囲心筋の収縮回復に伴って受動的に運動したためか，血流イメージングによるviabilityの過小評価かもしれない．

ポイント

心筋血流イメージングによるviabilityの診断は従来血流情報のみで行われてきたが，ドブタミン負荷gated SPECTを用いて収縮の可逆性からも診断可能となった．

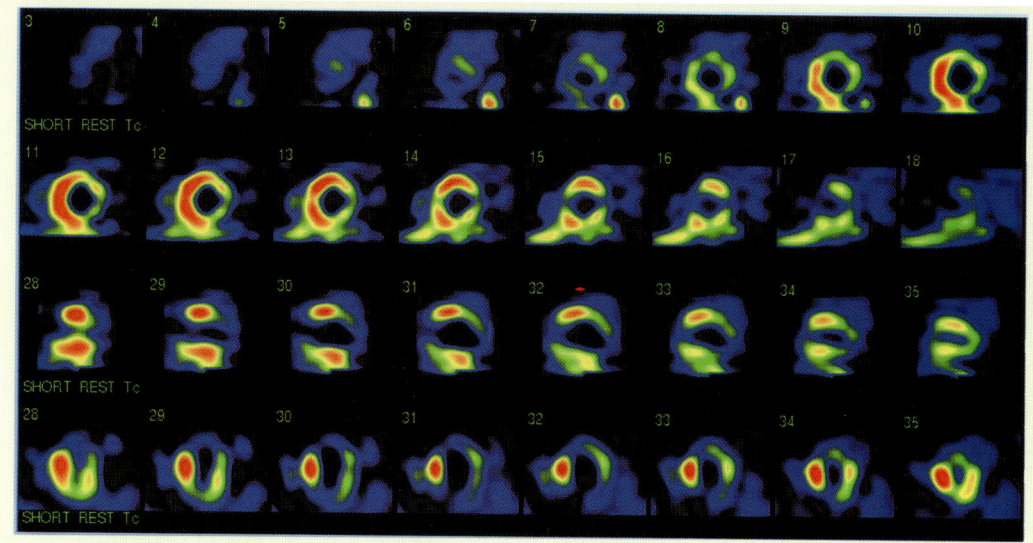

図1 安静 99mTc 血流 SPECT

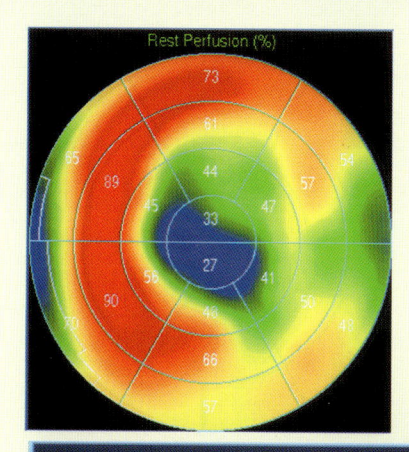

図2 安静時非同期データを使用した相対的取り込み率（%uptake）

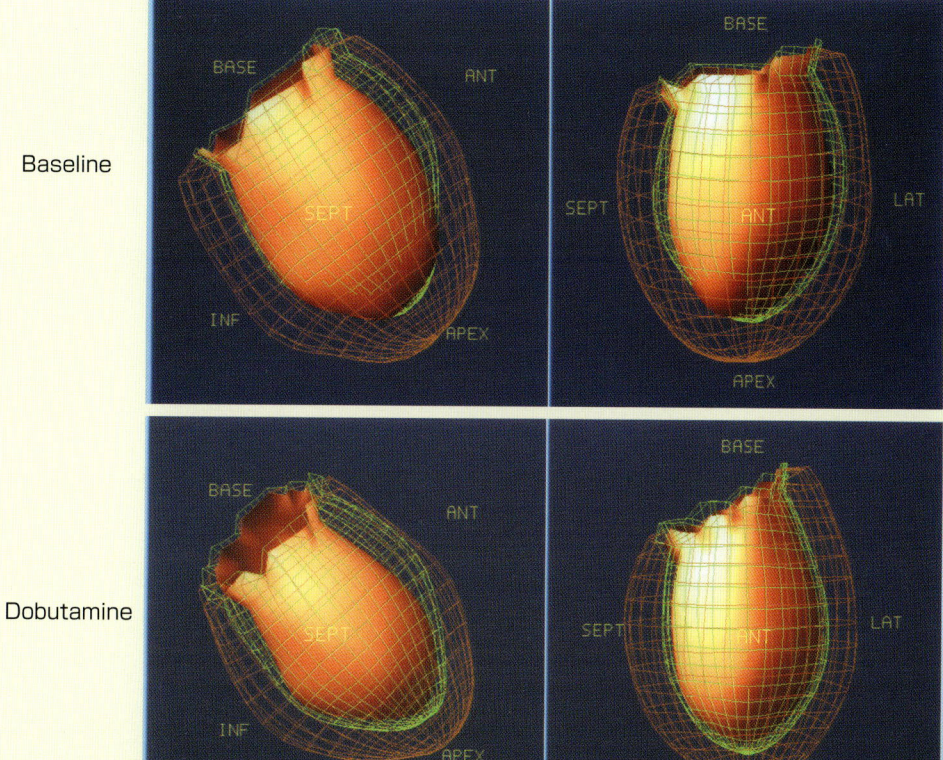

図3 心電図同期 SPECT の左室機能像

2. Tc による診断　219

●参考文献●

1) Sciagra R, Pellegri M, et al : Prognostic implications of Tc-99m sestamibi viability imaging and subsequent therapeutic strategy in patients with chronic coronary artery disease and left ventricular dysfunction. J Am Coll Cardiol 36:739-45, 2000
2) Perrone-Filardi P, Dellegrottaglie S, et al : Rest-injected 201thallium in the evaluation of myocardial viability. Cardiologia 44 : 515-20, 1999
3) Morse RW, Noe S, et al : Rest-redistribution 201Tl single-photon emission CT imaging for determination of myocardial viability: relationship among viability, mode of therapy, and long-term prognosis. Chest. 115 : 1621-6, 1999
4) Beller GA : Assessment of myocardial viability. Curr Opin Cardiol 12:459-67, 1997
5) Kipper MS, Labarbera JJ, et al : 24-hour Tl-201 image in dual isotope myocardial perfusion scintigraphy ; clinical utility and prognostic significance. Clin Nucl Med 23 : 576-81, 1998
6) Fujiwara S, Takeishi Y, et al : Prediction of functional recovery in acute myocardial infarction: comparison between sestamibi reverse redistribution and sestamibi/BMIPP mismatch. J Nucl Cardiol 5 :119-27, 1998
7) Tamaki N, Tadamura E, et al : Prognostic value of iodine-123 labelled BMIPP fatty acid analogue imaging in patients with myocardial infarction. Eur J Nucl Med 23 : 272-79, 1996
8) Nagueh SF, Vaduganathan P, et al : Identification of hibernating myocardium ; comparative accuracy of myocardial contrast echocardiography, rest-redistribution thallium-201 tomography and dobutamine echocardiography. J Am Coll Cardiol 29 : 985-93, 1997
9) Faletra F, Crivellaro W, et al : Value of transthoracic two-dimensional echocardiography in predicting viability in patients with healed Q-wave anterior wall myocardial infarction. Am J Cardiol 76:1002-6, 1995
10) Beller GA : Assessment of myocardial viability. Curr Opin Cardiol 12:459-67, 1997
11) Mazur W, Nagueh SF : Myocardial viability: recent developments in detection and clinical significance. Curr Opin Cardiol 16 : 277-81, 2001
12) McFalls EO, Ward H : FDG uptake within regionally stunned myocardium. Am J Card Imaging 9:269-74, 1995
13) Melon PG, Beanlands RS, et al : Comparison of technetium-99m sestamibi and thallium-201 retention characteristics in canine myocardium. J Am Coll Cardiol 20 :1277-83, 1992
14) Caner B, Beller GA. Are technetium-99m-labeled myocardial perfusion agents adequate for detection of myocardial viability? Clin Cardiol 21: 235-42, 1998
15) Leoncini M, Marcucci G, et al : Prediction of functional recovery in patients with chronic coronary artery disease and left ventricular dysfunction combining the evaluation of myocardial perfusion and of contractile reserve using nitrate-enhanced technetium-99m sestamibi gated single-photon emission computed tomography and dobutamine stress. Am J Cardiol 87 :1346-50, 2001

将来の展望

　近年，いくつかの新しい核種の出現と撮像法の進化により，心臓核医学検査の内容が大きく変化してきた．このような検査の複雑化や専門化は，一般臨床医家にとって歓迎すべきものではなく，むしろ，心臓核医学検査をかけ離れた存在へと導くネガティブな要因となる．そのため，どの症例にいつ，何をするべきか，さらに，検査結果がどのような意義をもっているかといった疑問に対する明快な解説書が求められてきた．本書では，これらの疑問に答えるため，核医学検査の有用性が最も高い虚血性心疾患の評価における核医学検査法の現状について，主に症例に基づき，できるだけわかりやすく概説を行った．

1．心筋虚血の評価法

　虚血性心疾患の本質は心筋虚血の存在である．虚血によって心筋梗塞など心筋性状の変化が生じさらには心筋のロスによる心機能障害へとつながってゆく．また，虚血性心疾患は急性心筋梗塞などの急性虚血と労作性狭心症に代表される慢性虚血に大別される．したがって，虚血性心疾患を評価するためには，対象患者において「何が知りたいのか」との明確な目的意識をもつことが重要である．

　虚血性心疾患に対するアプローチの第一歩の目的は心筋虚血の検出である．多くの場合，冠動脈狭窄は心筋虚血と同意語のように混同されているが，両者は区別する必要がある．冠動脈の狭窄の存在は必ずしも心筋虚血を生じるとは限らず，逆に，冠動脈造影で狭窄がなくても冠微小循環の異常や冠動脈スパズムでは心筋虚血を生じ得る．

1）侵襲的評価法

　現在，多くの施設で経皮的冠形成術（PCI）や冠動脈バイパス術（CABG）が冠動脈造影の所見を基になされている．しかし，冠動脈造影で得られる情報は，あくまでも冠動脈の解剖学的変化である．また，冠動脈造影は太い冠動脈の形態を知るには必須の検査法であるが，細動脈以下の細い冠動脈の病変を検出する能力はない．心外膜の太い冠動脈内径が90％を超える狭窄を示すと，冠血流予備能が低下し，心筋虚血を生じると報告されている．このような症例では冠動脈の狭窄と血流障害はほぼ一致するためPCIの適応となる．一方，75％以下の狭窄では血流予備能の低下は軽度に留まるため，内科的治療が選

択されるのが原則である．したがって，90%以下かつ75%以上の狭窄に対するPCIの是非が問題となる．このような狭窄では血流予備能の低下を生じるか否かは各症例で個別に評価する必要がある．誘発試験や血流予備能の評価を行い，虚血が証明されればPCIの適応となるが，虚血が誘発されない症例では内科的治療の予後がむしろ勝っているとの報告が多い．現在虚血の誘発法や，血流予備能の評価法には様々な方法がある．心カテ室における血流予備能の評価法は，ドップラーワイヤーを用いて冠血管拡張剤に対する血流予備能の低下を証明するか，圧ワイヤーによる狭窄部の圧力損失を証明する．しかし，このような心カテ室における冠狭窄の機能評価は侵襲的な方法であり，費用がかさみ，時間や労力も要するため，広く普及する方法ではない．スクリーニングテストとして行うためには，患者にとって苦痛が少なく，費用のかからない非侵襲的評価法が優先される．

2）非侵襲的評価法

心筋虚血や血流予備能を診断する非侵襲的評価法としては，心電図，心筋血流SPECT，MRI，マルチスライスCTおよび心エコー法が代表的である．

心電図は心筋虚血に伴う電流の異常を検出するものであり，最も安価で容易な診断法である．急性心筋虚血診断の第一歩としての有用性は高く，慢性虚血検出においても運動負荷心電図はなくてはならない情報である．しかし，心筋虚血検出の感度と特異度が高くないため，単独では虚血の確定診断法として信頼性が高いとはいえないのが短所である．また，虚血の部位や程度を診断する能力が低いのも欠点である．

断層心エコーは心筋虚血による壁運動異常を検出する手法である．心電図と同様に安価で容易な方法であるのが最大の利点であり，広く汎用されている．しかし，心エコーはすべての患者で良好な画像を得ることはできず，検者間の読影能力の差もあり，心筋虚血の検出法としてゴールドスタンダードとはなり得ない．本質的に心エコーは虚血の付随現象としての壁運動異常を検出する手法であるため，虚血そのものを観察する方法ではない．虚血以外の原因による壁運動異常の鑑別はできず，気絶心筋では虚血が改善しても壁運動異常は持続するため虚血の程度を過大評価する危険性がある．

心筋虚血を診断するには心筋血流をみるのが最も正確である．その点で，心筋血流SPECTは心筋血流を画像的に観察するものであり，虚血の本質を診断する手法といえる．臨床で用いられている^{201}Tlや^{99m}Tc製剤の心筋への取り込みは，心筋レベルの微小循環と同時に心筋生存性に依存しており，この特性は他のモダリティにはないものである．心筋血流SPECTが正常であれば，血流と同時に心筋細胞の機能も正常であるとの判断が可能である．逆に，SPECTの欠損は心筋レベルでの血流低下もしくは心筋細胞の機能障害を示す所見として捉えられる．負荷心筋SPECTが正常であれば，予後が極めて良好であるとのエビデンスが多数報告されているが，これは心筋血流SPECTが単に血流のマーカーであるだけではなく心筋細胞の情報をも加味しているためであろうと考えられる．

近年，冠動脈疾患の非観血的な診断法として，コントラスト心エコー，MRIおよびマルチスライスCTが注目されているが，ここでそれぞれの特徴と心筋SPECTとの違いを簡単に述べたい．コントラスト心エコーは高価なSPECT装置が不要であること，SPECTに比べ一回の検査が安価であること，などの利点があるため，冠血流評価法としての将来が期待されている方法である．具体的には微小バブルを静脈に投与し，心筋に到達したバブルによるエコー信号の変化をコンピュータ処理し，画像化する手法である．この方法で得られる情報は冠動脈の極めて細い動脈と毛細血管の血流であり，純粋な冠微小循環の評価法といえる．心筋SPECTは血流により心筋に取り込まれた放射性核種を画像化するものであり，両者ともに血流評価法ではあるが，厳密には意味合いが異なっていることに留意しなければならない．コントラスト心エコーの短所は断層心エコーと同様に

すべての患者で良好な画像が得られず，検者の能力で情報量が変化することである．
　MRIとCTは機器の進化が目覚しく，冠動脈疾患のスクリーニングテストとして実用の段階に入りつつある．最新の装置を用いると，心外膜側の太い冠動脈のおおまかな形態診断が可能となってきた．また，MRIとCTで用いる造影剤は心筋間質へと拡散するため，心筋血流や心筋の瘢痕の診断法ともなりうる．SPECTに比べMRIやCTの空間解像力は高く，心筋の内膜側と外膜側を分離した血流評価も潜在的に可能である．しかし，心拍数が増加すると良好な画像が得られないため，運動負荷時の検査はできないなどの制約も多い．冠動脈疾患の診断におけるMRIとCTの有用性に関しては，今後の検討を待つ必要があろう．

2．心臓核医学検査の利用法と今後の展開

　様々な病態を呈する虚血性心疾患の患者に対する費用対効果を含めた，理想的アプローチ法を具体的に考えてみたい．
　心筋梗塞歴のない虚血性心疾患疑診患者では，虚血の有無を検出し，血行再建術の必要性を判断するのが第一の課題となる．この目的には，慎重な病歴の聴取と運動負荷試験が基本である．その結果，ハイリスク患者で典型的胸痛と心電図の虚血性変化が誘発されれば，冠動脈造影の適応と考えられる．症状と心電図で明らかな陽性を示す症例では，心筋血流SPECTによる虚血の証明は，費用を増加させるのみで，必ずしも必要とはならない．運動負荷試験の結果，無症候で心電図のみ変化する症例や，判断不可能な心電図を呈する症例，あるいは，胸痛があるにもかかわらず心電図変化のない症例が負荷心筋血流SPECTの適応となる．SPECTで中等度以上の血流欠損が観察されれば冠動脈造影を行うが，正常血流やごく軽度の血流低下を示す症例は原則としてリスクの軽減を含む内科的治療が選択される．十分な運動能力のない患者では運動負荷心電図の意義は低いため，最初に薬剤負荷心筋血流SPECTを行い，その結果を基に冠動脈造影の必要性を判断する．
　心筋梗塞歴を有する患者の評価は，心筋虚血と心筋viability両者の把握が必要である．心機能低下を示す虚血性心疾患に対する血行再建術の予後改善効果は，心筋viabilityを有する患者では明らかであるが，心筋viabilityの無い患者では疑問視されている．心筋viabilityを診断するためには，断層心エコーと低用量ドブタミンの併用による心筋収縮予備能の検出，PETによる血流—糖代謝の不一致，SPECTによる再分布や残存血流の証明が代表的である．負荷心筋SPECTは簡便であり，心筋虚血と心筋viabilityを同時に診断する方法でありため，心筋梗塞歴を有する患者の評価法として最初に選択されるべき検査法であろう．この方法でviabilityが確定診断されれば血行再建術の適応と考えて差し支えない．負荷心筋SPECTでviabilityの診断が判定不可能あるいはあいまいな場合のみ，ドブタミン負荷心エコーや，PETで確認するのが効率的医療といえよう．
　高度の心機能低下を伴う虚血性心疾患では[123]I-MIBGによる心交感神経の評価が有用である．現在，心不全患者に対する薬剤治療法としてβブロッカーが広く用いられているが，適応症例の選択基準は必ずしも明確ではない．[123]I-MIBGは心筋のノルエピネフリン含有量と心交感神経の活動度を知る簡便な手法であり，βブロッカー導入の指標となり得る．[123]I-MIBGの集積が温存されていればβブロッカーの心機能改善効果が期待でき，逆に，[123]I-MIBG無集積症例では効果がほとんど期待できない．また，βブロッカー治療により心機能が改善する症例は，[123]I-MIBGが先行して改善するため，治療効果の判定に

も^{123}I-MIBGは有用である．

　急性冠動脈症候群の評価における核医学検査の有用性は二点ある．第一は，胸痛を主訴として救急受診した患者における，虚血の証明と重症度の診断である．Tetrofosminや MIBIなどの^{99m}Tc心筋血流製剤は院内で標識ができるため，救急受診患者に対する緊急心筋血流SPECTが可能である．特に，心電図や心エコーで明らかな虚血が証明されない症例では，心筋血流SPECTによる虚血の診断あるいは除外診断は極めて有用である．著者らの1,000例以上に及ぶ患者を対象とした緊急心筋血流SPECTの結果では，結果的にCPKの上昇した心筋梗塞は全例欠損が認められ，その検出率は100%であった．また，心筋血流SPECTで正常を示し，一旦帰宅させた患者のうち心筋梗塞であった症例はなかった．近年普及した心電図ゲートSPECTを併用すると診断能はさらに向上するものと期待される．第二の有用性は，再灌流治療効果の判定にある．急性心筋梗塞に対する再灌流治療は予後を改善させるとのエビデンスが知られているが，個々の症例における再灌流治療効果の判定は過去の手法では正確とはいえなかった．従来，再灌流治療効果の判定法としては，壁運動異常や左室駆出率の改善が代表的な指標として用いられてきた．壁運動異常は虚血に非常に敏感であるため，虚血の有無を検出するには有効であるが，虚血の重症度を過大評価する傾向がある．また，自然再開通が生じた心筋梗塞では，気絶心筋となり，虚血が解消されているにもかかわらず壁運動異常は遷延してしまう．一方，緊急心筋血流SPECTで得られる血流欠損は，いわゆる，その時点での虚血のリスク領域を正確に示すものと考えられている．著者らの経験では，冠動脈造影で同一部位の血管閉塞を示し，壁運動異常が同様の状態でも，個々の症例でSPECTのリスク領域は大きく異なることが確認されている．慢性期の心筋SPECTと，急性期SPECTのリスク領域との差が，個々の症例における再灌流治療による救出効果として判断できる．急性心筋虚血のリスク領域の判定は，亜急性期の^{123}I-BMIPPでもおおまかに代用可能である．再灌流治療後の脂肪酸代謝の回復は，血流の回復よりも遅れるため，亜急性期の血流SPECTと^{123}I-BMIPPとの差が救出心筋として推定される．

　新しい核種の出現と心電図ゲートSPECTの普及により，虚血性心疾患に対する核医学検査は一見複雑化しているようにみえるが，その本質は依然として心筋虚血と心筋viabilityの診断にある．心電図ゲートSPECTで得られる心機能は，あくまで心筋血流に付随する付加的情報として捉えるべきであり，心機能の計測のみを目的とするなら時間分解能がすぐれた心エコーや左室造影など他のモダリティがむしろ勝っている．心筋血流の非侵襲的評価法としてコントラスト心エコー，MRIやマルチスライスCTなど核医学と競合するモダリティが出現しつつあるが，装置の普及度や検査の簡便性は核医学検査が勝っており，将来も有用性が維持されるものと考えられる．

索　　引

123I-BMIPP　1, 11
123I-MIBG(metaiodobenzylguanidine)　1, 12, 223
　　洗い出し率(WR)　173, 177. 182
　　心臓／上縦隔集積比　173, 177
　　心筋シンチグラフィ　173
201Tl(thalliumu-201)　1, 5
201Tl24時間後再分布象撮像法　194
201Tl安静再分布像　200, 202, 206
　　撮像法　194
201Tl再静注法　194, 198
99mTc　8
　　心筋viabilityの診断　212
99mTc-MIBI(hexakis-2-methoxy-2-isobutylisonitrile)
　　1, 8, 131, 140
99mTc-PYP　1, 12
99mTc(technetiumu-99m)　1
99mTc-tetrofosmin　1, 8, 131, 140
99mTc標識心筋血流イメージング　8

A　acute coronary syndrome(ACS)　37
　　adenosine　132, 140
　　antero-lateral　5
　　area at risk　20, 34, 128
　　ATP　132, 140
　　attenuation　141, 144
B　background欠損　72
　　BMIPP(β-methyliodophenyl pentadecanoic acid)
　　11, 46
　　bull's eye display　3
C　CABG　204, 206, 208
　　cold pessor　152
　　CT　223
D　denervation　173
　　diagonal branch　5
　　dipyridamole　132, 139
　　Dor手術　195, 206

G　gated SPECT　142
H　H/M値　186
　　hand grip　152
　　hibernating myocardium　173
　　hibernation　11, 193, 195, 204
　　horizontal long-axis　2, 4
　　hyperventilation　152
I　infero-posterior　5
L　LAD　4
　　lateral　5
　　LCX　4
M　MIBI　18
　　MRI　223
P　Planar画像　1, 163
　　polar map　3, 14, 15
　　postero-lateral　5
Q　QGS(quantitative gated SPECT)　140, 141, 142,
　　144, 146, 148, 194, 200, 204, 208
S　% salvage index　35
　　septal branch　5
　　short axis　2, 4
　　SPECT(single photon emission computed tomo-
　　　gram)　2
　　stunned myocardium　11
　　stunning　193, 195, 204
T　tetrofosmin　17, 18
　　thallium-201　5
　　thickening map　141
V　vertical long-axis　2, 4
　　% viabilty　35
　　viabilty判定　8
W　wall motion　141
　　WR値　186

ア
$\alpha\beta$遮断薬　188
アーチファクト　12
　　原因　12
握力負荷試験　152
安静201Tl-SPECT　146
安静99mTc血流イメージ　141, 142
安静時代謝イメージング　153

イ
異型狭心症　152, 154
異常Q波誘導　162

ウ
運動負荷201Tl-SPECT　144
運動負荷201Tl心筋シンチ　3, 5
運動負荷99mTc-tetrofosmin SPECT　146
運動負荷血流イメージプロトコール　131
運動負荷心筋血流イメージ　131, 138
　　心筋虚血の検出能　138
　　予後予測　138

エ
壊死心筋　173
塩化タリウム　1

カ
カーティライト®　8
カルディオダイン®　11
下壁梗塞　28, 120, 122

索　引　225

広範な虚血リスクを示した―― 82
右冠動脈病変 26, 30
左冠動脈主幹部病変 32
平均的虚血リスクを示した―― 80
過呼吸負荷試験 152
回旋枝 5
回転型ガンマカメラ 1
拡張型心筋症 42, 102, 104, 186
核医学検査専用ワークステーション 2
冠動脈スパズム 56
乳癌術後の下壁の虚血 58
冠動脈バイパス術(CABG) 221
冠動脈プラーク 72
冠動脈拡張剤 139
冠攣縮性狭心症 152, 156
冠攣縮性狭心症の診断
心臓核医学の役割 153
寒冷昇圧試験 152

キ
気絶心筋 11, 140
逆再分布現象 7
急性冠症候群 37, 106
急性冠動脈症候群の評価
核医学検査の有用性 224
急性虚血 52
急性心筋炎 96
急性心筋梗塞 17, 20, 74, 214
リスク分類 84
虚血
心筋ブリッジによる―― 98
虚血リスクの分類 74
虚血性心筋症 202, 218
虚血性心不全 173
狭心症 136
運動負荷^{99m}Tc-tetrofosmin SPECTで一過性運動障害が検出された―― 146
負荷^{201}Tl心電図同期イメージングで壁運動障害が検出された―― 148
緊急血流SPECT 52, 74
手順 17
目的 17

ケ
経皮的冠形成術(PCI) 221
血行再検術
術後の心機能回復に関与する因子 195
血漿NE濃度 173

コ
コントラストエコー 222
後下壁 5
後側壁 5
後側壁梗塞
回旋枝病変, non-diagnostic ECG 24
小さな梗塞領域で心機能のよい―― 168
後壁 5

サ
3枝閉塞 108
再静注法 136
再静注法（変法） 198
再分布 198, 206
再分布現象 7
再灌流治療 34, 84, 85, 128
効果判定 108
心筋梗塞の心筋救済効果判定 34

シ
自転車エルゴメータ 131
重症心筋虚血 多枝病変 134
心エコー図法 162
心プールシンチグラフィ 11
心機能障害

陳旧性心筋梗塞の―― 163
心機能評価
心臓核医学的指標 163
心筋stunning 141
心筋viability 1, 5, 8, 72, 161, 173, 177, 180, 193, 222, 223
^{201}Tlによる評価 193
^{99m}Tcによる診断 212
有無が問題となる病態 212
心筋viabilityの診断 212
^{99m}Tc血流製剤による特徴 213
^{99m}Tcと^{201}Tlの相違 213
心筋viabilityの評価
^{201}Tlを用いたプロトコール 194
心電図同期SPECTによる心機能評価の併用 194
心筋サルベージ 214
心筋ブリッジ 98
心筋壊死イメージング 12
心筋気絶 141
心筋救出 108, 110, 112, 114, 116, 118, 120, 122, 128
心筋虚血 5, 138, 223
心筋虚血の評価法 221
侵襲的評価法 221
非侵襲的評価法 222
心筋血流 222
心筋梗塞 198
viableな心筋が虚血を示す―― 218
再灌流治療の心筋救済効果判定 34
自然再開通 68
心筋viabilityのない―― 216
心筋梗塞の大きさ
核医学的指標 162
規定因子 161
心筋血流イメージングによる評価 161
心筋血流イメージング以外の検査による評価 162
心筋脂肪酸代謝イメージング 11
心筋生存率（心筋viabilityをみよ）
心室瘤 178
心臓核医学検査
利用法と今後の展望 223
心臓交感神経機能イメージング 12
心臓交感神経機能障害 173
心電図同期心筋SPECT 9, 140, 163
心機能評価の併用 194
心内膜下梗塞 52, 66
心房細動 42

ス
垂直面長軸断層像 2, 4

セ
水平面長軸断層像 2, 4
切迫心筋梗塞
右冠動脈病変 42
前側壁 5
前壁梗塞 110, 112, 114, 118
対角枝病変 22
大きな梗塞領域と左室リモデリングの―― 170
前壁心筋梗塞
虚血リスクの高い―― 76
虚血リスクの低い―― 74
前下行枝病変, 典型例 20

ソ
側壁心筋梗塞
虚血リスクの低い―― 82
損傷 173

タ
たこつぼ型心筋症 86
臨床的特徴 86
たこつぼ様一過性収縮障害 86, 90, 92, 94
タリウム 5

タリウム心筋シンチグラフィ 5
対角枝 5
短軸面断層像 2, 4
断層心エコー 223

チ
遅延再灌流 116
中隔枝 5
陳旧性心筋梗塞 10, 144, 161, 163, 178, 180, 188, 196, 200, 206
　心機能の低下した── 164

テ
テクネシウム 1, 8
低用量ドブタミン 223

ト
ドブタミン 214, 218
トレッドミル 131
冬眠心筋 11, 173

ヒ
非虚血性胸痛 106
非虚血性心疾患 86
左主幹部心筋梗塞
　虚血リスクの極めて高い── 78
左前下行枝 4

フ
不安定狭心症 37, 52, 124, 126
　急性冠症候群 50
　狭心症1枝病変 46
　心電図同期SPECTが有用であった例 44
　多枝にわたる広範な虚血 60
　多枝にわたる心筋虚血 62
　多枝病変 48
　左前下行枝 52
　左前下行枝側枝病変 54
　右冠動脈狭窄病変 64

右冠動脈病変 38
　来院後心電図変化を示した 70
負荷 ^{201}Tl イメージング 196
負荷 ^{201}Tl心電図同期イメージング 148
負荷 ^{99m}Tc tetrofosmin SPECT 142
負荷心筋血流イメージング 153
腹部大動脈瘤 138

ヘ
壁運動障害 148

ホ
放射線医薬品 1

マ
マイオビュー® 8
慢性心筋虚血 131
慢性心不全
　狭心症例 174
慢性腎不全 180

ミ
ミオMIBG 12
右冠動脈 5

ム
無痛性心筋虚血 184

ヤ
薬剤負荷心筋血流イメージング 132, 139

ユ
誘発冠動脈造影 153

リ
リスク領域 20, 34, 128
　予後と── 85

ロ
労作性狭心症 5, 131, 142, 144
　一枝病変（PTCA前後） 132

きょけつしん　かく　み
　虚血心を核で見る　　　　　　ISBN4-8159-1664-0　C3047

2003年3月25日　初版発行　　　　　　　　＜検印省略＞

監　　修 ──── 南　都　伸　介
編　　集 ──── 梶　谷　定　志
発　行　者 ──── 松　浦　三　男
印　刷　所 ──── 服部印刷株式会社
発　行　所 ──── 株式会社　永　井　書　店
〒553-0003　大阪市福島区福島8丁目21番15号
電話大阪(06)6452-1881(代表)/Fax(06)6452-1882

東京店
〒101-0062　東京都千代田区神田駿河台2-4
明治書房ビル
電話(03)3291-9717/Fax(03)3291-9710

Printed in Japan　　　　　　　©NANTO Shinsuke & KAJIYA Teishi, 2003

・本書の複製権・翻訳権・上映権・譲渡権・公衆送信権（送信可能化権を含む）は
株式会社永井書店が保有します．
・[JCLS]　＜(株)日本著作出版権管理システム委託出版物＞
本書の無断複写は著作権法上での例外を除き禁じられています．複写される場合には，
その都度事前に(株)日本著作出版権管理システム(電話 03-3817-5670, FAX 03-3815-8199)
の許諾を得て下さい．